Diakonie Deutschland –
Evangelischer Bundesverband
Johannes Stockmeier
Astrid Giebel
Heike Lubatsch (Hg.)

Geistesgegenwärtig pflegen

Existenzielle Kommunikation und
spirituelle Ressourcen im Pflegeberuf

Band 2: Studien und Projektergebnisse

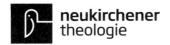

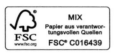

Dieses Buch wurde auf FSC®-zertifiziertem Papier gedruckt. FSC (Forest Stewardship Council®) ist eine nichtstaatliche, gemeinnützige Organisation, die sich für eine ökologische und sozialverantwortliche Nutzung der Wälder unserer Erde einsetzt.

Bibliografische Information der Deutschen Nationalbibliothek

Die Deutsche Nationalbibliothek verzeichnet diese Publikation in der Deutschen Nationalbibliografie; detaillierte bibliografische Daten sind im Internet über http://dnb.d-nb.de abrufbar.

© 2013 Neukirchener Verlagsgesellschaft mbH, Neukirchen-Vluyn
Alle Rechte vorbehalten
Umschlaggestaltung: Andreas Sonnhüter, Düsseldorf
DTP: Breklumer Print-Service, Breklum
Gesamtherstellung: Hubert & Co, Göttingen
Printed in Germany
ISBN 978-3-7887-2644-7 Print
ISBN 978-3-7887-2641-6 E-PDF
www.neukirchener-verlage.de

Inhalt

Johannes Stockmeier
Vorwort 9

Friede Springer Stiftung
Geleitwort 12

I. Pflege: Sozialpolitik – Ethik – Seelsorge

Wolfgang Huber
Gelebte Ethik in den Häusern der Diakonie –
insbesondere im Blick auf die Pflegekultur 15

Margarete Reinhart
Einige Thesen zu den sozialpolitischen Rahmenbedingungen
von Pflege 24

Barbara Städtler-Mach
Seelsorge zwischen Spiritualität und Organisation –
Visionen für Seelsorge auf vielen Schultern 41

II. Praxispilotprojekt „Existenzielle Kommunikation, Spiritualität und Selbstsorge im Pflegeberuf"

Astrid Giebel
Rahmenbedingungen für die Weiterbildung „Existenzielle
Kommunikation, Spiritualität und Selbstsorge im Pflegeberuf –
DiakonieCare" 53

Astrid Giebel / Heike Lubatsch / Annette Meussling-Sentpali
Curriculum DiakonieCare in Kurzform 62

Susanne Bachert / Jens Klindworth / Simone und Thomas Winckler
Weiterbildung „Existenzielle Kommunikation und Spiritualität
im Pflegeberuf" 65

Tim Hagemann
Ergebnisse der wissenschaftlichen Begleitung des Projektes
„Existenzielle Kommunikation und spirituelle Ressourcen
im Pflegeberuf" 74

Gabriele Nelius
Grundkompetenzen, Screening, Qualifizierung und Evaluation
von Trainern und Trainerinnen der Weiterbildung DiakonieCare 105

III. Existenzielle Kommunikation und Spiritualität in diakonischen Unternehmen – Organisationsentwicklung

Heike Lubatsch
Existentielle Begleitung, Spiritualität und Selbstsorge
(DiakonieCare) in christlichen Einrichtungen –
eine Antwort auf die Herausforderungen der Gegenwart 115

Karin Schroeder-Hartwig
„Das Unsichtbare und Ungehörte der Pflegenden sichtbar und
hörbar machen" – Existentielle Kommunikation und Spiritualität
als Ressource in der Pflege – Spiritualität im Alltag und mit
dem Patienten 135

Matthias Dargel
Die Rolle der Leitung diakonischer Unternehmen für die Wahrnehmung von Spiritualität als erlebte Ressource im Pflegeberuf 151

Christian Waterkamp
Pflegebedürftigkeit als Lebensäußerung des Menschen –
Ein Projektrück- und ausblick 157

IV. Existenzielle Kommunikation und Spiritualität – Literaturstudien zu einzelnen Projektthemen

Silke Peters
„Ich verstehe die Welt nicht mehr" – Existenzielle Kommunikation
in der Pflege – ein kommentierter Literaturbericht 165

Kathrin Städler
Neuere Literatur zum Thema Spiritualität und Pflege im deutschsprachigen Raum – Ein Auszug 181

Gregor Dömling
Kennzeichen kultursensibler Pflege 196

Magdalena Kossatz
Gendergerechte Pflege unter besonderer Berücksichtigung
männlicher/weiblicher Spiritualität 210

Frank Großheimann
Betriebliches Gesundheitsmanagement und Selbstsorge in der
Pflege 223

Peter Weber
Intergenerative Kommunikation – Eine Literaturstudie 229

V. Nachwuchskräfte in der Pflege

Stefanie Joeres
DiakonieCare für Nachwuchskräfte 251

Cornelia Coenen-Marx
Auf guten Wegen 258

VI. Geistesgegenwärtig leiten – Geistesgegenwärtig pflegen – Geistesgegenwärtig leben

Astrid Giebel
Christliche Spiritualität im Krankenhaus – Vater Unser 265

Jens Klindworth
Geistesgegenwärtig pflegen – Impuls zum Thema Achtsamkeit . 269

Sigrid Pfäfflin
„Geistesgegenwärtig leben" – Gründung einer Kommunität
zur Förderung christlicher Spiritualität im Gesundheits- und
Sozialwesen 274

Die Autorinnen und Autoren 279

Vorwort

Kranken- und Altenpflege ist mehr als ein Job; im Umgang mit erkrankten und pflegebedürftigen Menschen sind Pflegekräfte als ganze Person gefragt. Eine Berufung zu dieser Aufgabe hört nicht auf, sondern wandelt sich, wächst und reift mit der Lebenserfahrung. Kranken- und Gesundheitspflege, Altenpflege sind Berufe, die zutiefst Sinn machen und in der Bevölkerung hohes Ansehen genießen. Pflegende haben einen sicheren Arbeitsplatz. Ihr Beruf ist interessant und abwechslungsreich, bietet Einblick in vielfältige Handlungsfelder und zahlreiche Entwicklungschancen. Pflegenden stehen viele Fort- und Weiterbildungen offen, bis hin zu akademischen Studien.

Der Diakonie Bundesverband hat nun in den Jahren 2010 bis 2012 das Projekt Existenzielle Kommunikation und Spiritualität im Pflegeberuf durchgeführt, gefördert durch das Bundesministerium für Arbeit und Soziales und den Europäischen Sozialfonds, und unterstützt durch die Friede Springer Stiftung. Hintergrund hierfür war, dass trotz aller Chancen und Entwicklungsmöglichkeiten, die der Pflegeberuf bietet, jede zweite Pflegekraft davon ausgeht, nicht bis zur Rente in ihrem Beruf arbeiten zu wollen bzw. zu können. Vor allem jüngere und gut ausgebildete Pflegekräfte denken über einen Berufswechsel nach.[1] Die häufigsten beiden Gründe hierfür stellt eine Längsschnittstudie heraus: a) die Arbeitsbedingungen gestatten keine gute Pflege (76%) und b) Pflegende haben zunehmend das Gefühl der persönlichen Überlastung und des Ausgebranntseins (54%).[2]

Eine Möglichkeit nun, die Einrichtungen ihren Mitarbeitenden anbieten können, um sie in Selbstsorge zu befähigen und Burnout-Prophylaxe zu unterstützen, ist die Durchführung der konzipierten Weiterbildung zu Existenzieller Kommunikation und Spiritualität im Pflegeberuf (DiakonieCare-Kurse). Entwickelt wurde sie, um berufsbedingter Überlastungen und Stresserfahrung im Pflegeberuf entgegenzuwirken und durch Mitarbeitermotivation und -bindung einer abnehmenden Verweildauer und hohen Fluktuation im Pflegeberuf entgegenzutreten. Keinesfalls

---

1 Vgl. Deutsches Institut für angewandte Pflegeforschung e.V., Pflege-Thermometer 2009; NEXT-Studie 2005 und passim.
2 Vgl. Zimmermann, Doris, Entwicklungstendenzen im Gesundheitswesen. Kritische Analysen, Alternativen und Potenziale, Waldkirchen 2008, S. 253.

– dieser anfänglich geäußerter Argwohn einiger teilnehmenden Pflegenden ließ sich bald entkräften – war dies mit der Absicht verbunden, durch eine als „spirituelles Sahnehäubchen" getarnte Weiterbildung nicht zufriedenstellende sozialpolitischen Rahmenbedingungen für Pflegende zu versüßen oder aus unangemessenen Personalschlüsseln resultierenden Personalmangel täuschend zu überdecken. Gute Pflege ist ein Menschenrecht! Und gute Pflege wird sichergestellt – dafür tritt die Diakonie Deutschland mit dem Bündnis für gute Pflege ein – durch gute Lohn- und Arbeitsbedingungen in Form von tariflicher Bezahlung und beispielsweise auch durch eine bessere Vereinbarkeit von Familie und Beruf.

Im zweiten Band „Geistesgegenwärtig pflegen" liegen Ihnen nun – nach den Werkstattberichten des Praxis-Pilot-Projekts im ersten Band – die Kurzform des Curriculums DiakonieCare vor, ergänzt um perspektivische Überlegungen zur Personalentwicklung und Organisationsentwicklung für diakonische Einrichtungen und Dienste. Eine sehr viel ausführlichere Darstellung der Bausteine und Module des Curriculums sowie ein detailliertes Konzept zur Organisationsentwicklung wird in einem gesonderten Buch „DiakonieCare" 2013 ebenfalls in der Neukirchener Verlagsgesellschaft als Arbeitshilfe erscheinen.

Besonders hervorzuheben sind in diesem vorliegenden zweiten Band „Geistesgegenwärtig pflegen" die Erfahrungsberichte von Pflegenden, die sie in den mit den Trainerinnen und Trainern gemeinsam entwickelten Schulungen gemacht haben. Niederschlag finden ihre Voten – zum Teil im „O-Ton" – auch in der Bündelung der Evaluationsergebnisse und wissenschaftlichen Begleitung des Projekts durch die Fachhochschule der Diakonie. Veröffentlicht werden in diesem Aufsatzband weitere wissenschaftliche Forschungsergebnisse und Literaturstudien zu Themen, die besonders im Fokus dieses Projekts standen: Auseinandersetzung mit den sozialpolitischen Rahmenbedingungen von Pflege, Kultursensible Pflege, Spiritualität und Gesundheit, Männliche und weibliche Spiritualität, Seelsorge – verteilt auf viele Schultern, Intergenerative Kommunikation, Existenzielle Kommunikation, sowie Selbstsorge und Betriebliches Gesundheitswesen. Einige geistliche Impulse runden – dem Titel des Bandes und dem Anliegen des Projektes entsprechend – die Fülle der Anregungen ab, die dieser Aufsatzband bietet.

Sehr herzlich möchte ich allen danken, die sich mit viel Engagement, Esprit und Fachkenntnis der Entwicklung, Durchführung und Begleitung dieses Projektes gewidmet haben: den diakonischen Einrichtungen, die sich bereitgefunden haben, Projektstandort zu werden und es ihren Pflegenden in ihrer Arbeitszeit (!) ermöglicht haben, an den Schulungen teilzunehmen. Den Pflegedienstleitungen, die die Schwierigkeit gemeistert haben, die Dienstpläne so zu gestalten, dass mancherorts bis zu 30 Pflegende zeitgleich an den Schulungen teilnehmen konnten. Und auch denjenigen Pflegenden, die während der Schulungen ihre Kolleginnen und Kollegen auf den Stationen und in den Wohnbereichen mit vertreten haben! Mein Dank gilt den Mitwirkenden in den Projektsteuerungs-, Curriculums-, Evaluations- und Organisationsentwicklungsgruppen und in den Trainerteams für ihre konzentrierte, hochmotivierte und zielführende Zusammenarbeit. Allen Pflegenden, die sich auf das Abenteuer eingelassen haben, an diesem – sehr sensible und persönliche Themen berührenden – Praxis-Pilot-Projekt teilzunehmen. Allen wissenschaftlich Forschenden, die dieses Projekt so hervorragend unterstützt und begleitet haben. Schließlich bedanke ich mich bei Herrn Ekkehard Starke für die ausgezeichnete Betreuung seitens der Neukirchener Verlagsgesellschaft bei der Erstellung dieses Buches, bei den Herren Hans-Jürgen und Martin Tebs für die Lektorierung der Artikel und bei Claudia Dubois für die englische Übersetzung der Abstracts.

Ohne die Fördermittel des Europäischen Sozialfonds und des Bundesministerium für Arbeit und Soziales hätte es diesen Freiraum nicht gegeben, mit Pflegenden (wieder) neu über den sinnstiftenden „Kern" von Pflege nachdenken, Menschen in Krank-heit, Krisen und Leid umfassend, auch in Spiritualität und Existenzieller Kommunikation zu begleiten. Und ohne die Förderung durch die Friede Springer Stiftung – auch hierfür sehr herzlichen Dank! – hätte das flankierende Organisationsentwicklungsprojekt nicht stattfinden können!

Geistesgegenwärtig pflegen, den diakonischen Geist in evangelischen Krankenhäusern, ambulanten Pflegediensten oder geriatrischen Einrichtungen als Patientin oder Patient, Bewohnerin oder Bewohner erfahren, bedeutet letztlich, Gott als „Freund des Lebens" zu begegnen, dessen „unvergänglicher Geist ist in allem" (Weisheit 11,26-12,1).

Berlin, im Januar 2013

Johannes Stockmeier, Oberkirchenrat, Präsident des
Evangelischen Werkes für Diakonie und Entwicklung e.V.

Geleitwort

Die Pflege älterer Menschen wird in Deutschland einen immer größeren Stellenwert einnehmen. Dies ist die logische Konsequenz von Demografischem Wandel und weiter steigender Lebenserwartung in unserem Land. Die Pflege von Kranken und Alten wird von zahlreichen Trägern und ihren Mitarbeiterinnen und Mitarbeitern geleistet. Für die Trägereinrichtungen ist Pflege die verantwortungsvolle Erfüllung eines gesellschaftlichen Auftrags. Mitunter wird Pflege aber auch wie ein bloßes Geschäft betrieben, wobei der Mensch, die respektvolle Behandlung des Hilfsbedürftigen oder gar Sterbenden, auf der Strecke bleiben kann. Für diejenigen, die die Pflege leisten, ist sie eine Berufung und erfüllender wie anstrengender beruflicher Alltag zugleich.

Wer pflegt, muss fachlich gut ausgebildet sein, um qualifizierte Arbeit zu leisten. Wer pflegt, sollte aber nicht nur das Technische beherrschen, sondern auch den menschlichen Zugang zu seinem Gegenüber finden. Die Würde und die Seele des zu Pflegenden dürfen nicht im eng getakteten Arbeitsalltag von Kliniken und Heimen oder bei der häuslichen Pflege außer Acht gelassen werden. Vielmehr sind Empathie und Achtsamkeit vonnöten, um wirklich gut zu arbeiten. Dies ist ein Bestandteil existenzieller Kommunikation im Pflegealltag. Wer hierfür durch die Aus- und Fortbildung sensibilisiert ist, dies verinnerlicht und konsequent anwendet, kann sich spürbar besser und wirksamer einsetzen.

Wer Spiritualität in der Pflege walten lässt, hilft nicht allein seinem Gegenüber und dessen Gesundheit. Er schützt auch sich selbst, denn respektvoll-menschlicher Umgang, den die professionell begründete Nähe der Arbeit ermöglicht, wirkt unmittelbar zurück.

Die Friede Springer Stiftung hat die Umsetzung des Curriculums für das Modellprojekt „Spiritualität und Existentielle Kommunikation in der Pflege" gefördert, um einen Beitrag dafür zu leisten, dass das Menschliche stärker berücksichtigt wird, denn dies ist der Kern der Pflege, jetzt und in Zukunft.

Berlin, 18.1.2013   Friede Springer Stiftung

I. Pflege:
Sozialpolitik – Ethik – Seelsorge

WOLFGANG HUBER

Gelebte Ethik in den Häusern der Diakonie – insbesondere im Blick auf die Pflegekultur[1]

Abstract
Wer in diakonischen Aufgaben tätig ist, braucht Zeit, auf sich selbst zu achten, auf die eigenen Rhythmen und Körpersignale. Er oder sie braucht Zeit zur Reflexion und zum Gebet, Zeit, um die Menschen, die ihm oder ihr am Herzen liegen, vor Gott zu bringen. Daraus wächst auch die Kraft zur Solidarität, die Kraft, gemeinsam einzustehen für die Würde der Kranken und Sterbenden und für das Ansehen der Pflege in unserer Gesellschaft.
Das Dilemma seelischen Beistands bei knappen Zeitvorgaben erfordert auf der einen Seite organisatorische Antworten, auf der anderen Seite aber auch eine Fähigkeit dazu, in der zur Verfügung stehenden Zeit existentiell zu kommunizieren, die Ebene ihrer Bedürftigkeit verbal und nonverbal zu erreichen, Zuwendung und Abgrenzung in der Balance zu halten, in existentiellen Krisen sprachfähig zu sein. Die Entwicklung der eigenen Fähigkeiten zu existentieller Kommunikation wird dabei nicht nur den Pflegebedürftigen, sondern auch den Pflegenden selbst zugutekommen.

Persons who are active in diaconic tasks need time to take care of themselves, their individual rhythms and physical signals. They need time for reflection and prayer, time to bring the people who are close to their hearts before God. Thus, the strength necessary for solidarity and taking over responsibility for the dignity of sick and dying people, as well as for the importance of care in our society will grow.
The predicament between emotional support and lack of timing requests organizational answers as well as the ability for an essential communication within the time given, to reach the level of the needs in a verbal and non-verbal way, to keep a balance between attention and assignment, to respond adequately in case of crisis. The formation of individual skills will not only benefit the people in need of care, but for the caregivers as well.

1 Vortrag, gehalten vor der Mitgliederversammlung des Kaiserswerther Verbandes deutscher Diakonissen-Mutterhäuser e.V. am 20. September 2012 in Berlin.

1. Worum geht es?

Heute wird in erster Linie nicht gefragt, worin eine diakonische Ethik besteht, sondern ob sie noch gelebt und praktiziert werden kann. Zwei Gründe begegnen mir besonders häufig dafür, warum dies fraglich geworden ist. Der eine Grund hat mit der religiösen und weltanschaulichen Pluralität in der Mitarbeiterschaft zu tun. Es sei illusorisch, so wird argumentiert, ein einheitliches diakonisches Ethos zu erwarten, wenn die Voraussetzungen in der Mitarbeiterschaft so vielfältig geworden sind. Für die Zukunft der Diakonie gilt es nach der Auffassung mancher dort tätiger Verantwortlicher als entscheidend, das Engagement der Mitarbeitenden, die sich bei ihrer Arbeit nicht auf christlich-diakonische Werte berufen, uneingeschränkt zu akzeptieren und wertzuschätzen. Jeder Versuch, in einer solchen pluralen Situation das diakonische Ethos für diakonische Einrichtungen verbindlich zu machen, wird mit Zwang oder subtiler Nötigung gleichgesetzt. Folgerichtig sind Stimmen zu hören, die auf die institutionelle Trennung zwischen Diakonie und Kirche hinwirken wollen; die Preisgabe des Dritten Wegs wird als folgerichtige Konsequenz dargestellt.

Der andere Grund dafür, dass die Bindung an ein diakonisches Ethos aufgekündigt wird, liegt in der Arbeitssituation, mit der Mitarbeiterinnen und Mitarbeiter in der Diakonie, insbesondere in der Pflege, konfrontiert sind. Der Stress der Arbeitsbedingungen und der magere Charakter der Vergütungen, die psychische Beanspruchung in den Pflegebeziehungen und die fehlende Möglichkeit dazu, diese Belastungen zu verarbeiten, führen zu einer inneren Einstellung, die auf alles andere gerichtet ist als darauf, einem diakonischen Ethos verstärkt Raum zu geben. Denn eine solche Vorstellung wird als zusätzliche Anforderung erlebt, die den Stress nur noch weiter verstärkt, statt ihn abzumildern. Die psychische Belastung ist in Berufen, in deren Zentrum menschliche Beziehungen stehen, besonders stark. Helfende Berufe sind insofern zur Erfahrung der Hilflosigkeit prädisponiert. Heilberufe können krank machen.

Das erfahren Mitarbeiterinnen und Mitarbeiter in der Pflege angesichts der hohen körperlichen und seelischen Belastungen, die mit ihrem Beruf verbunden sind. Die Spannung zwischen der Motivation, aus der sie diesen Beruf gewählt haben, und den Erfahrungen, die mit der Ausübung dieses Berufs verbunden sind, greift die Identität von Pflegenden unmittelbar an. Viele tragen sich mit dem Gedanken, den Beruf zu wechseln; wenn dazu die Voraussetzungen fehlen, tritt der Wechsel des Arbeitsplatzes als Ausweichmöglichkeit in den Blick. Beide Gründe dafür, dass ein Nachdenken über ein gelebtes diakonisches Ethos insbesondere in der Pflege es außerordentlich schwer hat, sind sehr ernst zu nehmen – ja, sie haben eine dramatische Bedeutung! Denn der Ausweg, die diakonische Identität auf sich beruhen zu lassen und auf das Nachdenken über ein diakonisches Ethos zu verzichten, steht bei ernsthafterem Nachdenken gar nicht offen. Man kann sich das in ganz undiakonischen Kategorien klar machen: Eine Diakonie, die sich die Frage nach ihrer Kernkompetenz nicht mehr stellen würde, gäbe sich selbst auf. Und erst recht könnte es nur Erstaunen wecken, wenn ausgerechnet die Diakonie die ethischen Standards ihres Tuns in dem Augenblick nicht mehr reflektieren würde, in dem in anderen Bereichen wirtschaftlichen Handelns nachdrücklicher als zuvor nach dem ethisch Gebotenen und dem moralisch Unzulässigen gefragt wird.

Doch das Ethos der Diakonie hat eine eigene Geschichte, die heute eine Rezeption und Weiterführung dieses Ethos nicht nur erleichtert. Ich erwähne hier nur einen Punkt: Das Ethos der Nächstenliebe, das für diakonische Einrichtungen – wie gerade auch Diakonissenhäuser – prägend war, verband häufig ein bürgerliches Weiblichkeitsideal mit einer problematischen Deutung des Gebots der Nächstenliebe. Frauen wurde die Zuständigkeit für fürsorgliche Tätigkeiten, Männern die Zuständigkeit für Leitungsaufgaben zugewiesen; und die Nächstenliebe wurde als Verzicht auf Selbstbestimmung und Sorge für das eigene Selbst ausgelegt. Der gelebten Ethik in diakonischen Einrichtungen ist von Anfang an das Problem des Geschlechterverhältnisses eingestiftet. Da geschlechtsspezifische Arbeitsteilung auch heute noch in sozialen und pädagogischen Berufen und insbesondere in der Pflege eine große Rolle spielt, ist diese Fragestellung keineswegs überholt.

An das tradierte diakonische Ethos anzuknüpfen, genügt nicht; es muss neu interpretiert, vielleicht sogar neu formuliert werden. Dies muss in einer Zeit geschehen, die vor neuen Herausforderungen steht. Im vergangenen Jahr wurde im Auftrag des Diakonischen Werks der EKD[2] eine Expertise veröffentlicht, die Perspektiven der Diakonie im gesellschaftlichen Wandel aufzeigt.[3] Ihr zufolge sind es vor allem die dramatischen Veränderungsprozesse unserer Zeit, aus denen sich neue Herausforderungen für die Diakonie ergeben. Der Wandel der Arbeitsgesellschaft, der demographische Wandel, die Zunahme sozialer Ungleichheit und der wachsende Gegensatz von Armut und Reichtum, die Veränderungen der Familienstruktur, die Zunahme von kultureller und religiöser Vielfalt und schließlich die Veränderungen in der Zivilgesellschaft – das sind die Veränderungen, die beschrieben werden. Doch über diese Liste von Veränderungen hinaus gewinnt man bei der Lektüre den Eindruck, dass die marktförmige Umgestaltung des Sozialstaats – auch im Rahmen einer neuen europäischen Wettbewerbsordnung – und die durchgängige Ökonomisierung des Sozialen sich als die allergrößten Herausforderungen erweisen. Erstaunlicherweise wird in solchen Analysen häufig weit intensiver nach den organisatorischen Auswirkungen für diakonische Trä-

---

2 Seit der Fusion mit dem Evangelischen Entwicklungsdienst (EED) e. V. im Jahr 2012 heißt das Diakonische Werk der EKD nun Diakonie Deutschland – Evangelischer Bundesverband im Evangelischen Werk für Diakonie und Entwicklung e. V.
3 Becker, Uwe (Hg.), Perspektiven der Diakonie im gesellschaftlichen Wandel, Neukirchen-Vluyn 2011.

ger und weniger intensiv nach den persönlichen Konsequenzen für die Mitarbeiterinnen und Mitarbeiter gefragt. Es zeichnet sich jedoch ein Paradigmenwechsel ab, der aufmerksam wahrgenommen und weitergeführt werden sollte.[4] Er besteht darin, diakonische Pflege von der Situation der Mitarbeiterinnen und Mitarbeiter her zu betrachten und unter dem Leitbegriff einer „geistesgegenwärtigen Pflege" die Pflegenden in ihrer personalen Identität neu in den Blick zu rücken: Selbstsorge, Spiritualität und Existenzielle Kommunikation werden aus dieser Perspektive zu Säulen diakonischer Pflege erklärt.[5] Doch eine solche Konzentration auf die Pflegenden und ihre menschliche Identität kann natürlich nicht von den Rahmenbedingungen absehen, unter denen dieses Menschsein sich entfalten kann oder vom Verkümmern bedroht ist. Pflegekultur und Pflegeethik gehören zusammen.

2. Gelebte Ethik und die diakonische Tradition

Vor einiger Zeit erlebte ich eine Veranstaltung zum Mindestlohn. Es ging darum, dass die Mehrheit der Beschäftigten im Niedriglohnsektor Frauen sind. Der Titel der Veranstaltung stammt aus der Tradition der Frauen- und Pflegediakonie: „Mein Lohn ist, dass ich darf." Ich bin nicht sicher, ob die Mehrzahl der Teilnehmerinnen und Teilnehmer wusste, dass dieses Motto von Wilhelm Löhe stammt, dem Gründer des Diakonissenmutterhauses in Neuendettelsau.
Die Veranstalterinnen jedenfalls hatten es bewusst und in ironischer Absicht gewählt: „Seht her", sagte die Wahl dieses Diakonissenspruchs, „die Tradition der Frauenberufe wirkt fort. In Erziehung, Pflege und Hauswirtschaft werden noch immer keine angemessenen Löhne gezahlt. Und auch die Lobby für diese Berufe ist noch immer zu schwach." Das ist zu meinem großen Bedauern nur allzu wahr.
Für eine „erweiterte große Körperpflege", für Aufstehen, Toilettengang, Zähneputzen, Duschen und Ankleiden und vielleicht auch für ein kurzes Gespräch nebenher steht heute dieselbe Summe zur Verfügung, die man braucht, um seine Autoreifen wechseln zu lassen. Dass der Pflegeberuf es nicht unter die ersten 25 Plätze der Berufswünsche schafft, dass die Verweildauer in diesem Beruf so kurz ist, dass die Pflege ein Kandidat für den Mindestlohn ist, muss für Kirche und Diakonie ein Alarmsignal sein. Wenn wir der Fährte des Diakonissenspruchs folgen, dürfen wir

---

4 Vgl. als Überblicksdarstellungen Dungs, Susanne / Gerber, Uwe / Schmidt, Heinz / Zitt, Renate (Hg.), Soziale Arbeit und Ethik im 21. Jahrhundert. Ein Handbuch, Leipzig 2006; vgl. auch Körtner, Ulrich H.J., Ethik im Krankenhaus. Diakonie – Seelsorge – Medizin, Göttingen 2007.
5 Vgl. Diakonisches Werk der EKD (Hg.), Geistesgegenwärtig pflegen. Existentielle Kommunikation und spirituelle Ressourcen in Pflegeberuf, Bd. 1, Neukirchen-Vluyn 2012.

die Augen vor den Schattenseiten dieser Traditionslinie nicht verschließen. Vielleicht werden wir aber auf diesem Weg auch das Feuer unter der Asche entdecken, das Feuer, das heute wieder wärmen kann. Denn der Dienst am Mitmenschen ist nach wie vor eine herausragende Gestalt christlicher Nächstenliebe. Er ist um der Menschlichkeit unserer Gesellschaft willen unentbehrlich. Er verdient angemessene Würdigung und ist seines Lohnes wert.

Heute muss gefragt werden, was uns die Pflege wert ist und wie sie angesichts des demographischen Wandels morgen menschenwürdig gestaltet werden kann. Woher kommen die professionellen Pflegekräfte der Zukunft? Es gibt tatsächlich Parallelen zu der Zeit, als die moderne Krankenpflege geprägt wurde und als der Diakonissenspruch in der Mitte des 19. Jahrhunderts entstand. Damals überforderten die beginnende Industrialisierung, die neue Mobilität und die Frauenerwerbstätigkeit die noch großen Familien mit ihren Pflege- und Erziehungsaufgaben. In den Pflegeeinrichtungen und Hospizen herrschten menschenunwürdige Zustände, von denen wir uns heute kaum eine Vorstellung machen können. Die unausgebildeten Krankenwärterinnen lebten von dem, was die Gäste für Kost, Logis und Hilfstätigkeiten erübrigen konnten. Und Ärzte kamen nur selten zur Visite. Damals waren es einzelne engagierte Christinnen und Christen wie Amalie Sieveking in Hamburg, Theodor Fliedner in Kaiserswerth oder Wilhelm Löhe in Neuendettelsau, die spürten: So kann es nicht weitergehen. Hier sind Glauben und Kirche herausgefordert. Barmherzigkeit und Mitleiden – wir würden heute sagen: Empathie und Zuwendung – wurden zu Schlüsselbegriffen dieser Bewegung. Damals las man das Gleichnis vom barmherzigen Samariter oder die biblischen Erzählungen von Jesus, der sich den Kranken und Armen zuwendet, mit neuen Augen. Jesu Rede vom Weltgericht mit der Mahnung, dass er uns in den Hilfsbedürftigen selbst begegnet, rüttelte aufs Neue auf. Menschen stellten sich in den Dienst der sieben Werke der Barmherzigkeit. Die „Compassion" wurde beflügelt durch den Blick auf Gott in Christus, der mitleidet und nicht unbewegt über den Dingen schwebt. Die neuen diakonischen Pflegeeinrichtungen des 19. Jahrhunderts stellten sich den sozialen Nöten; sie boten jungen Frauen die Chance einer Ausbildung und einer sinnvollen Betätigung; sie schufen Netzwerke der Hilfe und der Heilung bis hinein in die Gemeinden. Die Schwestern arbeiteten sozial versorgt und abgesichert, aber für ein Taschengeld. Die erste und zweite Generation hat das, soweit wir wissen, nicht als Nachteil empfunden. Ihnen ging es um den Einsatz für andere, um die Chance, eine Bewegung mitzugestalten – ganz so wie heute den Freiwilligen in Hospizvereinen oder in der Tafelbewegung. Veränderung für die Kranken und ihre Familien, für die Gesellschaft – aber auch für das eigene Leben: Das war es, was sie erlebten. Florence Nightingale beschrieb in ihrer Zeit als Schwesternschülerin in Kaiserswerth „die Atmosphäre, die ein Krankenhaus beseelt, das man als Schule Gottes ansehen darf, in der Patienten wie Pflegerinnen Gewinn davon tragen."

Florence Nightingale sah freilich auch die Grenzen der damaligen Praxis und wurde so zur Erfinderin der modernen Krankenpflege und einer ihr gemäßen Pflegeausbildung. Sie hat damit Schule gemacht – bis in unsere Zeit. Als Menschen wie Sieveking, Fliedner oder Löhe oder auch Florence Nightingale die Krankenpflege neu entdeckten, da waren sie auf den Spuren Jesu unterwegs. Sie fühlten sich Gottes Wirken nahe, dem Wirken des heilenden und pflegenden, des sorgenden Gottes. Sie machten die „theologische Achse" diakonischen Handelns bewusst und trugen dazu bei, dass diese Achse auch heute noch lebendig ist.
Ich will die theologische Achse diakonischen Handelns im Anschluss an diese Tradition folgendermaßen beschreiben: Im Zentrum allen diakonischen Handelns steht die Bereitschaft, sich dem hilfebedürftigen Nächsten unabhängig von seiner eigenen Leistungsfähigkeit zuzuwenden und ihn als von Gott geliebte Person wahrzunehmen. Sie besteht deshalb im Widerspruch gegen alle Tendenzen, die Schwächeren in der Gesellschaft zu Menschen zweiter Klasse zu machen. Diakonie orientiert sich in diesem Sinn an der gleichen Würde jeder menschlichen Person.
Die zentrale Frage gelebter Ethik in der Diakonie besteht darin, ob ein derartiger „langfristig wegweisender Willenskonsens"[6] der theologisch geprägt ist, im Alltag diakonischer Einrichtungen und der sie tragenden Gemeinschaften zu erkennen ist. Doch wie können wir eine solche diakonische Ethik so weiterentwickeln, dass sie nicht überfordernd, sondern entlastend, nicht verwirrend, sondern orientierend, nicht als Auspowerung, sondern als Empowerment wirkt? Eine Antwort auf diese Frage setzt voraus, dass wir uns Rechenschaft über die unterschiedlichen Dimensionen des gelebten Ethos ablegen. Denn das gelebte Ethos verbindet drei Dimensionen miteinander. Das Ethos der Gesellschaft, das Ethos der jeweiligen Organisation und das Ethos des Einzelnen (in seiner professionellen wie in seiner persönlichen Dimension) sind unlösbar miteinander verbunden. Es hat keinen Sinn, diese Dimensionen gegeneinander auszuspielen. Man muss sie vielmehr im Zusammenhang sehen. Dafür bietet die Pflegeethik Beispiele genug.

3. Gesellschaftliche Rahmenbedingungen

71 Prozent der deutschen Wohnbevölkerung sind nach einer repräsentativen Befragung davon überzeugt, dass das Thema Pflege in der Gesellschaft einen zu geringen Stellenwert hat.[7] Doch diese 71 Prozent

---
6   Vgl. Jäger, Alfred, Management-Theologie, in: Diakonie als christliches Unternehmen, Gütersloh ⁴1993, S. 45ff.
7   Vgl. hierzu und zum Folgenden Cornelia Coenen-Marx, Wir sind es wert – vom Wert der Pflege, in: Diakonisches Werk der EKD (Hg.), Geistesgegenwärtig pflegen, a.a.O. S. 21-30.

Gelebte Ethik in den Häusern der Diakonie 21

machen sich nicht auf den Weg, um an diesem Zustand etwas zu ändern. Für eine höhere Wertschätzung der Pflege gehen nur unmittelbar Betroffene auf die Straße. Davon abgesehen wird der Kampf um die Zukunft der Pflege im Verborgenen ausgetragen.
Ich habe eine Vermutung darüber, woran das liegt. In pflegebedürftigen älteren Menschen begegnet jedem von uns die eigene – mögliche – Zukunft. Diese Zukunft versuchen wir so lange wie möglich aus dem Blickfeld zu rücken. Niemand lässt, solange er noch nicht selbst pflegebedürftig ist oder einem pflegebedürftigen Angehörigen beistehen muss, das Thema Pflege zu nahe an sich herankommen. Dass das biblische Elterngebot ein gesellschaftliches Ethos beschreibt, das die Zuwendung zu hilfsbedürftigen Alten zum Prüfstein für die Zukunftsfähigkeit einer Gesellschaft macht, hat uns noch nicht erreicht, so nahe es doch in einer alternden Gesellschaft liegt. Pflege wird in den Bereich der Schattenarbeit gedrängt – jedenfalls dann, wenn sie in Familie und Nachbarschaft geschieht. Doch auch die professionelle Pflege ist davon betroffen. Wer interessiert sich schon dafür, dass auch die Pflegeberufe ein Kandidat für den Mindestlohn sind? Wieso ist es um die Forderung, die finanzielle Basis der Pflegeversicherung zu verbreitern, so still? Aber auch mit einer breiteren finanziellen Basis für die professionelle Pflege würde sich nichts daran ändern, dass professionelle und private Pflege einander ergänzen müssen. So weit private Pflege ganz oder teilweise möglich ist, verändert sie ihr Gesicht. Heute beteiligen sich Männer stärker als früher an pflegerischen Aufgaben.
Der Anteil von Nachbarn, Freunden oder Bekannten, die sich an der Pflege beteiligen, wird größer; informelle Netzwerke und „kleine Lebenskreise" gewinnen dafür an Bedeutung. Wechselseitige Unterstützung innerhalb derselben Generation wird wichtiger und nimmt neue Formen an. Schließlich verändert sich die Rolle der Kinder und Schwiegerkinder; weil sie oft nicht selbst helfend eingreifen können, kümmern sie sich verstärkt darum, Hilfe zu organisieren. Private und professionelle Pflege ergänzen sich in vielen Fällen. Das gilt nicht nur dort, wo ambulante Pflegedienste alten Menschen ermöglichen, weiterhin in der eigenen Wohnung zu bleiben. Auch wenn ältere Menschen in einem Seniorenwohnheim, im betreuten Wohnen oder in einem Pflegeheim untergebracht sind, brauchen sie neben der dort geleisteten Unterstützung die Begleitung durch Angehörige, Bekannte oder ehrenamtliche Besuchsdienste. Denn gerade im Alter zeigt sich, dass der Mensch ein Beziehungswesen ist; seine Vitalität hängt in einem großen Umfang davon ab, ob er lebendige Verbindungen zu anderen Menschen, insbesondere auch zu Gliedern jüngerer Generationen hat.
Auch die Pflege als solche ist als ein Beziehungsgeschehen zu verstehen und zu gestalten. Für den Austausch mit den Pflegebedürftigen muss ausreichend Zeit sein; berufliche Pflege braucht gesellschaftliche Wertschätzung und angemessene Bezahlung, aber auch die notwendige Zeit. Die Entwicklung der Pflegestudiengänge hat das Selbstbewusstsein der

Pflege gestärkt. Aber wer einen pflegewissenschaftlichen Studiengang abgeschlossen hat, arbeitet heute bevorzugt in Qualitätssicherung und Pflegemanagement. In der modernen Modularisierung der Pflege ist die lange hoch gehaltene Beziehungspflege in den Hintergrund getreten. Die meiste Zeit am Krankenbett eines schwerstmehrfachbehinderten Menschen verbringen heute nach einer Studie die Reinigungskräfte. Und das, obwohl es in der Pflegewissenschaft vor allem um das Individuum, um Interaktion und Beziehung geht.
Doch die Kräfte der Zuwendung waren in den letzten Jahren gering geschätzt – am Lohn kann man es sehen. Das wird in Zukunft zum Bumerang werden, wenn wir nichts ändern. Angesichts der Zahlen von Pflegebedürftigen, angesichts der vielen Single-Haushalte gilt es ja nicht nur, professionelle Pflegekräfte zu gewinnen, sondern auch familiäre und nachbarschaftliche Netze zu stärken. Das Pflegesetting der Zukunft lebt aus einer guten Kooperation zwischen Pflegefachkräften, Angehörigen und Freiwilligen – ob in stationären Einrichtungen oder im Wohnquartier.[8] Und es ähnelt damit in manchem den Anfängen. Professionelle und lebensweltliche Hilfen müssen verschränkt werden. Zuerst und vor allem müssen Pflegehaushalte stabilisiert und unterstützt werden. Das gilt auch im Blick auf die zeitweilige Freistellung Erwerbstätiger für Pflegeaufgaben in der Familie. Pflegende sind damit neben oder gerade in ihrer Professionalität Kommunikatoren und Gemeinwesenarbeiter – Menschen, die Beziehungsnetze knüpfen, in denen andere gut aufgehoben sind. Die Hospiz- und Palliative-Care-Bewegung macht beispielhaft deutlich, dass Professionelle allein ein Beziehungsnetz nicht aufrechterhalten können. Es braucht Engagierte im Team, in der Nachbarschaft, in Familie und Freundeskreis. Wo das gelingt, ist es auch wieder möglich, dass Menschen da sterben, wo sie gelebt haben – in ihren eigenen vier Wänden, wie es sich die Mehrheit der Menschen wünscht. Oder, wenn das Pflegeheim der richtige Ort ist, dort auch mit Unterstützung aus der Familie, dem Freundeskreis oder der Nachbarschaft. Die stillschweigende Aussonderung der Gebrechlichen und Sterbenden aus der Gesellschaft der Fitten und Leistungsstarken muss einer neuen Integration weichen. Das herrschende Menschenbild, das im Wesentlichen auf Autonomie und Tätigsein ausgerichtet ist, muss um die Aspekte der Angewiesenheit und Verletzlichkeit ergänzt werden. Und die Pflege, die in den letzten Jahren auf ihre körperlichen Aspekte reduziert worden ist, muss wieder in ihren sozialen, psychischen und spirituellen Dimensionen gesehen werden.

---

8 Beispiele dafür hat das Sozialwissenschaftliche Institut der EKD 2007 in der Dokumentation des Projekts „Das Ethos fürsorglicher Pflege" dargestellt. Vgl. jetzt Kumbruck, Christel / Rumpf, Mechthild / Senghaas-Knobloch, Eva – mit einem Beitrag von Gerhard, Ute, Unsichtbare Pflegearbeit. Fürsorgliche Praxis auf der Suche nach Anerkennung, Münster 2011.

Zum gelebten Ethos in der Pflege gehört es, dass die Gesellschaft wertschätzend mit diesem Beruf umgeht. Neben Liebe und Recht ist Wertschätzung die dritte Form, in der Menschen Anerkennung erfahren: In allen drei Hinsichten muss sich zeigen, wie die gelebte Ethik in Pflegeeinrichtungen im gelebten Ethos der Gesellschaft verankert ist. Zu der Wertschätzung, von der ich in diesem Zusammenhang spreche, gehört auch die angemessene Bezahlung; sie ist von der Frage nach dem gelebten Ethos in diakonischen Einrichtungen nicht zu trennen.

4. Institutionelle Rahmenbedingungen

Zum gelebten Ethos gehört es, dass die Institutionen, in denen Pflegeberufe wahrgenommen werden, Bedingungen dafür schaffen und aufrecht erhalten, dass Menschen in der Berufsausübung die Motive wieder erkennen können, deretwegen sie diesen Beruf gewählt haben. Nachdem lange genug der Abschied vom Gedanken der Dienstgemeinschaft gefordert oder vollzogen wurde, lässt sich gegenwärtig eine interessante Gegenbewegung beobachten. Zwar hat sich die Tendenz, diakonische Einrichtungen als diakonische Unternehmen zu führen und insofern die Konkurrenz mit den privaten Trägern aufzunehmen, weithin durchgesetzt.
Doch damit stellte sich verstärkt die Frage nach der diakonischen Identität. Leitbildprozesse sollten dem dienen; Schulungen von Führungskräften sollte deren Vorbildfunktion für die institutionelle Identität stärken. Fortbildungen für die Mitarbeiterschaft über Fragen der diakonischen Identität sollten dazu beitragen, dass das diakonische Ethos institutionell besser verankert wird. Doch empirische Untersuchungen darüber, woran Mitarbeiterinnen und Mitarbeiter die diakonische Identität der Einrichtung festmachen, in der sie arbeiten, weisen in eine etwas andere Richtung.[9]
Denn in den Erwartungen der Mitarbeitenden taucht das Stichwort der „Gemeinschaft" in einer neuen Weise auf. Sie wollen einer besonderen Gemeinschaft angehören und von ihr getragen sein. Sie brauchen den Austausch bei belastenden Pflegesituationen, beim Tod eines Patienten, bei schwierigen Gesprächen mit Angehörigen.
Das hat zur Voraussetzung, dass eine diakonische Einrichtung besondere Anlässe schafft, bei denen Vertrauen gestiftet und das Zusammengehörigkeitsgefühl gestärkt wird. Verstärkt spielen auch spirituelle Erfahrungen und Bedürfnisse eine Rolle. Sie zeigen sich im direkten Kontakt mit Patienten und ihren Angehörigen.

---

9 Vgl. Hagemann, Tim, Spiritualität, Arbeit und Gesundheit in diakonischen Einrichtungen, in: Diakonisches Werk der EKD (Hg.), Geistesgegenwärtig pflegen, a.a.O., 82-97.

Zur Professionalität der Pflege gehört es, auf solche Situationen vorbereitet zu sein und auf sie reagieren zu können. Dabei ist aber mehr im Spiel als nur die Professionalität. Pflegende können auf den Wunsch nach einem tröstenden Psalmwort nicht mit dem Hinweis auf die Pfarrerin reagieren, die man bei nächster Gelegenheit vorbeischicken werde. Aber wenn es nicht bei dieser Reaktion bleiben soll, brauchen sie Räume für die eigene Klärung. Es kann nicht bei der Frage bleiben, welches stärkende Wort sie einem trostbedürftigen Menschen sagen; damit verbindet sich unweigerlich die Frage, was ihnen selbst Kraft und Orientierung gibt. Somit verändert sich der Zugang zur religiösen und weltanschaulichen Pluralität in der Mitarbeiterschaft. Diese Pluralität ist zu achten; sie darf aber nicht zur Sprachlosigkeit führen. Der Umgang mit dieser Pluralität darf weder angstbesetzt noch ohne Standpunkt sein. Diakonisches Handeln als umfassendes Kommunikationsgeschehen muss auch die Dimension von Überzeugungen und spirituellen Kraftquellen einbeziehen.

Dieses Kommunikationsgeschehen muss im Übrigen die verschiedenen Mitarbeitergruppen und das Gespräch mit den Angehörigen einschließen. Positionslos kann das Gespräch über Überzeugungen und Motive des eigenen Handelns schon deshalb nicht sein, weil ein diakonisches Unternehmen sich selbst als christlicher, wertgebundener und gemeinwohlorientierter Träger sozialer Dienstleistungen versteht. Diese Ausrichtung muss in der Ganzheitlichkeit der Sorge für hilfsbedürftige Menschen, in der besonderen Achtung für die Schwächsten, in der hierarchiefreien, beteiligungsgerechten Wahrnehmung von Verantwortung, im partnerschaftlichen Miteinander von Mitarbeitenden und „Klienten", in der Zusammenarbeit mit Kirchengemeinden und zivilgesellschaftlichen Akteuren, in der Aufmerksamkeit für eine gute Verbindung von Familie und Beruf sowie in der geistlichen Grundlegung eines überzeugenden Gemeinschaftslebens zum Ausdruck kommen.[10]

Es wäre verfehlt, angesichts der Ökonomisierung der Diakonie die geschilderten Elemente als „weiche" Faktoren anzusehen, denen angesichts der „harten" Realitäten kein übermäßiges Gewicht zuzumessen sei. Vielmehr muss es gelingen, den nüchternen Umgang mit betriebswirtschaftlichen Notwendigkeiten einer Erneuerung von gelingender diakonischer Gemeinschaft auf neue Weise zuzuordnen.

---

10 Diese Kriterien für eine „wertgebundene, christliche Gemeinwohlagentur" finden sich in etwas anderer Anordnung bei Coenen-Marx, Cornelia, Diakonische Unternehmensbildung in historischer und theologischer Perspektive, in: Ulshöfer, Gotlind u.a. (Hg.), Ökonomisierung der Diakonie. Kulturwende im Krankenhaus und bei sozialen Einrichtungen, Frankfurt a.M. 2004, S. 73-77.

5. Geistesgegenwärtige Pflege

Zum gelebten Ethos in der Pflege gehört es, wertschätzend mit sich selbst und den eigenen Nächsten umzugehen, um so verantwortlich für andere da sein können. Pflege ist ein Beziehungsgeschehen. Ohne Respekt und Vertrauen, ohne Zeit und Verlässlichkeit, ohne Offenheit und persönlichen Einsatz kann sie nicht gelingen. Gefragt sind auch die Fähigkeiten, die die Hospizbewegung wieder stark gemacht hat: Achtsamkeit, Einübung in die eigene Sterblichkeit, Demut gegenüber dem Leben – und die Erwartung, vielleicht gerade an den Lebensschwellen eine Wirklichkeit zu entdecken, die wir sonst verdrängen. Eine Pflegebeziehung führt uns über Schwellen, die wir ansonsten lange nicht überschritten hätten. Über die Schwelle zu einem Menschen, dessen Lebensgeschichte uns staunen lässt. Zu einer Patientin, deren Familie und Freundeskreis alle Kräfte angespannt hat, um die letzten Wochen gemeinsam zu bewältigen. Krankheitserfahrungen sind Wege, um die Lebenskunst zu lernen.
Und es ist ganz sicher ein Privileg, so viele persönliche Einblicke zu bekommen wie Pflegende. Darum haben sie diesen Beruf gewählt – und darum verzweifeln sie sicher auch manchmal an diesem Beruf. Vor allem dann, wenn die Zeit zum Stehenbleiben und Zuhören, zum Trauern und Nachdenken fehlt. Wenn die Arbeitsabläufe Beziehungen stören, statt sie aufzubauen, dann werden Pflegekräfte um den wichtigsten Gewinn ihres Berufs gebracht. Denn ebenso wichtig wie ein angemessener Lohn ist dieser innere Gewinn, das Wachsen am Beruf, die Liebe zum Leben – trotz allem.
Wer in diakonischen Aufgaben tätig ist, braucht Zeit, auf sich selbst zu achten, auf die eigenen Rhythmen und Körpersignale. Er oder sie braucht Zeit zur Reflexion und zum Gebet, Zeit, um die Menschen, die ihm oder ihr am Herzen liegen, vor Gott zu bringen. Daraus wächst auch die Kraft zur Solidarität, die Kraft, gemeinsam einzustehen für die Würde der Kranken und Sterbenden und für das Ansehen der Pflege in unserer Gesellschaft. Insofern trifft die neue Konzentration auf Selbstsorge, Spiritualität und existenzielle Kommunikation einen wichtigen Kern, dem man im praktischen Leben diakonischer Einrichtungen und Krankenhäuser den nötigen Raum wünscht. Die Möglichkeiten menschlichen Handelns ändern sich. Je mehr sie wachsen, desto dringlicher ist die Tugend des Maßes gefragt. Sie ist auch nötig, wenn es inmitten aller Veränderungen möglich bleiben soll, den ethischen Wert als Maßstab für unseren Umgang mit ökonomischen Werten anzuerkennen.
Deshalb halte ich es für einen verheißungsvollen Ansatz, dass für die persönlich-professionelle Seite des diakonischen Ethos drei Aspekte ins Gespräch gebracht werden: die Sorge für sich selbst als unerlässliche Voraussetzung dafür, für andere sorgen zu können; die Gelegenheit zur Entfaltung der eigenen Spiritualität als Voraussetzung dafür, die spirituelle Dimension in Pflegebeziehungen wahrnehmen zu können, und

schließlich die Befähigung zu existentieller Kommunikation als Voraussetzung dazu, Pflegebedürftigen nicht nur eine kompetente körperliche Pflege, sondern auch seelischen Beistand gewähren zu können.[11] Das Dilemma seelischen Beistands bei knappen Zeitvorgaben erfordert auf der einen Seite organisatorische Antworten, auf der anderen Seite aber auch eine Fähigkeit dazu, in der zur Verfügung stehenden Zeit existentiell zu kommunizieren, die Ebene ihrer Bedürftigkeit verbal und nonverbal zu erreichen, Zuwendung und Abgrenzung in der Balance zu halten, in existentiellen Krisen sprachfähig zu sein.

Die Entwicklung der eigenen Fähigkeiten zu existentieller Kommunikation wird dabei nicht nur den Pflegebedürftigen, sondern auch den Pflegenden selbst zu Gute kommen. Insofern liegt darin ein guter letzter Hinweis darauf, dass es vielleicht an der Zeit sein könnte, das diakonische Leitwort „Mein Lohn ist, dass ich dienen darf" durch ein schlichtes biblisches Gebot abzulösen: „Liebe Gott und liebe deinen Nächsten wie dich selbst." Mein Wunsch ist, dass die Diakonie in beispielhafter Weise deutlich macht, dass es sich bei diesem biblischen Gebot um ein Dreifachgebot der Liebe handelt. Es umfasst die Liebe zu Gott, zum Nächsten und zu sich selbst.

Literatur

Becker, Uwe (Hg.), *Perspektiven der Diakonie im gesellschaftlichen Wandel,* Neukirchen-Vluyn 2011.

Coenen-Marx, Cornelia, Diakonische Unternehmensbildung in historischer und theologischer Perspektive, in: Ulshöfer, Gotlind u.a. (Hg.), *Ökonomisierung der Diakonie. Kulturwende im Krankenhaus und bei sozialen Einrichtungen*, Frankfurt a.M. 2004.

Diakonisches Werk der EKD (Hg.), *Geistesgegenwärtig pflegen. Existentielle Kommunikation und spirituelle Ressourcen in Pflegeberuf,* Bd. 1, Neukirchen-Vluyn 2012.

Dungs, Susanne / Gerber, Uwe / Schmidt, Heinz / Zitt, Renate (Hg.), *Soziale Arbeit und Ethik im 21. Jahrhundert. Ein Handbuch*, Leipzig 2006.

Körtner, Ulrich H.J., *Ethik im Krankenhaus. Diakonie – Seelsorge – Medizin*, Göttingen 2007.

Kumbruck, Christel / Rumpf, Mechthild / Senghaas-Knobloch, Eva – mit einem Beitrag von Gerhard, Ute, *Unsichtbare Pflegearbeit. Fürsorgliche Praxis auf der Suche nach Anerkennung*, Münster 2011.

Jäger, Alfred, *Management-Theologie* in: Diakonie als christliches Unternehmen, Gütersloh 1993, S. 45ff.

---

11 Vgl. Wettreck, Rainer / Drews-Galle, Veronika / Rothe, Katja, Existentielle Kommunikation systemisch gedacht, in: Diakonisches Werk der EKD (Hg.), Geistesgegenwärtig pflegen, a.a.O. S. 213-227.

MARGARETE REINHART

Einige Thesen zu den sozialpolitischen Rahmenbedingungen von Pflege

Abstract
Faktisch erwarten die pflegerischen Berufsangehörigen eine Verbesserung ihrer Arbeitsbedingungen, eine Personalausstattung, die dem tatsächlichen Arbeitsanfall entspricht, die Vereinbarkeit von Arbeit und Leben (work live balance) in der Arbeitsgestaltung sowie eine Vergütung, die der physischen und psychischen Arbeitslast entspricht, die der Pflegeberuf mit sich bringt. Auch und vor allem im Interesse der Bürgerinnen und Bürger in einer alternden Gesellschaft ist es dringlich, dass zeitnah und umfassend die Modernisierungsdefizite in der beruflichen Pflege in Deutschland aufgeholt werden.
In fact, health care professionals expect an improvement of their working conditions, enough staff to manage the factual work load, the compatibility of work and private life (work live balance) as well as being paid adequately, in relation to the mental and physical strain involved in the profession of care. In the interest of citizens in an aging society, it is urgent to catch up promptly and broadly with the modernization deficits in the professional care in Germany.

These 1: *Die Diskussion um die berufliche Pflege in Deutschland ist bis heute gekennzeichnet durch historisch überholte Auffassungen zum Pflegeberuf*

Aufgaben der Pflege, etwa der Pflege von Säuglingen und Kindern oder kranker, alter oder behinderter Menschen, sind allgemein menschliche Aufgaben, die zu jeder Zeit und in jeder Gesellschaftsform wahrgenommen wurden und wahrgenommen werden. Von der privaten und familialen Hilfeleistung ist die berufliche Pflege abzugrenzen.

Die Verberuflichung der Pflege ist eng verbunden mit der allgemeinen gesellschaftlichen Modernisierung. Industrielle Gesellschaften weisen eine fortschreitende Segmentierung und Rationalisierung der Arbeitswelt auf. Thomas Luckmann und Walter Michael Sprondel stellen hierzu fest, dass man „(...) die Geschichte der modernen Gesellschaft unter anderem auch beschreiben [kann][1] als die Geschichte der Ablösung von

1 Einfügung durch die Verfasserin.

Laienlösungen durch Formen rationalisierter Expertenlösungen von Problemen."[2]

Den geschichtlichen Wurzeln der Pflegetätigkeit kann hier im Einzelnen nicht nachgegangen werden. Der Berufsstand der Pflege ist jedoch stärker als viele andere Berufe von historisch gewachsenen Strukturen geprägt. Daher sollen kursorisch einige Entwicklungslinien der beruflichen Pflege in Deutschland aufgezeigt werden, um dadurch zum Verständnis der aktuellen Situation und Position der Pflege im Gesundheits- und Pflegesystem beizutragen. In unserem Kulturkreis bezieht sich die Pflege über fast zwei Jahrtausende hinweg primär auf das christliche Gebot der Nächstenliebe, das nahelegt, durch Caritas im Notleidenden Gott selbst zu dienen. Im katholischen Bereich ist die Pflege seit der Entstehung des Christentums wesentliche Aufgabe pflegender Ordensgemeinschaften, im evangelischen Bereich gewinnt die Pflege erst im 19. Jahrhundert durch die Wiederbegründung des frühkirchlichen Diakonissenamts eine eigene Position in der Diakonie.

Gesellschaftliche Differenzierung und die rasche Entwicklung der Wissenschaften, vor allem auch der Medizin, führen im 18. und 19. Jahrhundert zu einem steigenden Bedarf an pflegendem Personal. Neben den religiös motivierten Pflegegemeinschaften, die in hohem Ansehen stehen, werden Wärter und Wärterinnen aus den niedrigsten Schichten und ohne jede Sachkenntnis beschäftigt. Im 19. Jahrhundert eröffnet sich dann durch den steigenden Bedarf an Arbeitskräften der bürgerlichen Frau der Weg in die Berufstätigkeit, hierzu gehört auch die Betätigung in der Krankenpflege. In der Krankenpflege als angesehenem bürgerlichem Frauenberuf treffen sich so auf der einen Seite christliche Vorstellungen von Entsagung, Unterordnung und Selbstverleugnung und auf der anderen Seite ideologische Vorstellungen von den natürlichen Eigenschaften der Frau.

Gegen Ende des 19. Jahrhunderts gewinnt die nicht religiös gebundene Pflege erkennbare Formen und wird erstmalig in der „Berufsorganisation der Krankenpflegerinnen Deutschlands" organisiert. Jedoch bis weit in das 20. Jh. hinein werden Pflegende, die nicht primär religiös motivierten Gemeinschaften angehören, zunächst abschätzig als wilde Schwestern, dann als freie Schwestern bezeichnet.

Es lassen sich zusammenfassend drei Hauptlinien darstellen, die das pflegerische Selbstverständnis und die Außenwahrnehmung des Pflegeberufs bis heute prägen und die Diskussionen um die Weiterentwicklung der Pflegeberufe im 20. Jahrhundert wesentlich determiniert haben:

- berufliche Pflege als Ausdruck religiösen Erlebens und Glaubens im Sinne einer göttlichen Berufung
- berufliche Pflege als Betätigungsfeld für Frauen im Verständnis der Weiblichkeitsideologie des späten 19. Jahrhunderts

---

2 Luckmann / Sprondel 1972, S. 15.

- Pflege als ein Beruf wie jeder andere, wie es einer Kampagne der Gewerkschaft ÖTV in den 1970er Jahren hieß.

Aktuelle Zeitdiagnosen weisen heute jedoch auf Trends hin, die einen Wandel von der Berufs- und Leistungsorientierung zu einer eher privat-hedonistischen Werthaltung erkennen lassen. Nicht mehr Ordnung, Fleiß, Tüchtigkeit, Unterordnung und Selbstlosigkeit stehen im Mittelpunkt. Vielmehr möchten die Menschen zunehmend Partizipation, Autonomie und Demokratie verwirklichen, sie streben nach Genuss, Selbstentfaltung, Ungebundenheit und Eigenständigkeit. Das gilt auch für die Pflegenden und hat zur Folge, dass hier historisch gewachsene Berufsmotivationen aus religiösen Begründungszusammenhängen und einem bis dahin eher ideologisch vorausgesetzten spezifisch weiblichen Arbeitsvermögen nicht mehr länger tragen.

These 2 *Im Prozess der Modernisierung und Umstrukturierung des Gesundheits-und Pflegesystems in Deutschland ist die berufliche Pflege Verlierer der Modernisierung*

Das Gesundheitsversorgungssystem in Deutschland befindet sich seit Mitte der 1970er Jahre in einer weitreichenden Umstrukturierung. Zentrale Merkmale dieser Veränderungen sind die sektorale Verschiebung der Gesundheitsversorgung aus dem stationären in den ambulanten Bereich, die grundlegenden Veränderungen in der Krankenhausfinanzierung und der Aufbau der Pflegeversicherung als vierter Säule in der Sozialversicherung. Die Neugestaltung des Gesundheitssystems in Deutschland befindet sich noch immer im Fluss. Die Gesundheitsstrukturreform fordert Kostentransparenz und Kostenreduktion bei gleicher oder besserer Qualität der angebotenen Leistungen. Betriebswirtschaftliche Gesichtspunkte in der Führung von Gesundheitsunternehmen nehmen dabei in ihrer Bedeutung stetig zu. Die Prozesse entsprechender politischer Willensbildung und die daraus resultierenden gesetzlichen Regelungen sind fast täglich Gegenstand der Berichterstattung in den Medien.

Die Reform des Gesundheitswesens ist deutlich gekennzeichnet von ökonomischen Erwägungen zur Effizienzsteigerung des Dienstleistungsbereichs Gesundheit. Gesundheit wird zunehmend als Wirtschaftsgut betrachtet. Sachleistungen und personenbezogene Dienstleistungen, die zur Behandlung und Betreuung eines Menschen in Einrichtungen des Gesundheitswesens eingesetzt werden, werden dabei als Gesundheitsgüter bezeichnet, die wie alle anderen Güter angeboten und nachgefragt werden. Manfred Bruhn definiert Dienstleistungen als: „(...) selbständige, marktfähige Leistungen, die mit der Bereitstellung und/ oder dem Einsatz von Leistungsfähigkeiten verbunden sind (Potentialorientierung). Interne und externe Faktoren werden im Rahmen des Dienstleistungsprozesses kombiniert (Prozessorientierung). Die Fakto-

renkombination des Dienstleistungsanbieters wird mit dem Ziel eingesetzt, an den externen Faktoren – Menschen oder deren Objekten – nutzstiftende Ergebnisse zu erzielen (Ergebnisorientierung)".[3]
Die Dienstleistungen, die das Gesundheitssystem erbringt, werden als dabei beiderseits personenbezogene Dienste definiert, die deren klassische Charakteristika aufweisen. Diese sind: Gültigkeit des Uno-actu-Prinzips, Nichtlagerfähigkeit der Dienstleistung, geringe Kapazitätselastizität, Existenz von Präferenzen. Gesellschaftlich erforderliche personenbezogene Dienstleistungen lassen sich nur begrenzt rationalisieren, sie können weder durch Produkt- und Prozessinnovationen noch durch Maschinen vollständig ersetzt werden, sondern erfolgen stets von Mensch zu Mensch [face to face]. In der nachindustriellen Dienstleistungsgesellschaft verschieben sich die Beschäftigungsverhältnisse so, dass immer mehr Menschen Dienstleistungen erbringen, wobei der Bereich Gesundheit und Pflege in den Vordergrund rückt.
Gesundheitsbetriebe, die sich über einen langen historischen Zeitraum hinweg als karitative oder als Einrichtungen im Dienste des Gemeinwohls sahen, verstehen sich heute eher als Wirtschaftsunternehmen. Während früher, vor allem im Gefolge der strikten funktionellen Spezialisierung, der Krankenhauspatient „(...) zum Objekt des Anstaltszwecks degradiert [wurde][4]",[5] wird gerade hier in den letzten Jahren ein erheblicher Wandel im Selbstverständnis der Gesundheitsbetriebe deutlich. Die lange weitgehend unwidersprochen hingenommenen Versorgungsmerkmale in Gesundheitseinrichtungen, wie etwa die Unterwerfung des Patienten unter die Autoritäten der Medizin, die stetige Verfügbarkeit der Patienten für das Personal, die Einhaltung strikter Regelungen zum Essen, zum Besuch, zur Mediennutzung oder zum Tagesablauf, die Unterbringung in einer kargen Innenarchitektur u. a. m. sind innerhalb weniger Jahre zugunsten einer betriebswirtschaftlich begründeten Kundenorientierung obsolet geworden. Der Patient, in Einrichtungen der Altenpflege und Psychiatrie früher auch immer wieder gerne einmal als Insasse bezeichnet, wird nun Kunde, Klient oder Bewohner der Einrichtung genannt und zunehmend auch als solcher behandelt.
Obwohl die Entwicklung im Gesundheitswesen also durchaus positive Aspekte aufweist, wird sie auch begründet kritisiert. Experten weisen darauf hin, dass die finanziellen Schwierigkeiten der gesetzlichen Krankenversicherung nicht auf steigende Ausgaben, sondern auf zurückbleibende Einnahmen zurückzuführen sind. Der Ruf nach mehr Markt im Gesundheitswesen begründet sich nach ihrer Auffassung in der Vermutung, was in der Volkswirtschaft insgesamt gut sei, könne auch im Gesundheitswesen nicht verkehrt sein. Es scheint, dass hier, wie in vielen anderen aktuellen gesellschaftspolitischen Überlegungen, eine Ge-

---

3 Bruhn 1997, S. 14.
4 Einfügung durch die Verfasserin.
5 Schaper 1987, S. 39.

sellschaft angestrebt wird, in der jeder für sich selbst verantwortlich ist und der Wohlstand des Einzelnen sich nur über Marktbeziehungen aufrecht erhalten lässt. Die Ökonomisierung der Gesundheitsversorgung geht einher mit stetig zunehmender Bedeutung betriebswirtschaftlicher Gesichtspunkte bei der Führung von Gesundheitsbetrieben. Die Verschiebung des Versorgungsschwerpunktes aus dem stationären in den ambulanten Sektor ist mit erheblichem Kapazitätsabbau im Krankenhaussektor und parallelem Kapazitätsaufbau im ambulanten Bereich und im Pflegesektor verbunden. Im Gefolge dieser Entwicklungen entstehen eine hohe Arbeitsverdichtung und -beschleunigung, verbunden mit stetig steigenden Qualitätsanforderungen bei gleichzeitig erheblichem Konkurrenzdruck sowohl zwischen den Beschäftigten in den Betrieben als auch zwischen den Betrieben.

Der Strukturwandel im Gesundheitssystem macht es erforderlich, dass die Berufe in der Gesundheitsversorgung, auch die Pflegeberufe, ihren Arbeitszuschnitt und ihre Arbeitsaufgaben neu positionieren, um den Systemwandel adäquat gestalten zu können. Jedoch ist zu beobachten, dass die Pflege innerhalb des Reformprozesses der Gesundheits- und Pflegeversorgung zum Modernisierungsverlierer geworden ist. Im Krankenhaussektor ist ein massiver Stellenabbau in der Pflege erfolgt, im ambulanten und stationären Pflegesektor verlangt das Leistungsrecht eine Versorgung der Patientinnen und Patienten sowie der Bewohnerinnen und Bewohner im abrechenbaren Minutentakt.

Berufliche Pflege, deren Attraktivität stets darin gelegen hat, eine pflegende und helfende Tätigkeit in der engen Zusammenarbeit mit Menschen im Rahmen einer zeitlich und inhaltlich gestaltbaren professionellen Beziehung anzubieten, wird zunehmend industrialisiert und in tayloristischen Arbeitsstrukturen im Akkord erbracht.

Die an vielen Orten bereits erfolgte Aufhebung der Tarifbindung und die wettbewerblich begründeten geringen Entgelte für Pflegleistungen im Geltungsbereich des Sozialgesetzbuches XI [Pflegeversicherung] bringen es mit sich, dass häufig Löhne und Gehälter für Pflegende nur am unteren Rand des Zulässigen gezahlt werden. Da ist es nicht verwunderlich, dass das Interesse am Pflegeberuf stark nachlässt und die Bindung der Berufsangehörigen an den Pflegeberuf sowie die Gewinnung von Nachwuchs immer schwieriger wird.

These 3 *Die Professionalisierung der beruflichen Pflege erfolgt zunehmend entlang der Entfaltung wissenschaftsbasierter pflegerischer Handlungskompetenz.*

Gerade in den letzten Jahren wird die innerberufliche Diskussion um die Weiterentwicklung in den Pflegeberufen unter dem Signum der Professionalisierung geführt. Heinz Hartmann beschreibt die Verberuflichung als eine Entwicklung in der Dimension des Wissens und in der Dimension der Sozialorientierung.[6] Im Prozess der Verberuflichung verdinglicht und systematisiert sich das für die Arbeitstätigkeit notwendige Wissen. Im Prozess der Professionalisierung dagegen werden die Wissenskombinationen zur Theorie weiterentwickelt, also verwissenschaftlicht. Entscheidend ist dabei jedoch nicht die bloße Dauer der Ausbildung, sondern die wachsende Ausrichtung auf die Forschung, bzw. die wachsende Ausrichtung auf die Ergebnisse der Forschung. Die Entwicklung zum Beruf bedeutet in der Dimension der sozialen Orientierung, dass sich die Berufsangehörigen nicht nur auf die Befriedigung individueller Bedürfnisse beschränken, sondern dass sie sich ihrer Rolle in größeren Wirtschaftszusammenhängen bewusst werden. Professionen zeichnen sich entsprechend durch eine hohe soziale Orientierung aus, sie sind in ein soziales Netzwerk eingebunden und sind sich ihrer besonderen sozialen Stellung bewusst.

Die in der Berufssoziologie der siebziger Jahre erörterten Ansätze zur Professionalisierung gehen in Anlehnung an die vorangegangenen angelsächsischen Analysen davon aus, dass Berufe, die sich als Professionen begreifen, einer bestimmten Anzahl von Kriterien entsprechen müssen. Dieser merkmalsbezogene Ansatz nennt als zentrale Kriterien:

- die Systematisierung des Wissens,
- die soziale Orientierung an zentralen Werten der Gesellschaft,
- die Autonomie der Professionellen gegenüber einer externen Kontrolle der beruflichen Ausbildung bzw. der Berufsausübung.

Bezogen auf die Möglichkeit einer wissenschaftlichen Ausbildung in der Pflege ist in den letzten 20 Jahren in Deutschland eine deutliche Entwicklung erfolgt. Gegenwärtig werden 37 Studiengänge angeboten, die grundständig für die Ausübung eines Pflegeberufs qualifizieren, und rund 50 Studiengänge, die im Anschluss an eine erfolgte Berufsausbildung in der Pflege ein Studium in die Richtung Pflegewissenschaft, Pflegemanagement oder Pflegepädagogik eröffnen. Der Wissenschaftsrat empfiehlt aktuell den Ausbau von grundständigen Studiengängen mit dem Ziel eines zur unmittelbaren Tätigkeit am Patienten befähigenden pflege-, therapie- oder hebammenwissenschaftlichen Bachelor-Abschlusses. Erforderlich ist eine den veränderten Anforderungen angepasste Qualifikation der Gesundheitsfachberufe sowie eine insgesamt stärker kooperativ organisierte Gesundheitsversorgung. Auch der Sachverständigenrat zur Begutachtung der Entwicklung im Gesundheitswesen rät zur Akademisierung der Pflegeberufsausbildung. Die erforderliche Akademisierungsquote wird durch den Wissenschaftsrat mit 10 bis 20% der Berufsgruppe angesetzt. Diese Einschätzung beruht auf der Annahme, dass einem typischen multidisziplinären Team aus fünf bis zehn Personen eine höher qualifizierte Fachkraft angehören sollte.

---

6 Hartmann 1972, S. 37ff.

Bei derzeit rund 800.000 Berufsangehörigen in der Gesundheits- und Krankenpflege wären das zwischen 80.000 und 160.000 Personen, die durch ein grundständiges pflegewissenschaftliches Bachelorstudium für die Berufsausübung zu qualifizieren sind. Dennoch kann gegenwärtig nicht davon ausgegangen werden, dass das wissenschaftlich fundierte Pflegewissen in der Pflegepraxis schon zu einer vollständigen Durchdringung geführt hat. Dafür wird es erforderlich sein, zügig geeignete Transferstrukturen auf der betrieblichen Ebene zu implementieren und im Interesse der Patientinnen und Patienten die Umsetzung der pflegewissenschaftlichen Erkenntnisse in die pflegerische Handlungspraxis auf der Betriebsebene voranzutreiben.

Im Hinblick auf die berufliche Autonomie verdient die aktuelle Debatte um die Etablierung von Pflegekammern Erwähnung. Hier geht es in erster Linie darum, dass die berufliche Pflege Mitsprache und Beteiligung an den Gestaltungs- und Entscheidungsprozessen im Versorgungssystem einfordert. Dafür sind in Deutschland die Berufskammern zuständig. Mag es auch sein, dass die Kammerstruktur historisch überholt ist, so gibt es derzeit für die berufliche Selbstverwaltung in Deutschland jedoch keine andere Form. Insoweit bleibt es spannend, ob die in mehreren Bundesländern angestoßenen politischen Prozesse in Bälde zur Begründung einer ersten Pflegekammer auf Landesebene führen. Die Zentralwertorientierung der Pflege ist gegeben, da durch Pflegebedarf und Pflegebedürftigkeit die Bürgerinnen und Bürger in ihrer Unabhängigkeit und Unversehrtheit bedroht werden. Pflegerische Handlungskompetenz und pflegerische Handlungspraxis sind hier die gesellschaftlich relevanten und eingeforderten Beiträge der Berufsgruppe Pflege.

Die sich an den klassischen berufssoziologischen Indikatoren orientierender Professionalisierungsdebatte hat insgesamt an Bedeutung verloren. Prozesse der Deprofessionalisierung werden beschrieben und können gesellschaftlich beobachtet werden. Seit den 1970er Jahren hat der Glaube an die Wissenschaft und damit auch an die wissenschaftlich ausgewiesene Expertise deutlich abgenommen. Seit den 1980er Jahren werden die ökonomischen Rahmenbedingungen auch für die Professionals schwieriger; die akademische Ausbildung ist durch den massenhaften Zugriff inflationiert worden. Der Verdrängungswettbewerb zwischen Akademikern und Nichtakademikern führt zu einer Deklassifikation akademischer Qualifikationen. Der Effizienzdruck hat zu einer zunehmenden Standardisierung von Arbeitsabläufen geführt und die Spielräume für autonomes Handeln entsprechend eingeengt. Der zunehmend geltend gemachte Anspruch des Klientels auf Partizipation durch Information, Mitbestimmung und Mitbeteiligung steht dem professionellen Wissensmonopol entgegen.

Stärker in den Vordergrund rückt daher in der neueren Professionalisierungsdiskussion die Frage, wie professionell Tätige handeln. In der Pflegewissenschaft wird aktuell pflegerische Professionalität beschrieben als eine Kombination von wissenschaftsbasiertem Regelwissen und

und hermeneutischem Fallverstehen, bezogen auf die leib-seelischen Expressionen der Klienten/Patienten. Aus dieser Perspektive begründet sich richtigerweise die Forderung nach einer qualifizierten und differenzierten Fachausbildung, die sowohl im Berufsbildungssystem als auch im Wissenschaftssystem ihren Ort hat und den wissenschaftsbasiert handelnden reflektierten Praktiker hervorbringt. In der öffentlichen Diskussion werden jedoch die fachlich und im Interesse der Pflegebedürftigen begründete Forderung nach qualifizierter Ausbildung und qualifizierten pflegerischen Mitarbeitern beharrlich konterkariert durch Einlassungen, die darauf abstellen, jeden, der sich zur Pflegearbeit bereit zeigt oder zu dieser rechtlich verpflichtet werden kann, im Berufsfeld einzusetzen.

These 4 *Qualifizierte Pflege steht im Kontext einer europäischen Bildungs- und Beschäftigungsmarktes*

Attraktive Beschäftigungsverhältnisse, Verwirklichung individueller Präferenzen und persönliche Mobilität sind wichtige Stichworte, wenn es um die Frage geht, wie Pflegende ihren Beruf im Kontext des europaweiten Bildungs- und Beschäftigungsmarkts gegenwärtig und zukünftig wahrnehmen und ausgestalten können. Mit der Lissabon-Agenda, einem im März 2000 in Lissabon verabschiedeten Programm, wird das Ziel angestrebt, die Europäische Union [EU] zum wettbewerbsfähigsten und dynamischsten wissensgestützten Wirtschaftsraum der Welt zu machen. Produktivität und Innovationsgeschwindigkeit in der EU sollen durch verschiedene politische Maßnahmen erhöht werden. Wenn auch das ehrgeizige Ziel der Lissabon-Agenda auf dem Hintergrund der weltweiten Wirtschaftskrise nur bedingt erreichbar war, sind doch viele wirksame Prozesse eingeleitet und umgesetzt worden. Dazu gehören die Reform der Hochschulbildung sowie die Reform der Berufsbildung. Nachfolger der Lissabon-Agenda ist die Strategie „Europa 2020", die 2010 verabschiedet wurde.

Im Rahmen der Gesamtentwicklung Europas haben auch die Anliegen der Pflege Berücksichtigung gefunden. Erstmalig sichert das europäische Übereinkommen über die Ausbildung und den Unterricht von Krankenschwestern von 1967 die europaweite Vergleichbarkeit der Berufsausbildung in der Krankenpflege [General Nursing]. Auch in Deutschland wird diese europäische Rechtsregelung in nationales Recht umgesetzt, wenn auch nur sehr zögerlich und zum letztmöglichen Zeitpunkt. Aktuell wird für die Berufsanerkennung der Pflege die Richtlinie 2005/36/EG des Europäischen Parlaments und des Rates vom 7. September 2005 über die Anerkennung von Berufsqualifikationen modernisiert. Richtlinien der Europäischen Union sind Rechtsakte, in denen ein Ziel festgelegt wird, das alle EU-Länder verwirklichen müssen. Wie sie dies bewerkstelligen, können die einzelnen Länder jedoch selbst entscheiden. Der Ausschuss Binnenmarkt des Europäischen Parlaments hat im Januar 2013 bedauerlicherweise auf ausdrückliches Verlangen der

Politiker Deutschlands und gegen das nachdrückliche Votum der Pflegenden in Deutschland beschlossen, dass zukünftig sowohl berufliche Ausbildungen auf der Grundlage von 10 Jahren Allgemeinbildung als auch hochschulische Ausbildungen auf der Grundlage von 12 Jahren Allgemeinbildung von der Richtlinie als Zugängen zur Pflegeausbildung erfasst werden.
Mit dem Bologna-Prozess, benannt nach der Stadt, in der 1999 die entsprechenden Beschlüsse gefasst wurden, haben die europäischen Vorgaben zu einer weitreichenden Umstrukturierung im deutschen Hochschulsystem geführt. Der Bologna-Prozess hat eine Neugliederung von Studiengängen zur Folge. Auch die seit Mitte der 1990er Jahre in Deutschland angebotenen Studiengänge Pflegemanagement, Pflegewissenschaft und Pflegepädagogik, die in der Regel auf Berufsausbildung aufsetzen, sind auf das Bachelor/Master-Format umgestellt worden.
Gestufte Studiengänge im Format Bachelor/Master sind zukünftig das Regelangebot an deutschen Hochschulen. Die Orientierung im Bachelor-Studium liegt dabei auf dem Kompetenzerwerb zum Zweck der Berufsausübung. Das ist hierzulande noch immer ein gewöhnungsbedürftiger Gedanke, war doch bislang die Aufgabe der Hochschulbildung nicht die Berufsbefähigung, sondern stets die Wissenschaftsbefähigung. In vielen anderen Ländern der Welt, vor allem im angloamerikanischen Raum, existiert jedoch kein strukturiertes Berufsbildungssystem, wie wir es als duales Berufsausbildungssystem kennen. Dort tritt das grundständige Bachelor-Studium an die Stelle der Berufsausbildung. Als Undergraduate-Studium ist seine primäre Zielsetzung neben der Berufsbefähigung in der Befähigung zur adäquaten Nutzung wissenschaftlicher Erkenntnisse zu sehen. Erst mit dem Master-Studium wird die wissenschaftliche Vertiefung und Erweiterung erreicht. Für den Kompetenzerwerb in einem Bachelor/Master-Studium gelten die Vorgaben, die die Kultusministerkonferenz im Qualifikationsrahmen für Deutsche Hochschulabschlüsse veröffentlicht hat. Die pflegeberufliche Ausbildung wird zukünftig anteilig im Wissenschaftssystem als Bachelorstudiengang angeboten. Auf diese wird im Masterstudium Qualifizierung in einer erweiterten Pflegekompetenz, Advanced Nursing Practise (ANP), aufsetzen.
Die Kopenhagen Deklaration der Europäischen Union von 2002 hat die Verbesserung von Qualität und Attraktivität der beruflichen Bildung und der aktiven Teilhabe an der Gesellschaft zum Gegenstand. Die Transparenz der Berufsqualifikationen, die grenzüberschreitende Mobilität und der Übergang von der Berufsbildung in die Hochschulbildung stehen dabei im Vordergrund. An den Konkretisierungen, die die europäischen Beschlüsse für die Pflegeberufe und die Pflegeausbildung haben, wird derzeit noch intensiv gearbeitet. Mit einem Kreditierungssystem, dem European Creditsystem Vocational Education and Training [ECVET], sollen die erbrachten Leistungen der beruflichen Bildung erfasst und abgebildet werden. Der Deutsche Qualifikationsrahmen für lebenslanges Lernen [D-QR] soll ein umfassendes, bildungsbereichsübergreifen-

des Profil der in Deutschland erworbenen Kompetenzen ermöglichen. Es handelt sich hierbei um die nationale Umsetzung des Europäischen Qualifikationsrahmens für lebenslanges Lernen. Er soll die Besonderheiten des deutschen Bildungssystems berücksichtigen und zur angemessenen Bewertung und Vergleichbarkeit deutscher Qualifikationen in Europa beitragen. Hierbei werden alle formalen Qualifikationen aus den Bereichen Schule, Berufliche Bildung, Hochschulbildung und Weiterbildung einbezogen. Zukünftig sollen auch Ergebnisse des informellen Lernens berücksichtigt werden.

Gut ausgebildete Pflegende, die ihren Beruf profiliert und qualifiziert ausüben wollen, werden in ganz Europa Arbeit und Beschäftigung finden. Hierbei werden die Konditionen der Arbeit eine wichtige Rolle spielen. Länder, die gute Arbeitsbedingungen und eine gute Entlohnung anbieten können und wollen, werden qualifizierte Pflegende anziehen und dauerhaft binden. Länder, die solche Konditionen nicht anbieten wollen oder können, werden auch auf dem europäischen Arbeitsmarkt ihren Bedarf an qualifizierten Pflegefachpersonen nicht decken können.

These 5 *Europaweit erfolgt einen Erweiterung und Differenzierung des Aufgabenprofils der beruflichen Pflege*

In einer breit angelegten Studie untersuchen Andreas Büscher, Bente Sivertsen und Jean White die Aufgabenfelder der beruflichen Pflege in den 35 Staaten der europäischen Region der World Health Organization [WHO].[7] Es wird deutlich, dass das Berufsfeld der Pflege und des Hebammenwesens sich europaweit erweitert und vertieft. Case Management als pflegerische Aufgabe wird 2009 bereits in 19 Ländern wahrgenommen, in 18 Ländern haben Pflegende eine unabhängige Rolle in der Behandlung. Die Verschreibung von Medikamenten und Hilfsmitteln durch Pflegende ist 2009 bereits in 12 Ländern möglich. Weitere Länder sind dabei, die erforderlichen Regularien entsprechend zu ändern.

In Deutschland, so scheint es gegenwärtig, stagniert die Bereitschaft zur Aktualisierung und Modernisierung der Pflegeversorgung und der Pflegeberufe. Der Koalitionsvertrag zwischen CDU, CSU und FDP der 17. Legislaturperiode stellt zwar fest: „Jeder Mensch hat das Recht, in Würde gepflegt zu werden. Um dies zu ermöglichen, benötigen die Pflegenden Zeit für die Pflegeleistungen sowie für persönliche Ansprache und Zuwendung."[8] Die Umsetzung dieser erfreulichen politischen Festlegung erwarten wir bis heute leider vergeblich. Auch zur Ausbildung in den Pflegeberufen hat sich die Regierungskoalition in innovativer Weise geäußert, wenn sie im Koalitionsvertrag anmerkt: „ ... wollen wir die

---

7 Büscher / Sivertsen / White, Euro-WHO 2009.
8 Koalitionsvertrag zwischen CDU, CSU und FDP der 17. Legislaturperiode S. 92.

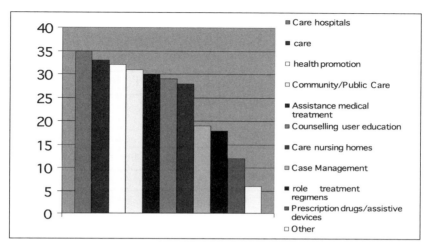

Abb. 1 aus: Büscher, / Sivertsen, / White, Euro-WHO 2009.

Pflegeberufe in der Ausbildung durch ein neues Berufsgesetz grundlegend modernisieren und zusammenführen."[9] Damit knüpft die Politik an die Empfehlungen des Sachverständigenrats für die Begutachtung der Entwicklung im Gesundheitswesen an, der bereits seit mehr als zehn Jahren empfiehlt:

- im Hinblick auf die Pflege- und Sozialberufe die Überwindung der Trennung zwischen Gesundheits- und Sozialberufen weiter voranzutreiben
- die Ausbildungsinhalte zu modernisieren und
- in der Ausbildungsreform den Übergang von handwerklich-technischer Orientierung zur individualisierenden, wissenschaftlich begründeten Bezugspflege zu realisieren und
- die Integration der Grundausbildung in den Pflegeberufen in das tertiäre Bildungssystem zu prüfen
- die Neuverteilung der Aufgaben zwischen Medizin und Pflege zu prüfen.

Mit der Reform des Pflege-Weiterentwicklungsgesetzes (PfWG) von 2008 sind Modernisierungsimpulse aufgenommen worden, die allerdings bis heute nicht zu entsprechenden Umsetzungen geführt haben, da der Widerstand der anderen Akteure gegen diese Veränderungen erheblich ist. Speziell die Realisierung von Modellvorhaben zur Ausübung heilkundlicher Tätigkeiten durch Pflegende als eigenständige Leistungserbringer ohne vorherige ärztliche Veranlassung gemäß § 63 c Sozialgesetzbuch V steht noch aus.

9 Ebd.

Die Perspektive der pflegerischen Bildung in Deutschland lässt sich auf der Basis der nationalen und europäischen Impulse zusammenfassend so darstellen, wie es das Schaubild aufzeigt.

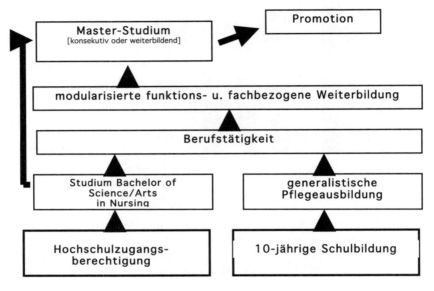

Abb.2: Bildungswege in der Pflege, eigene Darstellung

Berufsinteressenten mit Abitur werden attraktive Studienangebote wählen können, die ihnen eine Reihe von interessanten Berufswegen eröffnen. Gleichzeitig werden auf diesem Wege die Nachwuchswissenschaftler der Pflege generiert, die in der Wissenschaftsentwicklung und in der klinischen Pflegeforschung die dringend benötigten Beiträge zur Erweiterung und Fundierung des pflegerischen Body of Knowledge erarbeiten werden. Berufsinteressenten mit mittlerer Schulbildung werden in der generalistischen Pflegeausbildung ein zukunftsträchtiges und gesellschaftlich dringend erforderliches Berufsprofil erwerben, das ihnen im weiteren Berufsverlauf interessante fachliche und überfachliche Entwicklungsoptionen bieten wird. Da in den nächsten Jahren und Jahrzehnten der Bedarf an qualifizierten Fachpersonen in der Pflege noch ganz erheblich steigen wird, ist es sinnvoll und richtig, durch eine mutige Gesetzesnovelle ein modernisiertes und für junge Menschen interessantes Berufsprofil zu etablieren.

Wie aktuell in der öffentlichen Diskussion von allen Seiten immer wieder zu hören ist, soll der beruflichen Pflege mehr Wertschätzung entgegengebracht werden. Wenn es jedoch konkret darum geht, wie sich diese Wertschätzung ausrückt, bleiben die Statements merkwürdig diffus. Faktisch erwarten die pflegerischen Berufsangehörigen, eine Verbesserung ihrer Arbeitsbedingungen, eine Personalausstattung die dem tatsächlichen Arbeitsanfall entspricht, die Vereinbarkeit von Arbeit und Leben (work live balance) in der Arbeitsgestaltung sowie eine Vergütung, die der physischen und psychischen Arbeitslast entspricht, die der Pflegeberuf mit sich bringt.

Auch und vor allem im Interesse der Bürgerinnen und Bürger in einer alternden Gesellschaft ist es dringlich, dass zeitnah und umfassend die Modernisierungsdefizite in der beruflichen Pflege in Deutschland aufgeholt werden.

Literatur:

Bischoff, Claudia, *Frauen in der Krankenpflege: Zur Entwicklung von Frauenrolle und Frauenberufstätigkeit im 19. und 20. Jahrhundert, 2. überarb. und erw. Neuauflage Frankfurt, 1994.*

Bologna-Deklaration: *http://ec.europa.eu/education/higher-education/doc1290_en.htm.*

Bruhn, Manfred, *Kommunikationspolitik. Bedeutung. Strategien. Instrumente*, München 1997.

Büscher, Andreas / Sivertsen, Bente / White, Jean, Nurses and Midwives: *A force for health. Survey on the situation of nursing and midwifery in the Member States of the European Region of the World Health Organization, 2009, Download unter: http://www.euro.who.int/__data/assets/pdf_file/0019/114157/E9 3980.pdf.*

Bund-Länder-Kommission (2012). *Eckpunktepapier zur Vorbereitung des Entwurfs eines neuen Pflegeberufegesetzes. Download von: http://www.bmg.bund.de/fileadmin/dateien/Downloads/P/Pflege beruf/20120301_Endfassung. Eckpunktepapier_Weiterentwicklung _der_Pflegeberufe.pdf.*

Buchsel, Holger, *Studienbericht: Jobwahlverhalten, Motivation und Arbeitsplatzzufriedenheit von Pflegepersonal und Auszubildenden in Pflegeberufen. Ergebnisse dreier empirischer Untersuchungen und Implikationen für das Personalmanagement und -marketing von Krankenhäusern und Altenpflegeeinrichtungen, Fachhochschule Münster, Fachbereich 8; Corrensstr. 25, 48149 Münster 2011.*

D-QR: *http://www.deutscherqualifikationsrahmen.de/.*

E-QR: *http://ec.europa.eu/education/lifelong-learning-policy/doc-44_de.htm.*

Europäische Union: *http://europa.eu/about-eu/countries/ index_de.-htm.*

Europäisches Amtsblatt: *http://eur-lex.europa.eu/JOIndex.do?ihm-lang=de.*

Flieder, Margret, *Was hält Krankenschwestern im Beruf? Eine empirische Untersuchung zur Situation langjährig berufstätiger Frauen in der Krankenpflege*, Frankfurt 2002.

Friesacher, Heiner, *Theorie und Praxis pflegerischen Handelns: Begründung und Entwurf einer kritischen Theorie der Pflegewissenschaft, V&R Unipress 2007.*

Heilkundeübertragungsrichtlinie (2011). *(Richtlinie über die Festlegung ärztlicher Tätigkeiten zur Übertragung auf Berufsangehörige der Alten- und Krankenpflege zur selbständigen Ausübung von Heilkunde im Rahmen von Modellvorhaben nach § 63 Abs. 3c SGB V (Erstfassung). Download unter: http://www.gba.de/informationen/beschluesse- /1401.*

Hartmann, Heinz, *Arbeit, Beruf, Profession, in:* Luckmann, Thomas / Sprondel, Walter Michael, *Berufssoziologie, Köln 1972, S. 36-52.*

Hülsken-Giesler, Manfred, *Der Zugang zum Anderen: Zur theoretischen Rekonstruktion von Professionalisierungsstrategien pflegerischen Handelns im Spannungsfeld von Mimesis und Maschinenlogik, V&R Unipress 2008.*

Sachverständigenrat zur Begutachtung der Entwicklung im Gesundheitswesen *Wettbewerb an der Schnittstelle zwischen ambulanter und stationärer Gesundheitsversorgung. Sondergutachten 2012, Bonn 2012, S. 43.*

Koalitionsvertrag zwischen CDU, CSU und FDP der 17. Legislaturperiode. *Download unter:http://www.csu.de/dateien/partei/beschluesse/091026_koalitionsvertrag.pdf, S. 92.*

Kopenhagen-Deklaration: *http://ec.europa.eu/education/pdf/doc125_en.pdf.*

Lissabon-Agenda *http://www.europarl.europa.eu/summits/lis1_de.htm.*

Luckmann, Thomas / Sprondel, Walter Michael (Hrsg.), *Berufssoziologie,* Köln 1972.

Moers, Martin / Schaeffer, Doris, *Pflegetheorien.* In: Rennen-Allhoff, Beate / Schaeffer, Doris (Hrsg.), *Handbuch Pflegewissenschaft.* Weinheim, München 2000, S. 35 – 66.

Overlander, Gabriele, *Die Last des Mitfühlens. Aspekte der Gefühlsregulierung in sozialen Berufen am Beispiel der Krankenpflege,* Frankfurt/M. 2002.

Piechotta, Gudrun, *Weiblich oder kompetent? Der Pflegeberuf im Spannungsfeld von Geschlecht, Bildung und gesellschaftlicher Anerkennung,* Bern 2002.

Qualifikationsrahmen für deutsche Hochschulabschlüsse *http://www.hrk.de/de/download/dateien/QRfinal2005.pdf.*

Reiners, Hartmut, *Mythen der Gesundheitspolitik,* 2. Aufl. Bern 2011.

Ders., Krank und pleite? *Das deutsche Gesundheitssystem,* Berlin 2011.

Richtlinie 2005/36/EG *http://ec.europa.eu/internal_market/qualifications/policy_develo pments/legislation_de.htm.*

Schaper, Hans-Peter, *Krankenwartung und Krankenpflege. Tendenzen der Verberuflichung in der ersten Hälfte des 19. Jahrhunderts,* Sozialwissenschaftliche Studien 22, Opladen 1987.

SGB V *Recht des öffentlichen Gesundheitswesens (2012).* 16. Aufl. Beck Texte im Deutschen Taschenbuch Verlag.

SGB XI – *Soziale Pflegeversicherung (2012),* Lambertus Verlag.

Steppe, Hilde, *„... denn nur die Frau ist die geborene Krankenpflegerin ..."* Zur *Entstehung des Frauenberufs Krankenpflege im 19. Jh.* In: Ulmer, Eva-Maria (Hrsg.): *Die Vielfalt sehen, statt das Chaos zu befürchten. Ausgewählte Werke,* Bern 2003.

Weidner Frank, *Professionelle Pflegepraxis und Gesundheitsförderung. Eine empirische Untersuchung über Voraussetzungen und Perspektiven des beruflichen Handelns in der Krankenpflege,* 3. Aufl. Hannover 2011.

Wissenschaftsrat: *Empfehlungen zu hochschulischen Qualifikationen für das Gesundheitswesen,* Drs. 2411-12. Berlin 13. 07. 2012. *Download unter: http://www.wissenschaftsrat.de/download/archiv/2411-12.pdf.*

Barbara Städtler-Mach

Seelsorge zwischen Spiritualität und Organisation – Visionen für Seelsorge auf vielen Schultern

Abstract

„Seelsorge auf vielen Schultern" ist eine Möglichkeit, neue Formen von Seelsorge mit alten Menschen zu entwickeln. Gerade durch die unterschiedlichen Blickwinkel der verschiedenen Professionen und Lebenserfahrungen kann hier ein Spektrum von Seelsorgeformen entwickelt und eingeübt werden. Dabei ist der grundsätzliche Austausch und die gegenseitige Vergewisserung, was denn Seelsorge und ihr Ziel sei, regelmäßig sicherzustellen. Seelsorge in Altenpflegeeinrichtungen kann so zu neuen Formen und Strukturen finden – nicht trotz, sondern gerade inmitten des Spannungsfeldes von Spiritualität und Organisation.

„Spiritual Guidance on many Shoulders" is a possibility to develop new forms of spiritual guidance with elderly people. Considering especially the various perspectives within the different professions and experiences of life, a wide spectrum of spiritual guidance can be developed and cultivated in this field. It is important for this process to guarantee a basic mutual exchange and the reciprocal assurance about the meaning of spiritual guidance on a regular basis. This way, new forms and structures can be found for spiritual guidance in nursing homes – not in spite of but in the midst of the stress field between spirituality and organization.

1. Seelsorge im Prozess des demographischen Wandels

Die Seelsorge in Altenpflegeeinrichtungen vollzieht sich in einer Reihe von Veränderungen, denen sie sich stellen und innerhalb derer sie eine – eventuell neue – Ausrichtung vornehmen muss. Sowohl im Hinblick auf die Menschen, die sich in einer Altenpflegeeinrichtung begegnen, als auch in Bezug auf die Organisationen und ihre rechtlichen und finanziellen Grundlagen erleben wir derzeit einen Wandel. In aller Kürze kann er mit folgenden Stichpunkten charakterisiert werden: Immer mehr hochaltrige und zunehmend kranke Menschen bewohnen eine Pflegeeinrichtung; das Personal verfügt über sehr verschiedene Qualifikationen und – zumindest in Städten – sehr verschiedenartige Biographien und Herkunftsorte; die Rahmenbedingungen auf Grund rechtlicher Vorgaben

und finanzieller Möglichkeiten lassen vielfach nur wenig Spielräume zu. Alle diese Entwicklungen fügen sich in den großen gesellschaftlichen Prozess des demographischen Wandels ein und werden schätzungsweise noch über mehrere Jahre oder gar Jahrzehnte andauern.
Wie kommt darin die christliche Seelsorge zu stehen? Bleibt sie das, was wir heute als Altenheimseelsorge kennen, oder wird auch sie sich in diesen Entwicklungen verändern (müssen)?[1]

2. Seelsorge unter veränderten Bedingungen einer Altenpflegeeinrichtung

Für die Diskussion des Spannungsfeldes, das hier diskutiert wird, ist es wichtig, neben einem grundsätzlichen Verständnis die Seelsorge mit einzelnen alten Menschen ebenso wie die in einer gesamten Organisation zu bedenken.

2.1. Zum Verständnis von Seelsorge auf der Grundlage christlicher Anthropologie und biblischer Verheißung

Zunächst soll das Verständnis von Seelsorge geklärt werden, das der weiteren Gedankenführung zu Grunde liegt.[2] Seelsorge wird im Folgenden als Vergewisserung der Lebensgewissheit auf der Grundlage und im Horizont des christlichen Glaubens verstanden. „Damit ist gemeint, dass Seelsorge die Vorstellung Hoffnung eines Menschen aufnimmt, dass ein Leben nicht sinnlos, sondern gewollt und behütet ist – gerade auch dann, wenn davon zu einer bestimmten Zeit seines Lebens für einen Menschen wenig zu verspüren ist."[3]

Die Ausgangsbasis sind dabei Grundlagen, die formal nicht in Frage gestellt werden, gleichzeitig inhaltlich immer wieder neu beschrieben und bewusst gemacht werden müssen: Zum einen das Menschenbild, das sich aus den verschiedenen Facetten christlicher Anthropologie ergibt, zum anderen die biblisch-theologischen Verheißungen für den Menschen in den Schriften der Bibel.

Das christliche Menschenbild gründet auf den schöpfungs- und erlösungstheologischen Aussagen der Bibel: Der Mensch ist durch seine Geschöpflichkeit und damit durch seine Geschichtlichkeit bestimmt. Die Geschöpflichkeit erfährt der Mensch vor allem in seiner Leiblichkeit, also auch dem Erleben von Wachsen und Entwicklung sowie von Altern und Vergänglichkeit. Dabei sind die begrifflich zu unterscheidenden Perspektiven von Körper, Geist und Seele keineswegs als eigen-

---

1 Der Text ist die erweiterte Fassung eines Vortrags bei der Konferenz der Altenheimseelsorge in Wuppertal am 18. September 2012.
2 Städtler-Mach, Barbara, 2006, S. 141 ff.
3 Städtler-Mach, Barbara, 2006, S. 141.

ständige Größen zu sehen. Vielmehr sind sie wechselseitig aufeinander bezogen und nicht voneinander zu trennen.
Zum Geschaffensein zählt auch das Angewiesensein auf andere Menschen und grundsätzlich auch auf Gott, den Schöpfer, selbst letzteres auch dann, wenn sich der einzelne Mensch dessen nicht bewusst ist oder diese Bezogenheit sogar reflektiert ablehnt. Das Angewiesen- und Bezogensein auf andere Menschen erfährt jeder durch die Erfordernisse des täglichen Lebens von Kind an, somit gilt das keineswegs nur für pflegebedürftige Menschen. Gleichzeitig zeigt es sich auch in vielerlei Möglichkeiten, mit anderen Menschen in Kontakt zu treten, in der Fähigkeit zum Dialog und zum gemeinsamen Handeln.
Die erlösungstheologische Dimension betrifft die biblische Rede von der Erlösungstat Jesu Christi, die für jeden einzelnen Menschen erfolgt. Reformatorisch gesehen ist der Glaube daran die Voraussetzung für die Erfahrung des Zuspruchs, der dadurch erfahren wird. Gleichzeitig bleibt der Mensch der Sünder und Gerechtfertigte, was sich in der Erfahrung des Einzelnen auch in wechselnder Sicht des eigenen Ichs erleben lässt: Der Mensch befindet sich immer in der Spannung zwischen der Wahrnehmung eines gelungenen Lebens und gleichzeitig dem Angewiesensein auf Gnade und Vergebung – dass diese Worte für viele heute aktuell nicht mehr verständlich und bei ihnen auch nicht gebräuchlich sind, schränkt doch die theologische Aussagekraft nicht ein.
An dieser Stelle verbinden sich christliche Anthropologie und die Verheißungen der Bibel: Dass wir geliebt und behütet sind, dass jeder Einzelne von Gott gesehen und gesucht wird, dass unser Leben als sinnvoll und gewollt von Gott her zu betrachten ist – all dieses sind die Zusagen, die aus den unterschiedlichen Stimmen der Bibel an uns gerichtet sind. Von daher definiert sich die „Lebensgewissheit", die grundsätzlich jedem Menschen gilt. Wo sie gefährdet und bedroht, in Frage gestellt oder vielleicht sogar verloren gegangen ist, entsteht die Notwendigkeit von Seelsorge. Diese Lebensgewissheit wieder ins Blickfeld zu rücken, Anregungen und Hilfestellungen zur Vergewisserung zu geben, ist das Ziel der Seelsorge. Zusammenfassend lässt sich festhalten: „Um der Nähe zu den Menschen willen wird der seelsorgliche Auftrag in verschiedenen Formen und an unterschiedlichen Orten wahrgenommen."[4]

2.2. Seelsorge mit alten Menschen

Hinsichtlich der Seelsorge mit alten Menschen sind dabei die speziellen Bedingungen des Altseins zu berücksichtigen. Von daher zählt zu einer professionell verstandenen Seelsorge die Kenntnis der wissenschaftlichen Aussagen vom Alter und vor allen Dingen vom Altern. Neben verschiedenen Fakten, die die körperliche und geistige Veränderung alternder und alter Menschen betreffen, geht es hier vorrangig um eine

---

4 Kirchenamt der EKD, S. 44.

Gesamtschau des vergangenen Lebens. Insbesondere die (Glaubens-)
geschichte des alten Menschen ist dabei in den Blick zu nehmen, aus der
sich vielfach auch seine Persönlichkeit besser verstehen lässt. Daneben
sind auch Wertevorstellungen und eigene Deutungen des Lebens und
seines Sinns von großer Wichtigkeit.
Die Grundlinie einer Spiritualität des Alterns zeigt beispielsweise Bernhard Grom an mehreren Haltungen bzw. Handlungen: Vergeben – Sich
distanzieren – Soziale Unterstützung suchen – Einschränkungen annehmen und die Sterblichkeit akzeptieren.[5] Auch dem Altwerden als Gesamtprozess wird eine spirituelle Bedeutung zugeschrieben, etwa bei
Piet van Breemen und Erhard Weiher [6].
Neben den human- und sozialwissenschaftlichen Kenntnissen setzt eine
professionelle Seelsorge auch eine theoriebezogene Handlungslehre
voraus. Seelsorge ist nicht einfach nur Zuwendung und Freundlichkeit,
wenn sie als professionelles Handeln begriffen wird – in allen Konsequenzen bis hin zur finanziellen Vergütung. Vielmehr haben sich der
und die Seelsorgende mit den grundsätzlichen Zielvorstellungen von
Seelsorge auseinandergesetzt und die eigene Person sowie den eigenen
Glauben unter diesem Blickwinkel reflektiert. Seelsorge in diesem Sinn
ist in hohem Maß an die Person dessen gebunden, die die Seelsorge
ausübt.[7]

2.3. Seelsorge in der Altenpflegeeinrichtung

Von daher erscheint es zunächst fragwürdig, von einer „Seelsorge auf
vielen Schultern" zu sprechen. Eben weil seelsorgerliche Zuwendung
in der Regel durch den einzelnen Menschen geschieht, muss bei einer
„Seelsorge auf vielen Schultern" sehr genau nach dem Subjekt der Seelsorge gefragt werden: Ist jede Art von Freundlichkeit in einer Pflegeeinrichtung schon Seelsorge? Falls dem so wäre: Kann dann eine Grundausrichtung von Seelsorge in einer Einrichtung vorausgesetzt werden
oder sind eben alle „irgendwie" zugewandt und einfühlsam, eventuell
auch mit Inhalten der christlichen Verkündigung?
An diesen Fragen wird erkennbar, dass es durchaus eine Rolle spielt,
welche Voraussetzungen bei den einzelnen „Seelsorgerinnen und Seelsorgern" vorhanden sind, wie sie sich selbst verstehen und inwiefern sie
abgestimmt seelsorgerlich handeln.
Dabei markiert die Beschreibung „zwischen Spiritualität und Organisation" eine zunächst unpräzise Zuweisung: So kann es ein „Zwischen"
in unterschiedlicher Hinsicht geben: zwischen den Generationen, den
einzelnen Glaubenshaltungen und den Funktionen sowie Professionen
im Gegenüber zu alten Menschen. Dieses „Zwischen" kann für den ein-

---

5   Grom, Bernhard, 2009, S. 465 ff.
6   Van Breemen, Piet, 2004. Weiher, Erich, 2005.
7   Dazu exemplarisch: Hauschildt, Eberhard, 1996.

Seelsorge zwischen Spiritualität und Organisation

zelnen alten Menschen auch einen Konflikt mit sich bringen: Wird das, was beispielsweise eine Pflegende ausspricht, höher einzuschätzen sein als die Haltung zur Spiritualität einer Reinigungskraft? Ist dem Wort des Heimleiters mehr Gewicht beizulegen als der Andacht der Ehrenamtlichen? Spielt überhaupt die Hierarchie eine Rolle oder zählt – wie die pastoralpsychologische Grundüberzeugung seit langem aussagt – die einzelne Person in ihrer Glaubwürdigkeit und Zuverlässigkeit?
Wenn also ein Seelsorgeverständnis in einer Pflegeeinrichtung postuliert wird, das „alle" irgendwie mit aufnimmt, müssen diese verschiedenen Ausrichtungen und Verständnisformen zwischen den Handelnden kommuniziert und reflektiert werden. Soll aus dem „zwischen" ein durchaus sinnvoller Facettenreichtum werden, kommen alle Beteiligten um eine klare Grundlegung ihres als Seelsorge verstandenen Handelns nicht herum: „Die Zusammenarbeit bzw. Konkurrenz mit anderen Professionen in komplexen Institutionen mit ihrer Hierarchie und eigenem Qualitätsmanagement erfordert aktive Präsenz und Kommunikation auch in fremden Sprachwelten."[8]

3. Seelsorge im Spannungsfeld von Spiritualität und Organisation: Voraussetzung für Visionen neuer Strukturen

Eine weitere Spannung ergibt sich in dem Verhältnis von „Spiritualität" und „Organisation". Hinter beiden Worten ist eine Vielzahl von Ausdrucksformen und Definitionen vorstellbar. Insbesondere für den Begriff Spiritualität existiert kein einheitliches Verständnis. Sehr allgemein lässt sich Spiritualität beschreiben als die Haltung und Ausrichtung eines Menschen hinsichtlich dessen, was über den Menschen selbst sowie sein Verständnis von sich und der Welt hinausreicht.[9] Sie umfasst wesentliche Fragen nach dem Woher und Wohin, nach dem Halt für das eigene Leben und dessen Sinn. Formen der Spiritualität umfassen weit mehr als die christliche Verkündigung in ihren klassischen Ritualen, ihren Sinndeutungen und Gemeinschaftsformen.
Mit Organisation werden Unternehmen mit einer bestimmten Systematik beschrieben. Im Blick ist dabei das „Große und Ganze", das über den einzelnen Menschen hinausgeht, auch wenn er es ist, der im Mittelpunkt des Anliegens der Organisation steht. Eine Organisation ordnet den einzelnen Menschen in Prozesse und Sichtweisen, die ihn eher reduzieren als über sich hinauswachsen lassen.
Wir haben es also mit der Seelsorge in Altenpflegeeinrichtungen mit unterschiedlichen Spannungsfeldern und sogar Widersprüchen zu tun. Eine Vision der Seelsorge nimmt diese komplexen Widersprüche ernst. Sie geht grundsätzlich davon aus, dass die Haltung des Glaubens zwar

---

8 Kirchenamt der EKD, S. 48.
9 Weiher, S. 64ff.

nicht die Berge der Anforderungen versetzen, sie aber mit einem anderen Blick versehen kann.[10] Wie sieht dieser „Seelsorgerliche Blick" aus und wie kann sich mit einer entsprechenden Blickweise Seelsorge in solch einer Einrichtung gestalten lassen? Gibt es tatsächlich die „Seelsorge auf vielen Schultern"?

Zunächst ist es wichtig, für eine Betrachtung und erst recht für die Gestaltung von Seelsorge die Möglichkeit zu Neuem zuzulassen. Auch wenn die seelsorgerliche Beziehung immer zwischen Menschen geschieht und auch wenn – wie in Abschnitt 2 erörtert – das Zusammenwirken verschiedener Menschen zu reflektieren ist, kann eine Blick auf das Ganze zu neuem Verständnis führen.

Systemisch – also vom Ganzen der Organisation her – gedacht, ist festzuhalten: Das Ganze ist immer mehr als die Summe seiner Teile. Seelsorge entsteht nicht nur durch die jeweils einzelnen Kontakte, die möglicherweise unverbunden neben einander stehen. Seelsorge im eingangs beschriebenen Sinn als Vergewisserung der Lebensgewissheit entsteht durch das gesamte Leben und die Summe vieler Einzelbegegnungen und Gespräche in einer Pflegeeinrichtung. „Altenheimseelsorge" – so Urte Bejick – „bezieht sich nicht nur auf die alten Menschen im Heim, sie ist Seelsorge in einem ‚System', zu dem auch die Mitarbeitenden in der Pflege, Hauswirtschaft und Verwaltung gehören wie die Angehörigen."[11] Ob ein Bewohner oder eine Bewohnerin sich in der eigenen Lebensgewissheit gefördert und versichert empfindet, hängt durchaus von mehreren Menschen ab. Sie mögen in ihrer Ausrichtung des eigenen Glaubens oder zumindest der eigenen Spiritualität verschieden geprägt und dementsprechend tätig sein – in der Summe wirkt alles zusammen und kann durchaus aus verschiedenen Teilen bestehen.

Die theologische Annahme, die hier zum Tragen kommt, ist die Vorstellung von einem Wirken des Heiligen Geistes. Dieses Wirken kann nicht durch menschliches Handeln gestaltet werden, jedoch kann es im Glauben angenommen und für möglich erachtet und damit auch zu einer realen Option werden. Auf dieser Grundlage kann es auch zu einem durchaus geistlichen Miteinander kommen, in dem seelsorgerliche Zuwendung geschieht.

Eine wesentliche Voraussetzung dafür ist die gedankliche Offenheit für ein neues Seelsorgeverständnis.

3.1. Seelsorge auf vielen Schultern

„Seelsorge auf vielen Schultern" wird sich nicht von der Vorstellung verabschieden, dass Seelsorge immer durch die Beziehung von (zwei) Menschen erfolgt, wobei auf der Seite des Seelsorgers und der Seelsor-

---

10 Vgl. zum Ganzen: Evangelische Landeskirche in Württemberg/ Diakonisches Werk der evangelischen Kirche in Württemberg, 2006, S. 25ff.
11 Bejick, 2006, S. 82.

gerin eine eigene Identität und eine reflektierte Stellung zur eigenen Lebensgewissheit vorausgesetzt wird. Seelsorge kann jedoch auch durch das Zusammenwirken mehrerer Menschen geschehen, die auf ihre je eigene Art zu der Lebensgewissheit des alten Bewohners und der alten Bewohnerin beitragen. Konkret bedeutet das: Die „Seelsorge auf vielen Schultern" wird als Chance begriffen, jenseits der gewohnten Strukturen Zugänge zu alten Menschen zu finden und sie deren Lebensgewissheit zu vergewissern.

Urte Bejick spricht von der Altenheimseelsorge als einer „Kulturarbeit".[12] Sie begegnet damit der Spannung zwischen dem herkömmlichen Verständnis von Seelsorge als „Einzelarbeit" und dem umfassenderen Verständnis als „Kulturarbeit", worunter alle Tätigkeiten in einer Altenpflegeeinrichtung verstanden werden, die im Rahmen der Seelsorge stattfinden. Mit diesem breiten Verständnis von Seelsorge unterstreicht sie die konkrete Umsetzung seelsorgerischen Anspruchs in der Wahrnehmung durch viele verschiedene Menschen.

3.2. Die Vision neuer Strukturen und deren Umsetzung

Mit einem weiten Verständnis von Seelsorge hinsichtlich derer, die sie ausüben, gelangen wir zu einem neuen Modell in der organisatorischen Umsetzung. Seelsorge auf vielen Schultern wird als Chance begriffen, jenseits der gewohnten Strukturen eines einzelnen Seelsorgers oder einer einzelnen Seelsorgerin Zugänge zu alten Menschen in der Altenpflegeeinrichtung zu finden. Entscheidend für ihr Gelingen ist, diese neuen Strukturen als Chance zu begreifen. Dazu gehört grundlegend die Überzeugung, dass Seelsorge nicht an die Ausübung eines Pfarrers oder einer Pfarrerin gebunden, sondern eine Möglichkeit für viele Professionen ist. Wer es als seine Aufgabe beschreibt, alte Menschen ihrer Lebensgewissheit zu vergewissern, übernimmt einen Teil der Seelsorge in dem Haus, in dem er oder sie arbeitet.

Es muss zwischen allen Beteiligten geklärt sein, dass dieser Prozess gewollt ist und als Chance verstanden wird. Keinesfalls darf die Umsetzung neuer Strukturen für die Seelsorge als Notlösung oder zweitrangige Form der Seelsorge verstanden und kommuniziert werden. Wer sie als ungewollte Konsequenz auf Grund begrenzter Ressourcen sieht und entsprechend kommuniziert, beschädigt im Vorhinein alle diejenigen, die sich als Person in diesen Prozess einer „Seelsorge auf vielen Schultern" einbringen.

Für eine Entwicklung der Seelsorge in dieser Struktur sind bewusste Schritte zur Gestaltung erforderlich: An erster Stelle ist die Seelsorge für die Seelsorgenden zu nennen. In dem hier beschriebenen Verständnis heißt das, dass allen Beteiligten selbst Gelegenheit zur Vergewisserung der eigenen Lebensgewissheit gegeben werden muss. Möglichkeiten,

---

12 Bejick, 2006, S. 81f.

den eigenen Glauben zu leben und die eigene Spiritualität zu pflegen sind nicht „nette Beigaben" einer diakonischen oder auch weltanschaulich neutralen Führung, sondern Grundvoraussetzungen für die Seelsorge „auf vielen Schultern". Denn wer behauptet, Seelsorge erfolge in der Altenpflegeeinrichtung durch mehrere, womöglich sogar alle Mitarbeitenden, kann dies nur dann guten Gewissens tun, wenn diese Mitarbeitenden auch ihre eigene Spiritualität entwickeln und pflegen können.

Ein weiterer wesentlicher Schritt ist die Qualifizierung zur Seelsorge in allen Professionen. Für diesen Prozess haben wir gute Vorbilder in der Hospizbewegung und in der Ausbildung zur Palliative Care. Es bedarf mit Sicherheit der Einübung einer herrschaftsfreien Denk- und Sprechweise, wenn Vertreterinnen und Vertreter aller Berufe und Qualifikationen in einer Altenpflegeeinrichtung hier zu einer gemeinsamen Qualität kommen wollen.

In besonderer Weise trifft dies auch für das Miteinander von haupt- und ehrenamtlichen Seelsorgerinnen und Seelsorgern zu. Gabriele Scholz-Weinrich weist schon 2004 darauf hin, dass an dieser Stelle der Schaffung von Rahmenbedingungen große Bedeutung zukommt.[13] Mittlerweile kann in verschiedenen Altenpflegeeinrichtungen bereits an gelungene Umstrukturierungen angeknüpft werden. Hinsichtlich der oben beschriebenen Veränderungsprozesse besteht weiterhin die Notwendigkeit, flexible Formen der Zusammenarbeit zu entwickeln und in Gang zu halten.

Schließlich ist eine Möglichkeit der „Seelsorge auf vielen Schultern", neue Formen von Seelsorge mit alten Menschen zu entwickeln. Gerade durch die unterschiedlichen Blickwinkel der verschiedenen Professionen und Lebenserfahrungen kann hier ein Spektrum von Seelsorgeformen entwickelt und eingeübt werden. Dabei ist der grundsätzliche Austausch und die gegenseitige Vergewisserung, was denn Seelsorge und ihr Ziel sei, regelmäßig sicherzustellen.

Auf diese Weise kann Seelsorge in Altenpflegeeinrichtungen zu neuen Formen und Strukturen finden – nicht trotz, sondern gerade inmitten des Spannungsfeldes von Spiritualität und Organisation.

Literatur

Bejick, Urte, *Altenheimseelsorge als Kulturarbeit,* in: Götzelmann, Arnd u.a. (Hg.), Diakonische Seelsorge im 21. Jahrhundert. Zur Bedeutung seelsorglicher Aufgaben für die diakonische Praxis, Heidelberg 2006, S. 81-84.

Evangelische Landeskirche in Württemberg / Diakonisches Werk der evangelischen Kirche in Württemberg, *„Ich will euch tragen ". Handbuch für die Seelsorge in der Altenpflege,* Stuttgart 2006.

Grom, Bernhard, *Zur Spiritualität des Alterns,* in: Geist und Leben. Zeitschrift für christliche Spiritualität, 2009-6, S. 454-466.

13 Scholz-Weinrich, Gabriele, 2004 S. 189.

Hauschildt, Eberhard, *Alltagsseelsorge,* Göttingen 1996.
Kirchenamt der Evangelischen Kirche in Deutschland (Hg.), *Seelsorge – Muttersprache der Kirche. Dokumentation eines Workshops der Evangelischen Kirche in Deutschland,* Hannover 2010.
Scholz-Weinrich, Gabriele, *Ehrenamtliche Tätigkeit im Alten- und Pflegeheim,* in: Kobler-von Komorowski, Susanne / Schmidt, Heinz (Hg.), Seelsorge im Alter, Heidelberg 2005, S. 182-189.
Städtler-Mach, Barbara, *Seelsorge und Pflege. Diakonietheologische Überlegungen,* in: Götzelmann, Arnd u.a. (Hg.), Diakonische Seelsorge im 21. Jahrhundert. Zur Bedeutung seelsorglicher Aufgaben für die diakonische Praxis, Heidelberg 2006, S. 141-143.
Van Breemen, Piet, *Alt werden als geistlicher Weg,* Würzburg 2004.
Weiher, Erich, *Spiritualität in der Begleitung alter und sterbender Menschen,* in: Kobler-von Komorowski, Susanne / Schmidt, Heinz (Hg.), Seelsorge im Alter, Heidelberg 2005, S. 64-76.

II. Praxispilotprojekt „Existentielle Kommunikation, Spiritualität und Selbstsorge im Pflegeberuf"

ASTRID GIEBEL

Rahmenbedingungen für die Weiterbildung „Existenzielle Kommunikation, Spiritualität und Selbstsorge im Pflegeberuf – DiakonieCare"

Abstract:
Die Begleitung von Menschen in existentiellen Situationen ist der Kernauftrag der Diakonie – der diakonischen Pflege. Grundvoraussetzung ist die Stärkung von Beziehungen – einer beziehungsorientierten Pflege. Dabei findet Gottesliebe in gelebter Spiritualität, die Selbstliebe in der Selbstsorge und die Nächstenliebe in existentieller Begleitung bei Krankheit und Hilfebedürftigkeit ihren Ausdruck. Das Curriculum „Existenzielle Kommunikation, Spiritualität und Selbstsorge im Pflegeberuf – DiakonieCare" zielt in diesem Sinn auf ein neues Pflegeverständnis und eine neue Pflegebewegung.

The accompaniment of people in existential situations is the crucial mission of Diaconia – Diaconic Care. A basic precondition is the strengthening of relationships – of a care based on relationship. In this process, the love of God in an experienced spirituality, the love of oneself in the care for oneself, and the charity in the existential accompaniment of sick and needy people, find their expression. The curriculum „Existential communication, spirituality and self care in the profession of care" – DiakonieCare aims at a new understanding and a new motion of care.

1. Pflegebedürftige existenziell begleiten können

Mit der Charta der Rechte hilfe- und pflegebedürftiger Menschen – 2005 von dem Bundesministerium für Familien, Senioren, Frauen und Jugend sowie von dem Bundesministerium für Gesundheit herausgegeben – ist ein Signal gesetzt worden für einen Neuanfang und die Besinnung auf grundlegende Rechte der Pflegeheimbewohninnen und -bewohner, der Patientinnen und Patienten von Krankenhäusern oder Sozialstationen. In der Charta werden Qualitätsmerkmale und Ziele formuliert, die im Sinne guter Pflege und Betreuung anzustreben sind. Die acht formulierten Rechte sind Ausdruck der Achtung der Menschenwürde und sind bzw. werden mehr und mehr in zahlreichen nationalen und internationalen Rechtstexten verankert.[1]

---

1 Vgl. http://www.pflege-charta.de/die-pflege-charta.html.

Relevant für das Praxis-Pilot-Projekt Existenzielle Kommunikation und spirituelle Ressourcen im Pflegeberuf ist insbesondere der Artikel 7 der Charta zum Thema Religion, Kultur und Weltanschauung: „Jeder hilfe- und pflegebedürftige Mensch hat das Recht, seiner Kultur und Weltanschauung entsprechend zu leben und seine Religion auszuüben." Eine zunehmende Berücksichtigung dieses grundlegenden Rechtes von Menschen mit Pflegebedarf spiegelt beispielsweise das am 21.03.2012 in Kraft getretene Hessische Pflege- und Betreuungsgesetz wieder. Im ersten Teil Allgemeine Bestimmungen unter § 1 Aufgabe und Ziel heißt es:

(1) Ziel des Gesetzes ist es, ältere betreuungsbedürftige Menschen, pflegebedürftige volljährige Menschen und volljährige Menschen mit Behinderung (Betreuungs- und Pflegebedürftige)
   1. in ihrer Würde zu schützen und zu achten,
   2. vor Beeinträchtigungen ihrer körperlichen und seelischen Gesundheit zu bewahren,
   3. in ihrer Selbständigkeit und Selbstbestimmung, auch hinsichtlich Religion, Kultur und Weltanschauung sowie ihrer geschlechtsspezifischen Erfordernisse, zu achten und zu fördern,
   4. bei ihrer Teilhabe am Leben in der Gesellschaft sowie bei der Mitwirkung in den Einrichtungen zu unterstützen und
   5. ihr Recht auf gewaltfreie Pflege und Intimsphäre zu schützen.[2]

Ein wesentlicher Schwerpunkt des Curriculums Existenzielle Kommunikation, Spiritualität und Selbstsorge im Pflegeberuf liegt darin, Kranken- und Gesundheitspflegende sowie Mitarbeitende in der Altenpflege zu befähigen, Patientinnen und Patienten, Bewohnerinnen und Bewohner existenziell begleiten, ihre körperliche und seelische Gesundheit fördern, ihre weltanschaulichen Überzeugungen achten/berücksichtigen und sie religions- und kultursensibel pflegen zu können.

2. Der eigenen Spiritualität gewahr werden – Ressourcen im Glauben entdecken

Neben dem Bedürfnis, sich Patienten – organisatorisch und zeitlich – ganzheitlich zuwenden zu können, wünschen sich Pflegende dringend veränderte Rahmenbedingungen, um ihren Beruf weiterhin ausüben zu können. Eine zu geringe Personaldecke, ein sehr stark hierarchisch strukturiertes Arbeitsfeld, fachfremde Aufgaben, unflexible Arbeitszeiten sind nur einige der Ursachen, die zu persönlicher Überlastung und dem Gefühl des Ausgebrannt-Seins führen. Wenn Pflegende äußern,

2 Vgl. http://www.rv.hessenrecht.hessen.de/.

dass sie ihren Beruf wechseln wollen, kann dies körperliche Gründe (Verschleißerscheinungen, Rückenprobleme ...) haben. Weitaus häufiger werden als Gründe psychischer Druck oder seelischer Schmerz genannt. Für das Wohl und Wehe erkrankter, pflegebedürftiger, dementierender, auch sterbender Menschen verantwortlich zu sein, dabei wenig berufliche Anerkennung zu finden und mit geringer Entlohnung vorlieb nehmen zu sollen, kann über die eigenen Belastungsgrenzen hinausführen. Ein zweiter Schwerpunkt des Curriculums liegt darin, sich mit der eigenen Berufsmotivation auseinanderzusetzen und neue – auch sozialpolitische – Perspektiven für pflegerisches Handeln zu entdecken. Sehnsucht neu entdecken – Sinn finden, Signale der Seele und des Körpers verstehen, Anhalten und innehalten – sich selber wahrnehmen, im Alltag Freiräume für meine Sinnquellen schaffen, mit Kränkungen und Verletzungen umgehen, heilige Momente entdecken, sich mit dem eigenen spirituellen Schmerz auseinandersetzen, mit existentiellen Lebensfragen umgehen, Spiritualität im Alltag (er-) leben, eigene Möglichkeiten und Grenzen wahrnehmen, in Beziehungen arbeiten ... – dies sind nur einige der Themenfelder, mit denen sich Pflegende in der Weiterbildung auseinandersetzen können.

3. Informationen und Hinweise

Unter der Internetadresse *DiakonieCare.com* können die *Inhalte der Weiterbildung* Existenzielle Kommunikation, Spiritualität und Selbstsorge im Pflegeberuf, die *Adressen der Bildungsanbieter* im Bundesgebiet, über die die Kurse als Inhouse-Schulungen gebucht oder vor Ort besucht werden können, und jeweils *aktuelle Informationen* zur Weiterbildung DiakonieCare abgerufen werden. In diesem Aufsatzband stellen wir nur eine Kurzform des Curriculums vor. Eine ausführliche Beschreibung der einzelnen Bausteine und der sechs Module des Curriculums mit Zielen, Inhalten und Hinweisen zur weiterführenden Literatur erscheint im Herbst 2013 in der Neukirchener Verlagsgesellschaft. Dieses Kurs- und Handbuch DiakonieCare wird dann neben der ausführlichen Beschreibung des Curriculum eine Arbeitshilfe zur Organisationsentwicklung beinhalten, so dass parallel zur Weiterbildung DiakonieCare in der Einrichtungen ein Prozess gestaltet werden kann, in dem die Inhalte der Weiterbildung Resonanz finden und in den Haltungen, Strukturen und Prozessen verankert werden können.

	DiakonieCare –
	Existenzielle Kommunikation, Spiritualität und Selbstsorge im Pflegeberuf
Entwicklungszeitraum des Kurses	2010 – 2012
Entstehungskontext	Projekt der Diakonie Deutschland – Evangelischer Bundesverband, gefördert durch den Europäischen Sozialfonds und das Bundesministerium für Arbeit und Soziales, unterstützt durch die Friede Springer Stiftung
Zielgruppe	Pflegekräfte: Gesundheits- und Krankenpflegende, Mitarbeitende in der Altenpflege
Alter der Teilnehmenden	Da die Datenlage inzwischen zeigt, dass Pflegende zwischen 25 und 45 Jahren häufiger an Burnout erkranken als Pflegende zwischen 45 und 65 Jahren, sollte auch jüngeren Pflegenden die Teilnahme an DiakonieCare-Kursen ermöglicht werden.
Umfang des Kurses	120 Stunden-Kurs mit 96 Präsenzstunden
Zeitrahmen des Kurses	2 x 6 Tage oder 3 x 5 Tage über einen Zeitraum von 1 bis 1 ½ Jahren – so dass beispielsweise Bildungsurlaub von zwei Kalenderjahren eingesetzt werden kann
Baukastensystem, Steinbruch oder Gesamtpaket?	Der 120-Stunden-Kurs wurde nach ausgiebiger Diskussion vom Entwicklungsteam und in Abstimmung mit den Trainerteams als *Gesamtpaket* (!) entwickelt. Es werden zwar – zumeist mit den Argumenten Zeitknappheit (zu wenig Pflegende) und hohe Kosten (Vielzahl der Pflegenden) Stimmen laut werden, die Inhalte zu kürzen oder Kurz-Kurse anzubieten. Dennoch können die Themen Selbstsorge von Pflegenden (die Mehrkosten für die Träger werden durch die Reduktion krankheitsbedingter

	Personalkosten mehr als ausgeglichen), Spiritualität und Existenzielle Kommunikation (mit dem Effekt der Mitarbeiterbindung, Stärkung der Dienstgemeinschaft; Erhöhung der Verweildauer im Beruf, Stärkung des caritativen / diakonischen Markenkerns als Alleinstellungsmerkmal im Wettbewerb) nur in einem inhaltlich aufeinander aufbauenden, zeitlich zusammenhängenden und als Gruppe gemeinsam erlebten Kurs reflektiert, verinnerlicht und vertieft werden.
Teilnahmegebühr	Pro Teilnehmer fallen Kosten in Höhe von 1.500 Euro an (je Kurstag 125,- Euro; pro Modul = Doppeltag 250,- Euro; für alle 6 Module insgesamt in 1 ½ Jahren 1.500 Euro).
Anerkennung im Rahmen der betrieblichen Gesundheitsförderung	Als eine erste Krankenkasse hat die BKK Diakonie die Teilnahme an DiakonieCare-Kursen im Rahmen der betrieblichen Gesundheitsförderung SGB V, § 20a anerkannt und übernimmt einen Teil der Kosten für ihre Versicherten.
Optimale Gruppengröße	18 – 25 Teilnehmende
Homogene oder heterogene Teilnehmendengruppen	– Angesichts der sensiblen Kurs-Themen kann die Teilnahme an einem externen Schulungsort vorteilhaft sein. – Für die Teambildung, Mitarbeiterbindung einer Einrichtung, Stärkung des Gedankens der Dienstgemeinschaft und für einen Organisationsentwicklungsprozess kann die Durchführung einer Inhouse-Schulung vorteilhaft sein.
Umsetzung des Curriculums	Die Weiterbildung DiakonieCare erfolgt prozess- und situationsorientiert. Im Vordergrund steht nicht ein sklavisches „Abarbeiten" der Inhalte, sondern ein Einbeziehen des Erfahrungswissens der Teilnehmenden und Anknüpfen an die

	vorfindliche Pflegepraxis. Zeitlicher Umfang für die Bausteine, Schulungsort (z.B. Themenorientiertes Zweiergespräch bei Waldspaziergang), eingesetzte Methoden können variieren.
Entwicklungsteam des Curriculums	Andrea Bogdan, Dr. Gabriele Beckert, Dr. Astrid Giebel, Stefanie Joeres, Gabriele Kuhnt, Heike Lubatsch, Annette Meusling-Sentpali, Gabriele Nelius, Kathrin Städler, Miriam Stamm
Trainerinnen und Trainer, Autorinnen und Autoren von Bausteinen im Curriculum	Karin Ackermann-Stoletzky, Roland Albeck, Dr. Urte Beijck, Monika Böhmer, Geertje-Froken Bolle, Nicole Frommann, Cornelia Grünkorn, Pia Haas-Unmüßig, Barbara Hennig, Frauke Hofmann, Gabriele Jancke, Günter Jochum, Martina Kessler, Barbara Kreichelt, Thomas Kreutz, Peter Krusemark, Anke Leisner, Christel Ludewig, Alexander Pollhans, Heike Raskopf, Dr. Joachim Reber, Norbert Rose, Karin Rothe-Hasselblatt, Dorothee Schwarze, Detlef Schmidt, Matthias Stahlmann, Miriam Stamm, Michael Stanke, Karin Irene Voigt, Anke Well, Birgit Werner, André-Sebastian Zank-Wins
Veröffentlichung des Curriculums	Ziele, Inhalte und Literatur zum Curriculum wird in einem Kursbuch Diakonie Care gemeinsam mit dem Handbuch Organisationsentwicklung als Arbeitshilfe im Herbst 2013 in der Neukirchener Verlagsgesellschaft veröffentlicht
Intranetplattform DiakonieCare	Im Wissensmanagement der Diakonie Deutschland – Evangelischer Bundesverband ist eine passwortgeschützte Intranetplattform eingerichtet worden, auf der die Trainerinnen und Trainer sich wechselseitig ihre – zum Teil mehrfach – ausgearbeiteten Bausteine zur Verfügung gestellt haben. Ihre Urheberrechte bleiben gewahrt. Auf der Intranetplattform sind des Weiteren thematisch gegliederte Literaturlisten,

Lizensierte Bildungsanbieter / Kooperationspartner für künftige Schulungen DiakonieCare (ab 2013)	fachspezifische Artikel und ausführlichere wissenschaftliche Ausarbeitungen zu finden, die bisherigen und neuen (s.u.) Trainerinnen und Trainern zur Verfügung stehen. – Albertinen-Akademie, Sellhopsweg 18-22, 22459 Hamburg, Tel.: 040 5581 1775 – Bildung & Beratung Bethel, Nazarethweg 7, 33617 Bielefeld, Tel.: 0521 144 4469 – Bildungshaus Diakonie, Diakonisches Werk Baden, Vorholzstraße 7, 76137 Karlsruhe, Tel: 0721 9349-701 – Bildung und Erziehung, Kaiserswerther Seminare, Alte Landstraße 179, 40489 Düsseldorf, Tel. 0211 409 3754 – Diakonisches Bildungszentrum Evangelischer Diakonieverein Berlin-Zehlendorf e.V., Glockenstrasse 8, 14163 Berlin, Tel.: 030 809970 463 – Diakoniessenhaus der Diakoniestiftung Lazarus, Bernauer Strasse 115, 13355 Berlin, Tel.: 030 4696 160
Orte	Der DiakonieCare-Kurs kann an einem der sechs kooperierenden Bildungsstandorte besucht werden oder über diese als Inhouse-Fortbildung in Einrichtungen vor Ort gebucht werden. Die Termine können mit den Bildungsstandorten vereinbart bzw. können deren Bildungskalendern entnommen werden.
Fahrwege / Unterkunft / Schulungszeitraum pro Tag und Woche	U.a. angesichts von familiären Verpflichtungen der Pflegenden empfehlen sich möglichst keine Schulungen am Wochenende, kurze Fahrwege zu den Kursorten, keine Übernachtungen außer Haus und ein täglicher Schulungszeitraum von ca. 09.00 Uhr bis 17.00 Uhr

Internet-Seiten	http://diakoniecare.com/
	http://fachinformationen.diakonie-wissen.de/node/3584
	http://www.diakonie-pflege.de/diakonie-portal/presse/pressemitteilungen-2012/diakoniecare-kurs-fuer-pflegeberufe-spiritualitaet-in-der-pflege-1
	http://www.bundesakademie-kd.de/programme/index.php?lnk_code=20665
	http://www.albertinen.de/einrichtungen_angebote/albertinen_akademie/diakoniecare
	https://gesundheitsberufe.de/studium-bildung/diakoniecare-existentielle-kommunikation-und-spirituelle-ressourcen-der-pflege
	http://www.bildung-beratung-bethel.de/.cms/41-1-733
	http://www.ev-diakonieverein.de/
Zertifikat / Teilnahme-Nachweis	Die erfolgreich absolvierte Weiterbildung wird bescheinigt durch ein Zertifikat der Bundesakademie für Kirche und Diakonie und der Diakonie Deutschland – Evangelischer Bundesverband.
Fortbildungspunkte	Im Rahmen der Registrierung freiwilliger Pflegende werden 18 Fortbildungspunkte erteilt.
Anerkennung als Bildungsurlaub	Das Land Berlin beispielsweise hat die Teilnahme an DiakonieCare-Kursen als Bildungsurlaub anerkannt.
Teilnahmemodalitäten	Freiwillig / Fakultativ
	Berufliche Weiterbildung
	Freistellung durch den Arbeitgeber
Voraussetzungen	Eine Zugehörigkeit zu einer bestimmten Religion oder Konfession wird nicht vorausgesetzt.

Kursleitung und Trainerinnen und Trainer	Seelsorgende (Krankenhaus- und Altenheimseelsorge), Geistliche Begleitung, Gesprächs- und Kommunikationstrainerinnen und -trainer.

Ausgegangen wird von einem dreiköpfigen Trainerteam, in dem die drei Berufsfelder vertreten sind, ein Pflegebezug gegeben ist, mindestens ein Mann und eine Frau mitwirken und je zwei Trainerinnen in den Schulungen präsent sind. Eine Kursleitung ist für die Durchführung der Schulung, den Kontakt zur Einrichtungsleitung und zu den Bildungsanbietern verantwortlich.

Die Aufnahme von neuen Trainerinnen und Trainern für Diakonie Care-Kurse erfolgt – gemeinsam mit den Bildungsanbietern – über die Bundesakademie in Kooperation mit der Diakonie Deutschland – Evangelischer Bundesverband. |
| Organisationsentwicklung | Zur Sicherung der Nachhaltigkeit, Förderung der Motivation der Mitarbeitenden und zur Stärkung des diakonischen Geistes in Evangelischen Krankenhäusern, geriatrischen Einrichtungen oder ambulanten Pflegediensten empfiehlt es sich, flankierend zu DiakonieCare-Kursen einen Organisationsentwicklungsprozess durchzuführen. |

Internetquellen
http://www.pflege-charta.de/die-pflege-charta.html.
http://www.rv.hessenrecht.hessen.de/.

ASTRID GIEBEL / HEIKE LUBATSCH / ANNETTE MEUSSLING-SENTPALI

Curriculum DiakonieCare in Kurzform

An dieser Stelle wird eine überarbeitete Kurzform des Curriculums vorgestellt, in der Rückmeldungen von Pflegenden, Trainerinnen und Trainern aus den durchgeführten Schulungen in den Jahren 2010-2012 an den elf Projektstandorten aufgenommen und eingearbeitet wurden. Eine ausführliche Darstellung des Curriculums mit jeweiliger Benennung der Ziele der Module, Inhalte der einzelnen Bausteine und Hinweisen zu weiterführender Literatur wird gemeinsam mit einer Arbeitshilfe zur Organisationsentwicklung im Herbst 2013 in den Neukirchener Verlagsgesellschaft veröffentlicht.

Dem erarbeiteten Curriculum zu Existenzieller Kommunikation und spirituellen Ressourcen im Pflegeberuf liegt ein von der Curriculumsgruppe entwickeltes Modell diakonischer Pflege zugrunde:

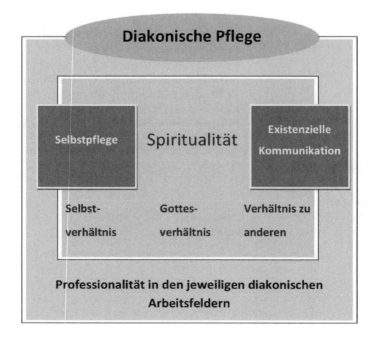

Curriculum DiakonieCare in Kurzform

Die drei zentralen Säulen von diakonischer Pflege, nämlich Selbstsorge, Spiritualität und Existentielle Kommunikation, sind Bestandteil der einzelnen erarbeiteten Bausteine und Module im Curriculum.

Existentielle Kommunikation	Spiritualität	Selbstsorge	Modul 1: Stehen bleiben und innehalten
			Baustein 1: Ankommen und einsteigen
			Baustein 2: Annäherung an Spiritualität und existentielle Kommunikation
			Baustein 3: Signale der Seele und des Körpers verstehen
			Baustein 4: Ausbrennen
			Baustein 5: Den Alltag unterbrechen
			Baustein 6: Anhalten und innehalten – sich selber wahrnehmen

Existentielle Kommunikation	Spiritualität	Selbstsorge	Modul 2: Sehnsucht neu entdecken – Sinn finden
			Baustein 1: Sehnsucht entdecken und Sinnquellen finden
			Baustein 2: Heilige Momente erleben?!
			Baustein 3: Sinnfragen von Pflegebedürftigen erkennen
			Baustein 4: Sinnfragen kommunizieren: „Hilfe, ich bin gefragt!"
			Baustein 5: Kurz kommunizieren
			Baustein 6: Im Alltag Freiräume für meine Sinnquellen schaffen

Existentielle Kommunikation	Spiritualität	Selbstsorge	Modul 3: Mit existentiellen Lebensfragen umgehen
			Baustein 1: An eigene existentielle Erfahrungen annähern
			Baustein 2: Leid, Krisen und Brüchen im Leben begegnen
			Baustein 3: Den Anderen in existentiellen Situationen begleiten und in Beziehung treten
			Baustein 4: Eigene Ressourcen im Umgang mit existentiellen Lebensfragen erschließen
			Baustein 5: Mitfühlen und sich einfühlen
			Baustein 6: Den Nächsten lieben?!

			Modul 4: Spiritualität im Alltag (er-)leben
Existentielle Kommunikation	Spiritualität	Selbstsorge	Baustein 1: Alltagsdimensionen von Spiritualität reflektieren
			Baustein 2: „Es tut mir in der Seele weh!" – Spiritueller Schmerz von Pflegenden
			Baustein 3: Spirituelle Bedürfnisse von Pflegebedürftigen wahrnehmen und mit ihnen umgehen
			Baustein 4: Berühren und berührt werden
			Baustein 5: Im Kirchenjahr leben und Rituale feiern
			Baustein 6: Gott als Kraftquelle erleben

			Modul 5: In Beziehungen arbeiten
Existentielle Kommunikation	Spiritualität	Selbstsorge	Baustein 1: „Gut, dass wir einander haben?!"
			Baustein 2: Kränken, vergeben und verzeihen
			Baustein 3: Sich wahrnehmen in männlicher und weiblicher Kommunikation und Spiritualität
			Baustein 4: Wie kann Kommunikation am Arbeitsplatz gelingen?
			Baustein 5: Mit Ratlosigkeit in schwierigen Situationen umgehen
			Baustein 6: Pflegende sind von der Venus – Ärzte/Ärztinnen sind vom Mars: interprofessionell kommunizieren

			Modul 6: DiakonieCare in der Einrichtung verankern
Existentielle Kommunikation	Spiritualität	Selbstsorge	Baustein 1: DiakonieCare mittendrin – nicht oben drauf!
			Baustein 2: Möglichkeiten entdecken, Grenzen beachten / Verantwortlichkeiten klären
			Baustein 3: DiakonieCare in meinem Pflegealltag
			Baustein 4: Spiritualität gemeinsam gestalten
			Baustein 5: Abschied nehmen – Teil 1
			Baustein 6: Abschied nehmen – Teil 2

Susanne Bachert / Jens Klindworth / Simone und Thomas Winkler

Weiterbildung „Existenzielle Kommunikation und Spiritualität im Pflegeberuf"

Susanne Bachert

Ein Erfahrungsbericht aus der Notaufnahme des Albertinenkrankenhauses Hamburg

Abstract
Wo sind sie, diese existenziellen Momente im Pflegealltag? Funktionspflege beherrschen wir alle sehr gut, aber es bleibt eine Leere, bei manchen auch ein Defizit. Irgendetwas scheint uns alle daran auch traurig zu machen.
Zum Ende der EKS-Fortbildung fand ich auch einen Namen dafür: Spiritueller Schmerz.

Where are these existential moments in the every-day-care-situation? We all know everything about functionality in the care, but there remains an emptiness, for some a loss. Something about it seems to make us all sad. At the end of the qualification I found a name for it: Spiritual sorrow.

1. Lebhafter Notfallbetrieb als Berufsalltag

Als 2011 die Ausschreibung bei uns in der Notaufnahme auslag, war ich sofort begeistert. Es ging einmal nicht darum neue Fähigkeiten und Techniken zu erlernen, sondern sich mit dem zu befassen, was unseren Alltag in der Pflege eigentlich ausmacht.
Das in der Beschreibung auch von Burnout-Prophylaxe geschrieben wurde, hat die Kollegen eher abgeschreckt. Von „nicht dass die denken, ich bin gefährdet" war die Rede und auch von „oh nein – nicht noch mehr zusätzlich". Für mich waren eher die in der Überschrift genannten Themen relevant.
Mir war zu dem Zeitpunkt bewusst, dass ich in meinem Berufsalltag etwas ändern wollte. Wie ist es möglich, im lebhaften Notfallbetrieb wieder mehr auf sich selber und auf die Kollegen zu achten? Ein Satz einer jungen Kollegin fiel mir ein: „Man kann nur für andere gut sorgen,

wenn man für sich selber gut gesorgt hat." Eine Binsenweisheit – und doch sehr nah dran! Die Erwartungen und Ansprüche, die von allen Seiten an uns Pflegende gestellt werden, sind enorm. Irgendwie existieren in den Köpfen von Patienten, Angehörigen und Ärzten scheinbar immer noch die alten klischeehaften Vorstellungen einer allseits dienstbereiten, freundlich zugewandten, nimmermüden Pflegekraft, die sich stets und immer aufopferungsvoll um alle bemüht.

2. Pause mit schlechtem Gewissen?

Und wir, die davon betroffen sind, scheinen zum Teil dieses Klischee auch noch zu bedienen, indem wir oftmals ein schlechtes Gewissen haben, uns tatsächlich auch mal Zeit für eine Pause zu nehmen. Ganz zu schweigen davon, sich diese Pause oder eine kurze Arbeitsunterbrechung zu nehmen, wenn man sie wirklich braucht.
Ich denke immer wieder an meine Ausbildung als junge Krankenschwester bei der DRK-Schwesternschaft zurück. Ich gehörte 1985 der letzten Ausbildungsklasse an, die noch Haube und Tracht getragen hat. Natürlich war das auch nicht immer rosig und leicht und doch wurde das Pflegepersonal damals mit mehr Respekt und Achtung behandelt. Wenn die älteren Schwestern sagten, dass eine Pause gemacht werden müsse, dann wurde das von allen Seiten respektiert.
Mein Berufsalltag hat mich bis 2011 zunehmend ratlos gemacht. Immer wieder erlebte ich, wie meine Kollegen und ich uns vor Patienten, Besuchern und Ärzten rechtfertigten, warum es nicht alles noch schneller abzuarbeiten ginge. Oftmals ohne oder mit viel zu kurze Pausen und ohne Zeit, auf die eigenen Bedürfnisse zu achten. Es waren fast zwei Fronten. Auf der einen Seite „wir", auf der anderen Seite die „anderen", die uns niemals in Ruhe ließen.
Aber wie können andere Menschen uns respektieren, wenn wir uns selber nicht respektieren? Und was ist aus unserem Kernauftrag – Patienten zur Seite zu stehen, sie zu begleiten, zu versorgen, zu betreuen und ihnen Zuspruch zu geben – geworden? Was aus unserem Auftrag, zuzuhören, zu beraten und einfach dazusitzen und eine Hand einen Moment lang zu halten? Wo sind sie, diese existenziellen Momente im Pflegealltag?
Funktionspflege beherrschen wir alle sehr gut, aber es bleibt eine Leere, bei manchen auch ein Defizit. Irgendetwas scheint uns alle daran auch traurig zu machen. Zum Ende der EKS-Fortbildung fand ich auch einen Namen dafür: Spiritueller Schmerz.

3. Ein voller Erfolg

Die Fortbildung war für mich persönlich ein voller Erfolg. In diesem Rahmen hatten wir Zeit, uns mit den eigenen Ansprüchen und Erwartungen auseinanderzusetzen. Der Austausch mit anderen, denen es ähnlich geht; sich selber wieder wahr und ernst zu nehmen mit den eigenen Bedürfnissen im Pflegealltag, und auch Techniken von Selbstreflexion und Entspannung zu erlernen. Wie eine der Ausbilderinnen so schön sagte, sich einen eigenen persönlichen Handwerkskoffer für den Berufsalltag zuzulegen.
Und so platt es an dieser Stelle auch klingen mag, zu erleben, dass ich nicht allein damit bin und dass es eine Essenz gibt, die uns Pflegekräfte verbindet, eine Essenz, die ich als spirituell, aber nicht zwangsläufig religiös bezeichnen würde. Alle zwei Monate für zwei Tage aus dem laufenden Betrieb zu gehen und einzutauchen in die EKS-Themen war sehr wohltuend und wertvoll für mich, und ich konnte jedes Mal sowohl körperlich als auch geistig genährt und gestärkt meine Tätigkeit in der Pflege wieder aufnehmen. Manchmal mit neuen Impulsen und Ideen, manchmal auch einfach nur mit mehr Gelassenheit.
Ich kann mir wieder erlauben, die existenziellen Momente im Alltag nicht nur wahrzunehmen, sondern bewusst zu erleben und zu nutzen. Meine Arbeit hat einen neuen alten Wert bekommen, der eine Zeit lang einfach untergegangen war. Die Anerkennung und Wertschätzung für das, was wir tun.

4. Den Zusammenhalt stärken

Für mich steht fest, dass ich mich mit den Themen auch weiterhin beschäftigen werde. Ich bin im Gespräch mit meinen Kolleginnen, die die Fortbildung noch nicht besucht haben. Die eine oder andere sieht das alles eher kritisch. Von mehr Geld und mehr Personal und mehr Zeit ist die Rede. Frustration und Resignation macht sich schleichend breit. Pflegepersonal ist sehr gut darin, es sich auch in unbehaglichen Momenten noch schön zu machen. Es wird Kuchen mitgebracht, oder der Raum wird geschmückt und es wird gejammert. Aus der Fortbildung habe ich auch mitgenommen, dass wir ruhig wieder etwas mehr zusammenrücken und zusammenhalten können. Dass wir ein Recht darauf haben, so pflegen zu können, wie wir es gelernt haben.
Ob das in Zukunft möglich sein wird, steht auf einem anderen Blatt. Wir können bis dahin aufzeigen, transparent machen und auch beklagen, was uns fehlt.
Bei der Fortbildung hatte ich die Idee einer Schweigeminute zu Beginn jeden Dienstes. Wo alle zusammensitzen und einfach eine Minute lang schweigen und dann gemeinsam den Dienst aufnehmen. Ich bin gespannt, ob es sich umsetzen lässt.

Ich habe für mich die Fortbildung in einem Acryl-Bild zusammengefasst: Es ist nicht immer leicht, den Weg zu gehen, weil das Seil auch manchmal schwankt. Aber in besonderen Momenten bekommt man Flügel verliehen.

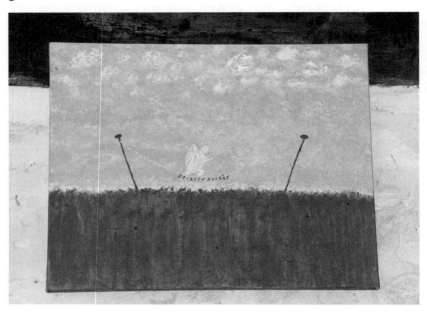

Jens Klindworth

Ein Erfahrungsbericht aus der Kranken- und Gesundheitspflege im Albertinenkrankenhaus Hamburg

Abstracts
Ich versuche, die existentiellen Situationen und die spirituellen Momente nicht an mir vorbeiziehen zu lassen. Diese zwischenmenschlich wertvollen Momente möchte ich bewusst erleben und will mich ihnen stellen, denn ich weiß, dass sie mich zu neuer Kraft bringen werden.

I try not to let the existential situation and the spiritual moments pass by me. I want to be very aware of these interpersonally precious moments and to confront myself with them, because I know that they will give me new strength.

1. Erwartungen und Fragen

Ich habe an diesem Kurs vom August 2011 bis April 2012 teilgenommen. Motiviert zur Teilnahme hat mich schon der Titel, denn ich fragte mich, wie wohl die Themen „Existentielle Kommunikation" und „Spiritualität" aufgearbeitet und welche Inhalte vermittelt werden.
Meiner Meinung nach gehören diese Themen originär zum Wesen des Pflegeberufes und des Pflegealltags. Das jedenfalls ist nach über 25jähriger Tätigkeit in der Pflege meine feste Überzeugung und Erfahrung.
Ich denke, jeder Pflegende kennt Situationen, in denen man sich – häufig ohne jede Vorbereitungszeit – mit existentiellen Bedürfnissen (Trauer, Angst, Schmerz, Freude) auseinanderzusetzen hat.
Zusätzlich war ich gespannt, wie Spiritualität – das Wort ist ja hoch im Kurs – durch einen konfessionellen Krankenhausträger in einer Fortbildungsmaßnahme geprägt sein wird, da ja auch klar war, dass der Hauptmotor dieser Fortbildung die Diakonie ist. Wie „christlich" ist dann so eine Fortbildungsmaßnahme und darf sie überhaupt „christlich" sein?
Was ist nun aus meinen Erwartungen und Fragen geworden?
Die Fortbildung ist in Teilen an christliche Werte angelehnt. Es wurden Gleichnisse der Bibel zitiert, die einzelnen Einheiten als Grundlage dienten. Viele Inhalte der Fortbildung basieren aber auch auf weltlichen Erkenntnissen (z. B. medizinische Forschung, Wissenschaft, alternative Heilmethoden).

2. Raum für eigene Freiheit

Ich habe die gesamte Fortbildung diesbezüglich in einem ausgewogenen Verhältnis erlebt. So wurde auch immer in die „Weite" gedacht und es gab einen Raum der eigenen Freiheit. Als Christ habe ich das sehr positiv und nicht einengend empfunden. Aus Gesprächen mit anderen Teilnehmern weiß ich, dass es Kollegen, die keinen christlichen Hintergrund haben, ebenso ergangen ist.
Es ist nichts Neues, dass es in den Pflegeberufen zu existentiellen Lebenssituationen und spirituellen Momenten kommt. Eben diese existentiellen Lebenssituationen und die spirituelle Auseinandersetzung damit haben vor Hunderten von Jahren Menschen zur Pflege und Begleitung von kranken und alten Menschen motiviert. Und es ist gut, dass diese Themen (wieder) Beachtung finden!
Ich kann jedem Pflegenden die Teilnahme an der Fortbildung empfehlen. Denn der Pflegeberuf hat es – gerade wegen bzw. trotz aller Professionalisierung – nötig, sich diesen Themen zuzuwenden. Institutionen in unserem Gesundheitswesen tun gut daran, Zeit und Geld hier zu investieren, denn eine „gesunde Pflege" wird für den Arbeitgeber selber existentiell sein.
Für mich geht es nach dieser Fortbildung noch mehr darum, den Wert

der Pflege neu in das Bewusstsein der Mitarbeiter und der Gesellschaft zu rücken. Es sollte, trotz schwieriger Rahmenbedingungen und mangelnder gerechter Entlohnung, wieder eine Ehre sein, in diesem Beruf zu arbeiten.
Diese Wertschätzung können wir Pflegende aber nicht von anderen erwarten, wenn wir sie uns selber und unseren Kollegen nicht entgegenbringen. Die Kraft zur veränderten Wahrnehmung unseres Berufsstandes liegt in uns selbst.

3. Klagen statt Jammern

Ich habe uns Pflegende so kennengelernt, dass es immer etwas zu jammern gibt (zu wenig Personal, zu wenig Zeit ...). Erstaunlicherweise hat sich das in den 25 Jahren meiner beruflichen Tätigkeit nicht geändert. Schade eigentlich, da das die oben erwähnte Wertschätzung beeinträchtigt. Gab es wirklich keine Verbesserung oder muss sich an unserer Einstellung etwas ändern?
Natürlich kann auch ich auf der Station, auf der ich arbeite, nicht plötzlich für einen wunderbaren Arbeitsplatz sorgen. Auch ich bin in meinem beruflichen Alltag dem ausgesetzt, was der Arbeitgeber an Stellen für die Station bereitstellt. Und ich weiß genau, was es bedeutet, wenn kurzfristiger Personalausfall nicht kompensiert werden kann. Ebenso weiß ich, wie unangenehm solche Überlastungs- und Gefährdungssituationen für alle Beteiligten sind.
Heute – nach dieser Fortbildung – kenne ich neue Mittel und Wege (Kraftquellen), die mir helfen, mit diesen Situationen umzugehen. Zum Beispiel versuche ich mehr als vorher, mir bewusst Arbeitsunterbrechungen zu schaffen und sie auch als solche wahrzunehmen (eine Tasse Kaffee oder Tee, das kurze Gespräch mit Kollegen absichtlich über andere Themen des Alltages, das bewusste Abschließen des Umkleideschrankes nach getaner Arbeit). Diese bewussten Unterbrechungen ermöglichen mir eine andere Wahrnehmung der jeweiligen Situation. Damit gibt es dann einen Weg heraus aus dem Gejammer, was ja mal ganz schön sein kann, aber keine nennenswerte Veränderung bringt.
Um zu einer Veränderung zu kommen, sollten wir Pflegenden lernen zu klagen: Zu beklagen, was den beruflichen Alltag schwer macht, mit welchen existentiellen Situationen wir konfrontiert werden. Wir sollten lernen auszusprechen, welche spirituellen Wünsche wir haben, welchen seelischen (spirituellen) Schmerz wir selbst empfinden und wir sollten Verbesserungen im Alltag von den zuständigen Stellen einfordern. Das Ganze in einer deutlichen Haltung und klarer Sprache ohne zu jammern. Klagen, und das ist der Unterschied zum Jammern, ist die Erwartung, dass sich Dinge verändern. Dass es gelingt, Kraftquellen aufzutun, für den jeweiligen Arbeitsplatz Werte zu schaffen, eine Teamkultur zu fördern, die von Achtung und Achtsamkeit geprägt ist, und die Freude, die

in unserem Beruf möglich ist, neu zu empfinden. Um uns so wieder Achtung und Wertschätzung zu verschaffen, die es zu einer Ehre macht, in diesem Beruf tätig zu sein und – im besten Fall – tätig zu bleiben!

4. Der Arbeitgeber ist gefragt

Wie gesagt, es liegt in großen Teilen in uns selber. Aber natürlich ist auch die Institution, für die wir arbeiten, verantwortlich. Sie sollte einen Rahmen schaffen, der ein wertschätzendes Arbeiten möglich macht. Sie sollte Angebote zur Fortbildung machen, aber auch innerbetriebliche Gesundheitsförderung, die den Mitarbeitern entspricht, anbieten.
Der Arbeitgeber sollte offen sein und Sorge tragen für die existentiellen Situationen und spirituellen Bedürfnisse der Menschen, die für ihn arbeiten und sich ihm als Patienten oder Bewohner anvertrauen. Er sollte Räume schaffen, in denen solche existentiellen Situationen erlebt und besprochen werden können und in denen die eigene Spiritualität dem Gesamtwohl dient.
Mir persönlich hat diese Fortbildung geholfen, den Wert unserer Arbeit neu zu entdecken. Positiv waren auch das Erleben und der wertvolle Austausch mit den Kollegen aus anderen Abteilungen. Mir sind neue Kraftquellen aufgezeigt worden, die ich nutzen kann. Ich sehe meinen beruflichen Alltag mit anderen Augen. Natürlich bleiben die täglichen Herausforderungen im Klinikalltag, die oftmals kraftzehrenden Dienste in Unterbesetzung oder Überlastung, das Jammern. Aber ich sehe auch die guten Stunden wieder neu und sie tauchen die unangenehmen in ein neues Licht.
Ich versuche, die existentiellen Situationen und die spirituellen Momente nicht an mir vorbeiziehen zu lassen. Diese zwischenmenschlich wertvollen Momente möchte ich bewusst erleben und will mich ihnen stellen, denn ich weiß, dass sie mich zu neuer Kraft bringen werden.

Simona und Thomas Winckler

Ein Erfahrungsbericht aus der Altenpflege im Altenzentrum Stammhaus der Kaiserswerther Diakonie

Abstract
Achtsamkeit und Sensibilität sind unsere Basis, um menschlich und fachlich die Altenpflege zu gestalten. Einfühlsam den alten und kranken Menschen zu begegnen, ist der erste wichtige Schritt, um anzukommen.

Attentiveness and sensitivity are our foundation for the creation of a human and professional care of elderly people. To approach old and sick people in an empathetic way is the first step to take in order to achieve this ambition.

Wir haben uns über die Einladung zur Fortbildung „Existentielle Kommunikation und spirituelle Ressourcen in der Pflege", die in der Zeit vom 26.01.2011 – 29.03.2012 im Altenzentrum Stammhaus der Kaiserswerther Diakonie stattgefunden hat, sehr gefreut. Die großen Fragen tauchen auf: „Spiritualität in der Pflege?! – auch das noch! Kommunikation – wie und wann?"
Unser erster Tag, wir sind neugierig. Viele Fragen wurden gestellt, Diskussionen geführt und Enttäuschungen mitgeteilt. Der erste Tag entspricht nicht den Erwartungen. Doch im weiteren Verlauf der Module konnte man die Struktur und den Inhalt der Fortbildung erkennen: Kommunikation, Spiritualität, Rituale, Religion, Gebräuche, Ethik, Sterbebegleitung, Achtsamkeit und Sensibilität wurden intensiv behandelt.
Die Gruppe umfasst 30 Teilnehmende aus den unterschiedlichen Altenhilfeeinrichtungen der Kaiserswerther Diakonie. Es wurden Erfahrungen ausgetauscht über Probleme in der Altenpflege, aber auch über die Freude an der Arbeit und kleine Erfolge.
Kommunikation in der Pflege muss gelernt werden, z.B. den Gesprächspartner aussprechen zu lassen, aktiv zuzuhören, sich mit Respekt vor dem Gesprächspartner einzubringen. Unser Fehlverhalten und unsere fehlerhaften Arbeiten sind meistens auf mangelhafte Kommunikation und ungenügenden Informationsfluss zurückzuführen.
Durch diese Fortbildung wurde uns bewusst, was Spiritualität im Alltag und in der Pflege bedeutet. Unser Alltag ist geprägt von Ritualen, die wir täglich ausüben, ohne dass sie uns bewusst sind. Es fängt schon bei der Geburt an, dann bei der Erziehung zuhause, z.B. den Kirchgängen, dem Religionsunterricht in der Schule, dem Gruß des Anderen, wenn man sich begegnet, dem Feiern von Festen und vieles mehr.
Die Sterbebegleitung ist unser Alltag in der Altenpflege. Oft sind wir

verunsichert, wenn die Sterbephase eintritt. Diese Fortbildung gab uns die Bestätigung, dass man zumeist nicht viel machen muss. Es reicht schon, wenn man einfach da ist und die Wange sanft berührt oder leicht über die Hände streicht. Zusammen beten, oder einfach nur zuhören, wenn der Sterbende das Bedürfnis danach hat, zu sprechen – es sind kleine Gesten mit Würde, die nötig sind.

Achtsamkeit und Sensibilität sind unsere Basis, um menschlich und fachlich die Altenpflege zu gestalten. Einfühlsam den alten und kranken Menschen zu begegnen, ist der erste wichtige Schritt, um anzukommen.

Nähe und Distanz sind ein wichtiger Faktor für eine gelungene Bezugspflege, aber auch für den konstruktiven Umgang mit Kollegen und Vorgesetzten, ohne Gefahr zu laufen, sich selber in Konflikte zu bringen.

Den Alltag zu unterbrechen ist ebenso wichtig, um Freiräume zu schaffen für die eigene Selbstpflege und neue Kraft zu tanken, eigene Ressourcen neu zu entdecken. So lässt sich ein Burnout eher vermeiden.

Die Begegnung mit den anderen Teilnehmern und den Kursleitern verlief harmonisch und mit großem Respekt voreinander. Der Tag begann mit Meditation, Musik oder mit kleinen persönlichen Berichten. Unsere Aufgaben haben wir meistens in Form einer Gruppenarbeit oder eines Rollenspiels bearbeitet. Biografiearbeit im Blick auf unser eigenes Wachsen und unsere Entwicklung fanden ihren Raum. Von daher haben wir nur positive Erfahrungen gemacht.

Der letzte Fortbildungstag war auch der Tag der Zertifikatsübergabe und der Abschlussfeier. Alle wurden einzeln namentlich aufgerufen, mit einer Rose beschenkt und freundlich verabschiedet. Ein Sektempfang rundete die Feierstunde ab.

Wir haben viel gelernt; wir haben uns an vielen Punkten verbessert und dies konnte den Alltag in der Pflege bereichern. Danke!

Tim Hagemann

Ergebnisse der wissenschaftlichen Begleitung des Projektes „Existenzielle Kommunikation und spirituelle Ressourcen im Pflegeberuf"

Abstract
Studien zeigen, dass die hohe erlebte Beanspruchung in der Pflege weniger auf die eigentliche Arbeitszeit und Arbeitsdichte zurückzuführen ist, sondern sich vielmehr durch die Verschiebung in den Tätigkeiten erklären lässt. Im Erleben der Mitarbeitenden bleibt für die sinnstiftende Tätigkeit mit den Menschen, die man betreut, zunehmend weniger Zeit. Dieses führt scheinbar dazu, dass die Anforderung-Belohnung-Balance in Richtung zunehmender erlebter Beanspruchung kippt. Die Weiterbildung „Existenzielle Kommunikation und Spiritualität in der Pflege" scheint genau hier anzusetzen, indem sie schwierige Arbeitssituationen mit dem Patienten in sinn- und kraftgebende Arbeitsmomente überführt.

As studies show, the experienced high demand in the care does not mainly lead back to the work schedule or work pressure, but rather to the deferment of tasks. Care-givers experience having increasingly less time for the meaningful activity with the people they care for. This fact seems to lead towards a demand-reward balance tilting over towards a feeling of pressure. The qualification "Existential Communication in the Care" seems to be effective in just this respect by transforming complicated working situations into meaningful and strength-giving working situations.

1. Einleitung

Im Folgenden werden die Ergebnisse der wissenschaftlichen Begleitung des Projektes „Existenzielle Kommunikation und spirituelle Ressourcen im Pflegeberuf", gefördert durch den ESF im Rahmen des Programms *rückenwind*, vorgestellt. Das Projekt, mit einer Laufzeit von drei Jahren, endete im Dezember 2012. In der Projektzeit wurden bundesweit an elf Standorten jeweils bis zu 30 Pflegekräfte zu den Themen „Existenzielle Kommunikation und spirituelle Ressourcen" weitergebildet. Zu Beginn des Projektes wurde die Fachhochschule der Diakonie in Bielefeld mit der wissenschaftlichen Begleitung beauftragt. Die wissenschaftliche Begleitung sollte nicht nur die Güte und den Erfolg der Weiterbildung

bewerten, sondern die Phase der Planung und Entwicklung unterstützen. Gemeinsam wurde daher der Ansatz einer begleitenden, formativen Evaluation gewählt. Bezüglich der Evaluation waren insbesondere folgende Fragestellungen interessant:
- Entwickeln die unterschiedlichen Trainerteams ein gemeinsames Verständnis bezüglich der Ziele, Vorgehensweise und der Möglichkeit, Spiritualität als Ressource im beruflichen Alltag zu nutzen?
- Wie setzen sich die Teilnehmenden hinsichtlich Alter, Arbeitsbereich, Personalverantwortung etc. zusammen? Sind Unterschiede hinsichtlich der Wirkung der Weiterbildungsmaßnahmen in Abhängigkeit dessen zu beobachten?
- Welche religiösen und spirituellen Haltungen sind bei den Teilnehmenden vorhanden? Sind Unterschiede hinsichtlich der Wirkung der Weiterbildungsmaßnahmen in Abhängigkeit dessen zu beobachten?
- Wie ist die erlebte Beanspruchungssituation der Teilnehmenden in Abhängigkeit vom Alter oder Arbeitsbereich? Inwieweit werden religiöse und spirituelle Bewältigungsstrategien genutzt? Wie wirken sich diese auf das Beanspruchungserleben aus?
- Inwieweit unterstützt die Organisation das Leben von Spiritualität und Religiosität allgemein und insbesondere die Umsetzung der in den Weiterbildungen erlernten Inhalte?
- Wie werden die Inhalte der Weiterbildungsmaßnahmen von den Mitarbeitern und Mitarbeiterinnen aufgenommen?
- Welchen praktischen Nutzen bewirken die Weiterbildungen für die Mitarbeiter und Mitarbeiterinnen in der Pflege?
- Wie setzten diese dieses Wissen und neue Erfahrungen in ihrer praktischen Arbeit um?
- Wirken die Inhalte der Weiterbildungen als Bewältigungsstrategien für die beruflichen Belastungen der Pflegenden?
- Welche fördernden oder hemmenden Bedingungen gibt es für eine erfolgreiche Umsetzung ins praktische Handeln?
- Kann man davon ausgehen, dass die Schulungen langfristige Wirkungen entfalten?
- Sind Unterschiede bezüglich verschiedener Teilnehmergruppen (Alter, Religiosität, Arbeitsbereich) bezogen auf die Wirksamkeit der intendierten Ziele zu beobachten?
- Wie sind die Weiterbildungsmaßnahmen abschließend zu bewerten und welche Empfehlungen leiten sich aus den Ergebnissen ab?

In Übereinstimmung mit den Zielen des Förderprogramms *rückenwind* wurden den Themen „Gesundheit und Umgang mit psychischen Belastungen" besondere Aufmerksamkeit in dem Evaluationsvorhaben gewidmet.

2. Konzept und Vorgehensweise der wissenschaftlichen Begleitung

Sollen sich durch Qualifizierungsmaßnahmen Arbeitsprozesse und -ergebnisse verbessern, muss sichergestellt sein, dass der Gegenstand der Fortbildung Anwendung findet. Dies kann nur gelingen, wenn die richtigen Mitarbeiter die richtigen Kompetenzen erworben haben und motiviert sind oder werden, diese auch umzusetzen. Dies setzt voraus, dass die Inhalte einen tatsächlichen Bedarf decken und verständlich und praxisnah vermittelt werden. Der Erfolg einer Fortbildung hängt natürlich auch davon ab, inwieweit die Umsetzung durch Vorgesetzte und Kollegen und Kolleginnen und organisatorische Rahmenbedingungen unterstützt wird. Deswegen wurde schon früh im Projekt die Notwendigkeit einer unterstützenden Arbeitsgruppe zu begleitenden Maßnahmen der Organisationsentwicklung erkannt und ins Leben gerufen.[1]

In einem komplexen Gefüge wie der Pflege ist eine methodologische Beweisführung hinsichtlich der Wirksamkeit von Weiterbildungen nicht einfach zu führen. Soziale Arbeit ist gekennzeichnet durch vielfältiges, individuelles Handeln. Evaluationsprojekte in der sozialen Arbeit haben somit die Frage zu berücksichtigen, inwiefern sich die Handlungsmuster sozialer Arbeit konkretisieren, vergleichen und bewerten lassen. Dazu bedarf es streng genommen einer Betrachtung der allgemeinen Strukturen eines pflegerischen Handelns unter Berücksichtigung aller strukturellen Schwierigkeiten. Die Erfassung von Effekten oder Effektstärken in der alltäglichen Praxis sozialer Arbeit ist also schwierig. Eindeutige Ziel- und Erfolgsdefinitionen werden durch komplexe Problemlagen und durch die Einwirkung von vielerlei Umgebungseinflüssen erschwert. Insofern sind die vorliegenden Evaluationsonsergebnisse auch nur eine Annäherung und geben keine erschöpfende Antwort auf die oben formulierten Fragestellungen. Insbesondere die langfristige Wirkung der Weiterbildungsmaßnahmen kann bis zum Projektende nur annähernd eingeschätzt werden. Bei der Beurteilung von zeit- und kostenintensiven Kompetenzentwicklungsmaßnahmen stellt sich allerdings zu Recht die Frage, welche langfristigen Effekte zu beobachten sind. Deswegen sind über das Projektende weitere Evaluationserhebungen angedacht, um die langfristige Wirksamkeit bzw. den outcome zuverlässig zu bestimmen.

In Abstimmung mit der Steuerungsgruppe wurden innerhalb der Projektlaufzeit durch die wissenschaftliche Begleitung folgende Evaluationsebenen bestimmt:

---

1 Siehe dazu die Artikel von Matthias Dargel und Heike Lubatsch.

2.1 Güte der Weiterbildungsmaßnahmen

Hinsichtlich der Evaluation stellten sich eingangs verschiedene grundlegende Fragen. Zum einen, ob die Inhalte der Weiterbildung von den elf Trainerteams in ähnlicher Form aufbereitet und vermittelt werden bzw. ob ein ähnliches Verständnis bezüglich der Zielvorstellungen und der zentralen Begrifflichkeiten vorliegt? Und zum anderen, ob die Inhalte verständlich und praxisnah vermittelt werden. Wie sind Inhalte und deren Aufbereitung durch die Lehrenden, aber auch die Zusammensetzung der Gruppen etc. zu bewerten? Werden genügend Bezüge zur Praxis hergestellt? Werden die Trainer als fachlich und methodisch kompetent erlebt? Und wird eine aktive Beteiligung der Teilnehmenden gefördert?

Um ein gemeinsames Verständnis hinsichtlich der vielschichtigen und komplexen Weiterbildungsinhalte seitens der Trainer sicherzustellen, wurde durch die Steuerungsgruppe entschieden, die Trainer von Beginn an in die Entwicklung der Inhalte und deren Aufbereitung mit einzubeziehen. Seitens der wissenschaftlichen Begleitung wurden die Zielsetzungen, die sich aus der Antragstellung des Projektes ergaben, als Beurteilungsgrundlage herangezogen und mit Aussagen der verschiedenen Trainerteams bezüglich der Einstellungs- und Verhaltensänderungen, die sie mit den Schulungen verbinden, abgeglichen.

Zudem wurden alle Weiterbildungsmodule durch die Teilnehmenden hinsichtlich Verständlichkeit, Relevanz und Übertragbarkeit in die Praxis bewertet.

2.2 Zusammensetzung der Teilnehmenden

Erfahrungsgemäß wirken sich gleiche Fortbildungsmaßnahmen in verschiedenen Einrichtungen unterschiedlich aus. Dies liegt daran, dass die Personen auf unterschiedlichem Niveau Kompetenzen erwerben und anders motiviert sind, diese auch umzusetzen, oder auch, dass die gegebenen Arbeitssituationen sowie organisatorische Rahmenbedingungen die Umsetzungen unterschiedlich begünstigen. Bei einer Wirkanalyse von Fortbildungsmaßnahmen sollte eine Analyse stets die Ebenen Person, Arbeitssituation und Organisation mit ihren vielfältigen Wechselwirkungen einbeziehen.

Das übergeordnete Ziel der Weiterbildung war es, praxisnahe Wege aufzuzeigen, um Spiritualität als Kraftquelle zur Gesundheitsförderung für Pflegende nutzbar zu machen. Dazu sollten Methoden und Zugänge hinsichtlich existentieller Kommunikation, Spiritualität und Selbstpflege erarbeitet werden, um besser den Anforderungen und Herausforderungen des beruflichen Alltags beggenen zu können.

Aus wissenschaftlicher Sicht war es in diesem Zusammenhang interessant, welche Zugänge bei den Teilnehmenden zu Beginn der Weiterbildungen bereits vorhanden waren; also welche spirituellen, religiösen, aber auch motivationalen Kompetenzen und Bedürfnisse vorlagen. Hier

interessierte sowohl die selbst eingeschätzte Religiosität als auch die Ausübung spiritueller und religiöser Praktiken, insbesondere im beruflichen Alltag, sowie die Einschätzung der Unternehmenskultur – nicht zuletzt bezogen auf die Förderung von Spiritualität und Religiosität.
Im Sinne der Zielsetzungen des ESF-Programmes *rückenwind*, welche die Beschäftigungsfähigkeit sowie gesundheitsförderliche Arbeitsbedingungen in den Einrichtungen der Sozialwirtschaft betonen, wurde zudem der Belastungs- bzw. Beanspruchungsstatus der Mitarbeitenden erhoben.
Schließlich sind für eine Evaluation von Weiterbildungsmaßnahmen Angaben zur Person und der Arbeitssituation relevant. Neben dem Geschlecht, dem Alter, der Ausbildung wurden auch die Konfession sowie die Herkunft und der Arbeitsbereich sowie die Art der Beschäftigung erfasst.

2.3 Praxistransfer

Schließlich stellt sich die Frage, ob die Inhalte der Fortbildung tatsächlich den Bedarf treffen. Kann also über die Inhalte tatsächlich die intendierte Qualifikation mit den gewünschten Verhaltensänderungen erreicht werden? Und wird durch die Fortbildung sichergestellt, dass den beruflichen Anforderungen und Aufgaben mit mehr Ressourcen begegnet werden kann?
Hier geht es um die Umsetzung des Erlernten in die Praxis. Wie beurteilen die Teilnehmenden ihren persönlichen Lernerfolg? Deckten die Inhalte die Bedürfnisse der Teilnehmenden ab? Wie beurteilen andere, z. B. die Vorgesetzten oder Kollegen in den Einrichtungen, den Lernerfolg? Inwieweit werden die erworbenen Kompetenzen im Arbeitsalltag umsetzbar? Unterstützt die Arbeitsumgebung diese Veränderungen? Erweist sich die Theorie in der Praxis umsetzbar bzw. welche Modifikationen sollten vorgenommen werden? Wie ist insgesamt der Praxisnutzen der Weiterbildungen zu bewerten?

3. Methoden

Um die oben beschriebenen Evaluationsebenen zu adressieren, wurden verschiedene Datenerhebungsphasen festgelegt. Im Folgenden werden die Erhebungsphasen und die dazugehörigen Methoden kurz beschrieben:

3.1 Online-Befragung der Trainer

In dem Projekt haben an elf verschiedenen Standorten Weiterbildungen mit jeweils zwei bis vier, zumeist drei Trainern und Trainerinnen stattgefunden. Auch wenn das Curriculum gemeinsam erarbeitet wurde,

war es aus Sicht der Evaluation wichtig abzugleichen, ob zu Beginn der Weiterbildungen ein ähnliches Verständnis hinsichtlich der Schulungsziele bei den Trainern vorhanden ist. Deswegen wurden im Vorfeld alle Trainer angeschrieben und gebeten, folgende Fragen (onlinegestützt) zu beantworten:
- Welche Einstellungs- und Verhaltensänderungen soll Ihrer Meinung durch die Schulungen erreicht werden? Bitte beschreiben Sie kurz, welche konkreten Ziele Sie mit den Schulungen verbinden?
- Der Begriff der Spiritualität ist äußerst vielschichtig. Bitte geben Sie eine kurze Definition, was für Sie Spiritualität bedeutet?

Es haben sich alle elf Trainerteams mit mindestens einem Beitrag an der Erhebung beteiligt. Die Diskussion der Ergebnisse sollte eine homogene Zielvorstellung bezüglich der Weiterbildungsmaßnahmen fördern.

3.2 Fragebogen zur Biographie, Religiosität, Spiritualität und Arbeitssituation

Zu Beginn des ersten Moduls füllten alle Teilnehmenden einen umfangreichen Fragebogen (7 Seiten) aus. In Abbildung 1 ist die Struktur des Fragebogens dargestellt. Die Konstruktion des Fragebogens stand dabei vor der Herausforderung, sich einem sehr vielschichtigen Themenspektrum in einer dennoch „anwendungsfreundlichen" Art und Weise zu nähern. Es musste also zwischen Validität und der möglichen Zumutbarkeit, diesen auszufüllen, abgewogen werden.

3.2.1 Allgemeine Angaben zur Person und Arbeitgeber

Diese Angaben ermöglichen bei der Auswertung Vergleiche zwischen verschiedenen Gruppen (Alter, Arbeitsbereich etc.). Es ließen sich theoretisch eine Vielzahl von biographischen Daten erheben. Es wurde aber versucht, nur wirklich für das Projekt nötige Fragen aufzunehmen. Dazu wurde jeweils erwogen, ob Unterschiede zwischen den Gruppen eine Relevanz hinsichtlich möglicher Aussagen für die dem Projekt zu Grunde liegenden Fragestellungen besitzen.

3.2.2 Einschätzung der Religiosität

Hier interessiert die Einschätzung der individuellen extrinsischen und intrinsischen Religiosität der teilnehmenden Personen. Auch diese Daten sollen als Gruppenvariablen dienen, in deren Abhängigkeit das Antwortverhalten von anderen Fragekomplexen ausgewertet werden soll. Die Einschätzung der Religiosität erfolgt mittels der gekürzten Subskala zur öffentlichen und privaten religiösen Praxis aus dem Religionsmonitor der Bertelsmann Stiftung.[2]

---

2 Bertelsmann Stiftung 2007; Huber 2007.

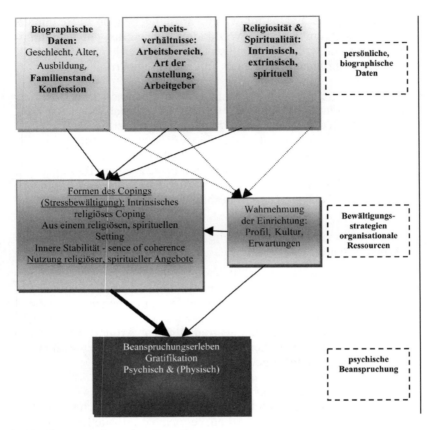

Abbildung: Aufbau des Fragebogens
Der Fragebogen gliedert sich in sieben Teile:

3.2.3 Einschätzungen zur Spiritualität
Hier interessiert der individuelle Zugang zur Spiritualität, wie stark diese ausgeprägt ist und wie bzw. in welchen Situationen diese erlebt wird. Die Spiritualität wurde mit verschiedenen Subskalen erhoben, welche englischsprachigen Verfahren entnommen wurden und von der Fachhochschule (FH) der Diakonie ins Deutsche übertragen worden sind.[3]

3.2.4 Einschätzung der Arbeitsbelastungen bzw. des subjektiven Beanspruchungserleben
Mit dem weitreichenden Wandel der Arbeitswelt nimmt die Bedeutung von Arbeitsbelastungen für die Leistungsfähigkeit, das Wohlbefinden und die Gesundheit der Mitarbeitenden in den diakonischen Einrich-

---

3 Vgl. Fetzer Institute 1999; 2003.

tungen zu. Einflüsse von Arbeitsbelastungen auf die Entstehung arbeitsbedingter Erkrankungen werden heute zunehmend anerkannt. Dies ist in erster Linie den Ergebnissen der epidemiologischen und experimentellen Stressforschung zu verdanken.[4] Nach wie vor bestehen jedoch Kontroversen bezüglich einer angemessenen theoretischen und methodischen Erfassung gesundheits- und krankheitsrelevanter Aspekte von Arbeitsbelastungen. Mit dem Modell beruflicher Gratifikationskrisen ist ein analytischer Ansatz zur Erfassung psychomentaler und sozio-emotionaler Arbeitsbelastungen zur Diskussion gestellt worden, der sowohl Aspekte des sozialen Kontextes wie auch Aspekte des personalen Bewertungs- und Bewältigungsverhaltens auf theoretischer Ebene verknüpft. Das Modell enthält folgende Kernannahmen:[5]

(A) Für vertraglich geforderte berufliche Leistungen (Verausgabung) werden nach dem Prinzip sozialer Reziprozität mehr oder weniger spezifizierte Belohnungen (Gratifikationen) auf drei Ebenen gewährt: Bezahlung, Wertschätzung, beruflicher Aufstieg und/oder Arbeitsplatzsicherheit.

(B) Im Erwerbsleben ergeben sich – je nach Branche, betrieblichem Kontext und konjunktureller Situation – Konstellationen, bei denen dieses Prinzip sozialer Reziprozität verletzt wird, wobei einer hohen geleisteten Verausgabung eine vergleichsweise niedrige Belohnung entgegensteht.

(C) Unter Bedingungen der Chronifizierung evoziert ein Ungleichgewicht zwischen Verausgabung und Belohnung bei Betroffenen negative Affekte und zentralnervöse Aktivierungen, die langfristig gesundheitsschädigende Wirkungen entfalten (Stresserfahrung im Sinn beruflicher Gratifikationskrisen).

Mit dem Modell wird postuliert, dass ein Ungleichgewicht zwischen geleisteter Verausgabung und erfahrener Belohnung (extrinsische Modellkomponente) Gesundheitsrisiken in Folge chronischer Stresserfahrungen vorherzusagen vermag: Je höher die geleistete Verausgabung in Relation zur erfahrenen Belohnung, desto höher das Krankheitsrisiko. Diese Annahmen konnten inzwischen in vielen Studien empirisch nachgewiesen werden.[6]

3.2.5 Spirituelle bzw. religiöse und allgemeine Bewältigungsmuster
Hier interessiert, mit welchen Bewältigungsstrategien, insbesondere hinsichtlich Religiosität und Spiritualität, den Arbeitsbelastungen begegnet wird. Zum einen wurden Subskalen des Münchner Motivationspsychologisches Religiositäts-Inventar benutzt[7] und zum anderen verschiedene

---

4 Vgl. Rödel / Siegrist / Hässel & Brähler 2004.
5 Vgl. Siegrist 2002.
6 Vgl. Peter 2002.
7 Vgl. Grom / Hellmeister / Zwingmann 1997.

Subskalen englischsprachigen Verfahren entnommen, die von der FH der Diakonie ins Deutsche übertragen worden sind.[8]

3.2.6 Bewertung des (spirituellen und religiösen) Profils der Einrichtungen

Hier interessiert, wie die Einrichtungen und ihre spirituellen und religiösen Angebote vor dem Hintergrund eigener Glaubens- und Wertvorstellungen und als sozioemotionale Unterstützung wahrgenommen werden. Die Skalen wurden von der FH der Diakonie entwickelt.

3.2.7 Einschätzung der Unternehmenskultur in der Einrichtung

Hier wird auf Aspekte fokussiert, die sich aus den Umsetzungen der Leitbilder in diakonischen Einrichtungen ergeben sollten. Interessant sind hier beispielsweise Unterschiede zwischen den Einrichtungen mit einem hohen bzw. niedrigen Anteil konfessionell gebundener Mitarbeitender. Die Skalen wurden von der FH der Diakonie entwickelt.

3.3 Fragebogen zur Modulevaluation

Die Weiterbildungsmaßnahme bestand aus sechs Modulen mit jeweils unterschiedlichen Bausteinen. Nach jedem Modul wurden die Teilnehmenden aufgefordert, anonym eine Bewertung der Präsenzveranstaltungen vorzunehmen. Dabei wurden folgende Aspekte einbezogen:
- Bewertung der einzelnen Inhalte
- Konzeption des Moduls
- Verständlichkeit der Inhalte
- Praxisnähe der Inhalte
- Angemessenheit der eingesetzten Methoden
- Fachkompetenz der Trainer
- Möglichkeit zur aktiven Mitarbeit
- Seminarräume und Ausstattung
- Kursorganisation
- Atmosphäre in der Gruppe

Die Fragebögen wurden von den Trainern nach jedem Modul eingesammelt und der wissenschaftlichen Begleitung zur Auswertung überlassen.

3.4 Fragebogen zur abschließenden Einschätzung des Lernerfolges und Möglichkeiten des Praxistransfers

Zum Abschluss der Weiterbildungsmaßnahme wurden alle Teilnehmenden gebeten, eine Abschlussevaluation vorzunehmen. Neben allgemeinen Daten zur Person wurde hier ein Schwerpunkt darauf gelegt, inwieweit die Inhalte in der Praxis angewendet werden können bzw. auch schon angewendet worden sind. Der zweite Teil des Fragebogens wid-

---

8 Vgl. Fetzer Institute 1999; 2003.

mete sich der Einschätzung, ob durch das Gelernte mit beruflichen Belastungen und schwierigen Arbeitssituation besser umgegangen werden kann. Zudem wurde erhoben, inwieweit die Teilnehmenden das Gefühl haben, dass durch die Kollegen und Führungskräfte die Umsetzung des Gelernten gefördert wird.

4. Ergebnisse

Im Folgenden werden die Ergebnisse aus den oben beschriebenen Evaluationsphasen dargestellt. Eine umfassende Beschreibung aller Ergebnisse ist im Rahmen dieser Veröffentlichung nicht möglich. Die vorliegende Auswahl richtete sich insbesondere danach, die Güte und praktische Relevanz der Weiterbildungsmaßnahmen abschätzen zu können. Weitere aufschlussreiche Fragestellungen und Ergebnisanalysen wurden und werden in weiteren Publikationen vorgestellt.

4.1 Zielvorstellungen der Trainer

Im Vorfeld der Weiterbildungsmaßnahmen wurden die Trainerteams gebeten, Antworten auf folgende Fragen zu geben:
„Welche Einstellungs- und Verhaltensänderungen soll Ihrer Meinung durch die Schulungen erreicht werden? Bitte beschreiben Sie kurz, welche konkreten Ziele Sie mit den Schulungen verbinden?"
Dazu ergaben sich folgende Antworten der Trainer:
- *Pflegende und Betreuende erleben existenzielle Kommunikation als genuinen und alltäglichen Teil ihrer Arbeit. Pflegende und Betreuende fühlen sich mit den Menschen, die sie betreuen, im Bewusstsein der gleichen Bedürfnisse und Gefühle verbunden. Pflegende und Betreuende steigern ihre Fähigkeiten und Kompetenz zu echter zugewandter Begegnung im direkten Kontakt. Pflegende und Betreuende steigern ihre Fähigkeiten und Kompetenzen zu Distanzierung und Entlastung außerhalb des direkten Kontaktes.*
- *Reflexion des eigenen (Kommunikations-)verhaltens, vor allem in Bezug auf existentiell bedrohliche Situationen. Professionalisierung des eigenen Kommunikationsverhaltens durch Erweiterung theoretischer Grundlagen und Üben anhand von Praxisbeispielen. Sensibilisierung für Metaphern und Symbole existentieller Kommunikation. Auseinandersetzung mit dem eigenen spirituellen Weg und Erweiterung der Sprachfähigkeit und Handlungsfähigkeit (z.B. Rituale, Meditation) bezüglich spiritueller Themen im Sinne der „Salutogenese", der Gesundwerdung/Heilwerdung: Sinn finden auch in kritischen Lebensübergängen und -situationen. Entlastung für die berufliche Arbeitssituation ermöglichen (Burnout-Prophylaxe) durch die Erweiterung von Bewältigungsstrategien (Coping).*
- *Verbesserung der Selbstwahrnehmung in konfliktträchtigen und stres-*

sigen Situationen. Wahrnehmung von internen und externen Signalen, die eine verstärkte Achtsamkeit erfordern. Kompetenz in der Differenzierung und im Umgang mit inneren Konflikten, Beziehungskonflikten, Strukturkonflikten. Optimierung der Kommunikation innerhalb des Beziehungsgeflechtes. Steigerung der Wertschätzung von Kollegen und Kunden.

- *Dass Teilnehmende eigene Stärken entdecken, Freiräume in der Arbeit entdecken, in der eigenen Achtsamkeit und Wahrnehmung wachsen und Veränderungen in ihrer Arbeit spüren.*
- *Mitarbeitende zu befähigen/fördern/ermutigen, Gespräche mit existentiell relevantem Charakter mit Patienten zu führen. Eigene spirituelle Ressourcen entdecken, ausprobieren, üben.*
- *Förderung der allgemeinen Reflexionsfähigkeit. Entdecken und Nutzen der ganz persönlichen spirituellen Ressourcen. Achtsamkeit im Umgang mit anderen Menschen und sich selbst.*
- *(Neu-) Überdenken des Handelns und Kommunizierens. Als Pflegekraft eigene Kraftquellen entdecken, erschließen oder neu gewinnen. Spiritualität als jedem Menschen inhärente Dimension zu begreifen und auch als in die Pflegeanamnese und -Planung Einzubeziehendes. Wandlung einer evtl. Subjekt-Objekt-Beziehung in „der Pflege" zu Subjekt-Subjekt-Beziehung. Antworten heißt verantworten, Verlust der Scheu, Lebensthemen mit den Patientinnen anzusprechen. Oasen und Regenerationsmöglichkeit für die Pflegenden an den jeweiligen Schulungstagen. Moment des Da- und Mitseins mit sich selbst und den zu Pflegenden bewusst wahrnehmen. Mit-in-Blicknahme des Lebensendes.*
- *Pflegende sollen geistig, geistlich und in ihrer sozialen Kompetenz gestärkt werden. Die Schulung sollte zu einem gelingenden Leben und Arbeiten in der Verantwortung vor sich selbst, den Mitmenschen und Gott führen.*
- *Aufmerksamkeit gegenüber den Kommunikationssignalen der Pflegebedürftigen, Achtsamkeit gegenüber den Bedürfnissen, Anerkennung der Wünsche der Pflegebedürftigen als angemessen, das heißt z. B. zügige Reaktion auf das „Klingeln" bettlägeriger Patientinnen.*
- *Die Pflegenden sollen einen Zugang zu ihren eigenen existenziellen und spirituellen Bedürfnissen und Fragestellungen erhalten, um als pflegende Person sowohl Zugang zu Ressourcen zu erhalten, die evtl. noch unentdeckt sind, und qualifiziert werden, auf Bedürfnisse der zu pflegenden Personen einzugehen, Begegnungen nicht zu vermeiden und den Prozess der Genesung zu fördern.*
- *Den Pflegenden soll bewusst werden, dass Glaube/Spiritualität eine wertvolle Ressource (Kraftquelle für ihr eigenes Leben) ist. Die Pflegenden sollen verschiedene konkrete Formen von Spiritualität kennenlernen und die individuelle angemessene Form sich aneignen können. Im optimalen Fall werden Pflegende durch die Fortbildung*

psychisch gestärkt. Alles ist freiwillig und ein Angebot. „Alles prüfet, aber das Gute behalte".
- Pflegekräfte können eigene Stärken und Fähigkeiten benennen, anerkennen und wertschätzen. Sie entwickeln Perspektiven zur Selbstvorsorge, entdecken Handlungsstrategien und Kraftquellen zum Umgang mit Stress. Sie entwickeln ein realistisches Einschätzungsvermögen der eigenen Handlungsreichweite. Reflektierte Klarheit, dass nicht immer alles gelingt und dass die eigenen Bemühungen durchaus Grenzen erfahren.
- *Ein Ziel ist, dass die Teilnehmenden die eigenen Überzeugungen, Haltungen, Deutungsmuster (Welt- und Menschenbild, Spiritualität) bewusst(er) wahrnehmen und voneinander darüber etwas erfahren. Sie erwerben oder vertiefen die Fähigkeit, über persönliche „Grundsatzfragen" nachzudenken und mit anderen ins Gespräch zu kommen. Ein zweites Ziel ist die bewusste Auseinandersetzung mit Fragen, die die eigene Würde betreffen. Die Teilnehmenden werden bestärkt, sich als Person (neu) wertzuschätzen – über den funktionalen Nutzwert hinaus – und sie werden ermutigt, im beruflichen Kontext für ihre Würde einzutreten. Für die Frage, wie dies konkret gelingen kann, erhalten sie zudem verschiedenes „technisches" Rüstzeug.*
- *Pflegende befähigen, achtsam mit den ihnen anvertrauten Patienten und mit sich selbst umzugehen, spirituelle Fragestellungen zu erkennen, einfühlsam darauf zu reagieren, Training von kommunikativen Fähigkeiten, Kennenlernen des Erfahrungsschatzes christlicher Kultur und des christlichen Menschenbildes als Grundlage diakonischer Arbeit.*
- *Einstellungsänderung: Sensibilisierung für das Hilfsmittel Kommunikation in der Pflege. Bewusstmachen, dass die Kommunikation der Schlüssel zur Wahrnehmung der Bedürfnisse von alten Menschen ist, und damit verbunden auch das Bedürfnis nach Spiritualität wahrnehmen können und dem gerecht werden (Verhaltensänderung). Ziel: Kennennlernen geeigneter, neuer Methoden, um alten Menschen in ihrer Individualität gerecht zu werden, ohne dabei die eigenen Grenzen zu überschreiten.*

Die zweite Frage, die im Vorfeld an die Trainer gerichtet wurde, lautete: „Der Begriff der Spiritualität ist äußerst vielschichtig. Bitte geben Sie eine kurze Definition, was für Sie Spiritualität bedeutet?"
Hier ergaben sich folgende Antworten der Trainer:
- *Aktuell ist mir aus der Vorbereitung im Trainerteam wichtig: Spiritualität ist das, was mich begeistert und belebt. Dieses Geschenk, diese Gabe, diese Fähigkeit ist den Menschen von Gott selbst eingehaucht worden. Dieser Odem wird mich mein Leben lang begleiten und wird Schönes noch mehr verzaubern und Schweres erleichtern.*
- *„Spiritualität" ist für mich ein Begriff mit ökumenischer Weite. Er impliziert für mich Erfahrungen, bei denen sich der Mensch mit dem*

„Geheimnis des Lebens" verbunden weiß. Spiritualität kann sich in Gefühlen und Stimmungen, aber auch im bewusst reflektierten Lebenskonzept und in der Haltung und Einstellung zu Lebensereignissen zeigen. Spiritualität hat eine integrative Funktion, indem sie Bedeutung und Sinnerfahrung ermöglicht, auch in Grenzsituationen des Lebens.

- *Spiritualität (positive!) ist die Art und Weise, mit einer selbstbestimmten inneren Haltung mit den vielfältigen Herausforderungen, Aufgaben und Konflikten in einer hilfreichen und angemessenen Weise umzugehen. Sie ist bestimmt von inneren Einstellungen, Erfahrungen, Prägungen, Wertungen, Hoffnungen, Glaubenshaltungen und daraus resultierenden positiven und konstruktivistischen Reaktionsmustern. Sie ist abhängig von den zur Verfügung stehenden Ressourcen positiver Grundannahmen.*
- *Gehalten sein, in-Beziehung-sein, gekannt werden beschreibe ich als spirituelles Grundbewegtsein im Menschen in der Offenheit zur Transzendenz.*
- *Ich bin Pfarrer und ich bin Christ. Für mich persönlich ist Spiritualität die immer neue Hinwendung und Ausrichtung auf Christus, emotional, kognitiv, sozialethisch, meditativ und wenn Sie wollen: mystisch. Das ist aber nicht der Begriff von Spiritualität. der im Projekt vertreten werden soll. Aber danach fragen Sie ja auch nicht.*
- *Leben und Handeln im Vertrauen auf einen gerechten und gütigen Gott.*
- *Spiritualität begreife ich als eine Lebens- und Ausdruckssuche für den Bereich in mir, der über meinen begrenzten Blick auf mich und die Welt hinausweist. Das Lauschen auf die Stille hinter den inneren und äußeren Tönen und Geräuschen. Spüren in den Augenblick, das Wesentliche der Liebe in mir und um mich herum immer wieder neu entdecken. Spiritualität ist Suche und Bergen im Gefunden- und Geborgensein, Gott ist in mir – ich bin in Gott.*
- *Spiritualität bedeutet, alltägliche Dinge geistlich zu reflektieren und dies ins alltägliche Leben aufzunehmen.*
- *Evangelische Spiritualität – ich finde es sinnvoll, Spiritualität in traditionellen Bezügen zu pflegen – textgebunden. Zur Spiritualität gehören: Bibellese, Lieder, Gebete, Gottesdienstbesuch ...*
- *Spiritualität (weit): Verbundenheit mit etwas Heiligem; Bezogenheit auf ein umgreifendes Sein, aufgehoben in einem großen Ganzen. Spiritualität (eng): religiöse Aufmerksamkeit, persönliche Gottesbeziehung.*
- *Für mich ist Spiritualität geprägt von meiner persönlichen Beziehung zu Gott und meiner ganz eigenen Gotteserfahrung. Wovon will ich mich prägen lassen? Was soll in meinem Leben und Alltag Prioritäten haben? Wie wirkt sich mein Glaube / meine Lebenseinstellung auf den Alltag aus? Verbunden mit Achtsamkeit gegen mich selbst, gegenüber meinen Mitmenschen und gegenüber der Schöpfung ergibt sich dar-*

aus ein bewusster Lebensstil. Bezogen auf andere Menschen kann ich mein Verständnis von Spiritualität nur als offene Einladung verstehen: Ich komme nicht mit einem „missionarischen Eifer", wohl aber mit meiner eigenen Meinung und Erfahrung.
- *Bei der Vielfalt, in der sich Spiritualität äußern kann, geht es*
  - *um die Erfahrung des Angenommenseins – um die Berührung mit den geheimnisvollen Seiten des Lebens*
  - *um die Hinwendung zum Wesentlichen*
  - *um die Einbettung in einen größeren Zusammenhang, der dem alltäglichen Leben Sinn gibt – um die innere Ausrichtung eines Mensch*
  - *um das, was in zwischenmenschlichen Beziehungen geschieht.*
- *„Spiritualität" ist für mich ein deskriptiver, kein normativer Begriff. Er bedeutet ganz allgemein: den „Geist", der einen Menschen oder ein System formt und belebt. Eng verwandte Begriffe sind für mich: Weltanschauung, Menschenbild, Lebenskonzept, Selbstkonzept, Kultur.*
- *Spiritualität bezeichnet den Geist, der mein Leben führt, leitet, auffängt und voranbringt, wie der Wind, der die Segel des Bootes strafft und es in Fahrt bringt. Gott als Schöpfer hat seinen Lebensodem (atem) in den aus „Adamah" gemachten Menschen gegeben und diesen damit lebendig werden lassen. Spiritualität steht für das ganze Leben, was mich lebendig werden lässt, mir Atem gibt, mich durchatmen lässt, aufrichtet und durch trägt.*
- *Bewusstwerdung, Sensibilisierung, Achtsamkeit, Wertschätzung und Verbindung zu dem, was in der Welt ist.*

Die Antworten zeigen, dass bei aller Vielschichtigkeit, die die Themen „Existenzielle Kommunikation und Spiritualität" haben, zu Beginn der Weiterbildungsmaßnahmen ein hoher Grad an Übereinstimmung bezüglich der Zielvorstellungen vorhanden war. Bezüglich des Begriffes „Spiritualität" lässt sich allerdings eine größere Bandbreite an Vorstellungen erkennen.

Die Schwierigkeit den Begriff „Spiritualität" einheitlich zu definieren und zu operationalisieren, wurde in der Curriculumsentwicklung dadurch begegnet, dass man übereinstimmende Aktivitäten und Lehrinhalte diesbezüglich festgelegt und beschrieben hat. Dabei bestand die Schwierigkeit, ein ausgewogenes Maß zwischen Standardisierung und Raum für individuelle Zugänge zu finden.

4.2 Beschreibungen der Teilnehmenden bezüglich Biographie, Arbeitssituation, Religiosität und Spiritualität

Zum Beginn des ersten Moduls füllten alle Teilnehmenden einen ausführlichen Fragebogen aus. In diesem wurden sie gebeten, Angaben zu ihrer Person, ihrer Arbeitssituation und zu ihrer individuellen Religiosität und Spiritualität zu machen. Ferner nahmen die Teilnehmenden in dem Fragebogen eine Einschätzung ihrer Arbeitsbelastung sowie ihrer Bewältigungsstrategien und eine Einschätzung der vorhandenen organisationalen Ressourcen vor. Eine ausführliche Wiedergabe der Ergebnisse ist im Rahmen eines Buchkapitels nicht möglich. Es erfolgt ein Überblick über die wichtigsten Resultate.

4.2.1 Allgemeine Angaben zur Person
Insgesamt liegen Daten von 256 Teilnehmenden vor, dies entspricht einer Rücklaufquote von über 85%. Davon waren knapp 90% Frauen. Der höchste Rücklauf ergab sich in Paderborn mit 30 und der niedrigste in Dresden mit lediglich neun Teilnehmenden. Insgesamt gaben 43% der Mitarbeiter/innen an, evangelisch zu sein, 27% katholisch und 20% gaben an, keiner Glaubensgemeinschaft anzugehören. Andere Religionen spielten keine Rolle. Lediglich fünf Mitarbeitende waren moslemischen bzw. jüdischen Glaubens. Wie zu erwarten, ist der Anteil der Mitarbeitenden, die anführten, keiner Glaubensgemeinschaft anzugehören, in den ostdeutschen Standorten einschließlich Berlin mit bis über 50% besonders hoch. Dresden bildet mit einer höheren Kirchenzugehörigkeit der Teilnehmenden eine Ausnahme.

Hinsichtlich der selbst eingeschätzten Religiosität gaben insgesamt 28% der Mitarbeitenden an, überhaupt nicht religiös zu sein, 45% schätzte sich als moderat religiös, 27% als sehr religiös ein. Diese Einschätzungen streuen deutlich über die verschiedenen Standorte, wie die Tabelle unten zeigt. Während sich in Berlin fast dreiviertel der Mitarbeitenden als nicht religiös bezeichneten, gaben in Dresden alle Teilnehmenden an, entweder moderat oder sehr gläubig zu sein.

Tabelle 1: Anteil der Mitarbeitenden in den verschiedenen Standorten, die sich als nicht religiös einschätzen.

Biele-feld	Hamburg	Leipzig	Paderborn	Reutlingen	Guben	Düsseldorf	Berlin	Bruchsaal	Wuppertal	Dresden
12 %	34 %	38 %	35 %	21 %	34 %	7 %	74 %	11 %	24 %	0 %

Bezüglich der Altersstruktur fällt auf, dass 44% der Teilnehmenden zwischen 50 und 59 Jahren sind, knapp 30% zwischen 40 und 49 Jahren und nur 14% zwischen 30 und 39 Jahre alt sind. Unter 29 bzw. über 60 Jahre sind 9% bzw. 3% der Mitarbeitenden, die an dieser Weiterbildung teilgenommen haben. Alter und Religiosität korrelieren schwach, aber statistisch signifikant miteinander, d.h. die älteren Mitarbeitenden gaben eher an, religiös zu sein.

Der Großteil der Mitarbeitenden, 44%, arbeitet in der Krankenpflege, 37% arbeiten in der Altenpflege und 9% in der Psychiatrie. 10% der Teilnehmenden gaben an, in einem anderen Bereich tätig zu sein. Der überwiegende Teil, 83%, hat ein unbefristetes Arbeitsverhältnis, und 71% gaben an, keine Personalverantwortung zu haben.

4.2.2 Zusammenhang zwischen Religiosität und Spiritualität

In Tabelle 2 ist der Zusammenhang zwischen dem Grad der Religiosität und verschiedenen spirituellen Zugängen dargestellt. Während sich zwischen Aussagen, die sich direkt auf Gott oder ein höheres Wesen beziehen, deutliche Unterschiede zeigen, verringern sich diese Unterschiede bei allgemeineren Aussagen zu Spiritualität. Allerdings ist festzustellen, dass über alle Fragen die Ausprägungen von Religiosität und Spiritualität dahingehend korrespondieren, dass religiöse Menschen tendenziell einen stärkeren Zugang zu verschiedenen Facetten von Spiritualität haben.

Tabelle 2: Mittelwerte bezüglich verschiedener Dimensionen von Spiritualität differenziert dargestellt für Teilnehmende, die sich als nicht, moderat oder sehr religiös bezeichnen. Die 6-stufigen Antwortskalen hatten die Pole: „1" = „stimme überhaupt nicht zu" und „6" = „stimme vollkommen zu".

	Religiosität		
	nicht	moderat	sehr
Ich fühle mich von Gott oder einem höheren Wesen geliebt	1.7	3.8	5.2
Erleben Sie Situationen, in denen Sie das Gefühl haben, dass eine göttliche Macht positiv in Ihr Leben eingreift?	2.0	3.6	4.8
Ich meditiere	2.3	3.2	3.8
Denken Sie über religiöse Fragen nach?	2.7	3.9	5,0
Ich glaube an eine unsterbliche Seele	2.7	4.3	5.4
Ich bin davon überzeugt, dass es höhere Kräfte oder Wesen gibt	3.2	4.8	5.6
Ich fühle oftmals eine tiefe innere Ausgeglichenheit	3.4	3.7	4.2
Ich versuche, bewusst mit meiner Umwelt umzugehen	4.7	5,0	5.2
Ich fühle mich oft berührt von der Schönheit der Natur	4.9	5.1	5.3

4.2.3 Beanspruchungserleben der Mitarbeitenden

Insgesamt erleben die Mitarbeitenden in allen Einrichtungen eine hohe subjektive Beanspruchung. Zu den verschiedenen Fragen des Beanspruchungs- und Belastungserlebens bewegten sich die Antworten auf einer 6-stufigen Skala (1 = niedrig, 6 = hoch) im Mittel stets über 4.0. Dabei zeigten sich bezogen auf das Verhältnis zwischen wahrgenommen

Anstrengungen und Arbeitsbelastungen im Verhältnis zur Anerkennung und Ressourcen (vergleiche Gratifikationserleben oben) die höchsten erlebten Beanspruchungen in Bielefeld und Hamburg, gefolgt von Berlin und Dresden. Die niedrigsten subjektiven Beanspruchungswerte finden sich diesbezüglich in Wuppertal und Düsseldorf, aber auch dort bewegen sie sich auf einem vergleichsweise hohen Niveau.
Bei den 30-39-jährigen zeigt sich ein geringeres Beanspruchungserleben als bei den anderen Altersgruppen. Bezogen auf die Arbeitsbereiche erleben die Mitarbeitenden in der Krankenpflege eine signifikant höhere Beanspruchung. Hinsichtlich eines Zusammenhangs zwischen Religiosität und Beanspruchungserleben zeigen sich hier nur schwache Zusammenhänge. Moderat religiöse Teilnehmende zeigten durchweg ein geringeres Beanspruchungserleben.

4.2.4 Sinn und Identifikation
Fast alle Mitarbeitenden, die an der Weiterbildung teilgenommen haben, gaben an, dass sie die Arbeit erfüllt und sie diese als sehr sinnvoll erleben. Auch zeigten sich hohe Zustimmungswerte dahingehend, dass die berufliche Tätigkeit gut zu dem passt, was man sich selbst im Leben vorgenommen hat und dass man sich durch die berufliche Tätigkeit als einen Teil von etwas größerem Ganzen versteht.
Bezüglich der Standorte zeigen sich insgesamt nur geringe Unterschiede. In Tabelle 3 sind die aggregierten Mittelwerte bezüglich verschiedener Fragen, die „Sinn" und „Identifikation" betreffen, wiedergegeben. Der höchste Wert zeigt sich mit 5.2 in Bruchsal, der niedrigste am Standort Bielefeld mit 4.4.

Tabelle 3: Aggregierte Mittelwerte bezüglich „Sinn" und „Identifikation" (Index) differenziert dargestellt nach Standorten. (6-stufige Antwortskala).

Bielefeld	Hamburg	Leipzig	Paderborn	Reutlingen	Guben	Düsseldorf	Berlin	Bruchsal	Wuppertal	Dresden
4,4	4,7	4,9	4,6	5	5	5	4,7	5,2	4,8	4,8

Weitere Analysen nach Alter, Arbeitsbereich usw. zeigen keine deutlichen Unterschiede. Die Mitarbeitenden unter 30 Jahren zeigen eine etwas geringere Identifikation und die Mitarbeitenden in der Altenpflege sehen eine besonders hohe Sinnhaftigkeit in ihrer Tätigkeit.

4.2.5 Spirituelle, religiöse und allgemeine Bewältigungsstrategien
Die Mitarbeitenden wurden ferner gebeten einzuschätzen, wie sie Arbeitsbelastungen begegnen bzw. welche Bewältigungsstrategien sie nutzen. Hier interessierten insbesondere Strategien, die sich aus einem religiösen und/oder spirituellen Setting heraus ergeben. In Tabelle 4 sind die Ergebnisse differenziert nach Religiosität dargestellt. Wie zu vermu-

ten, nutzen Bewältigungsstrategien, die sich direkt auf Gott beziehen, vor allem gläubige Mitarbeitende.

Tabelle 4: Mittelwerte bezüglich verschiedener Bewältigungsstrategien differenziert dargestellt für Teilnehmende, die sich als nicht, moderat oder sehr religiös bezeichnen. Die 6-stufigen Antwortskalen hatten die Pole: „1" = „stimme überhaupt nicht zu" und „6" = „stimme vollkommen zu".

	Religiosität		
	nicht	moderat	sehr
Auch wenn Gott bzw. eine höhere Wirklichkeit meine Lebenssituation nicht verbessert, finde ich doch Trost und Heil durch meinen Glauben	1.9	4.0	5.3
Meine Werte- und Glaubensvorstellungen helfen mir, meine täglichen Arbeitsanforderungen zu bewältigen.	3.3	4.4	5.2
Ich ziehe Kraft aus meinen Werte- und Glaubensvorstellungen.	3.4	4.4	5.5
Eine besondere (spirituelle) Kraft ziehe ich aus der direkten Begegnung mit den Menschen, die ich betreue.	3.7	4.4	4.2
Alles, was mir passiert, hat einen tieferliegenden Sinn	3.8	4.5	5.3
Auch in dem Erleben von schwierigen oder schmerzhaften Situationen sehe ich einen Sinn	4.2	4.4	5.0
Ich finde stets Unterstützung bei anderen Menschen.	4.5	4.6	4.4

4.2.6 Bewertung des (spirituell-religiösen) Profils der Einrichtung

In Tabelle 5 ist eine Auswahl von Aussagen, die die Teilnehmenden bezüglich des Profils ihrer Einrichtung bewerten konnten, dargestellt. Auch hier erfolgt eine Darstellung, die die Aussagen mit den individuellen Glaubens- und Wertevorstellungen in einen Zusammenhang bringt. Auffällig in diesen Analysen ist, dass Mitarbeitende, die sich selbst als nicht religiös bezeichnen, aufgrund des Selbstverständnisses des Arbeitgebers von diesem einen besonders fairen Umgang erwarten. Jedoch sich als Teil einer besonderen Arbeitsgemeinschaft zu sehen, in der auch die eigenen Werte und Glaubensvorstellungen einfließen, wird von dieser Gruppe weniger erlebt. Die Überzeugung, das Leitbild einer Einrichtung zu leben, steht ebenfalls in einem Zusammenhang mit den individuellen Glaubensvorstellungen, denn religiöse Mitarbeitende stimmen dieser Aussage deutlich eher zu. Fragen mit explizit christlichen Bezügen werden erwartungsgemäß unterschiedlich bewertet: Nichtreligiöse Mitarbeiter erleben das Miteinander weniger durch christliche Werte geprägt und legen keinen besonderen Wert darauf, dass der Arbeitgeber einen religiösen Hintergrund hat.

Tabelle 5: Mittelwerte bezüglich verschiedener Facetten des Unternehmensprofil differenziert dargestellt für Teilnehmende, die sich als nicht, moderat oder sehr religiös bezeichnen. Die 6-stufigen Antwortskalen hatten die Pole: „1" = „stimme überhaupt nicht zu" und „6" = „stimme vollkommen zu".

	Religiosität		
	nicht	moderat	sehr
Aufgrund des Selbstverständnisses meines Arbeitgebers erwarte ich einen besonders fairen Umgang	5.3	4.7	4.8
Mein Team stellt eine wichtige seelische Unterstützung für mich dar	4.1	4.1	3.9
Mein Arbeitgeber bemüht sich um eine wertschätzende Arbeitsatmosphäre	4.1	4.1	4.1
Ich fühle mich in meiner Arbeit als Teil einer besonderen Gemeinschaft	4.0	4.2	5.1
Auch bei persönlichen Problemen kann ich mit der Unterstützung meines Arbeitgebers rechnen	4.0	3.9	3.6
Meine individuellen Glaubens- und Wertvorstellungen fließen in meine Arbeit ein	3.9	4.7	5.1
Bei uns begegnen sich Mitarbeitende und Führungskräfte auf gleicher Augenhöhe	3.9	3.6	3.6
Ich glaube, dass ich das Leitbild unserer Einrichtung lebe	3.8	4.3	4.6
Bei uns besteht von der Führung bis zu den Auszubildenden eine Gemeinschaft	3.8	3.6	3.4
Die Benutzung von Managementbegriffen wie „Kunden" etc. schaden dem Profil unserer Einrichtung	3.4	3.9	3.8
Ich finde es besser, Arbeit und Religiöses zu trennen	3.3	2.4	1.8
In unsere Einrichtung haben die Mitarbeitenden viele Ängste (vor Arbeitsplatzverlust, Fehlern etc.)	3.2	3.3	3.4

Ergebnisse der wissenschaftlichen Begleitung 93

	Religiosität		
	nicht	moderat	sehr
Ich glaube, konfessionell gebundene Einrichtungen sind sehr mitarbeiterorientierte Arbeitgeber	3.0	3.1	3.0
Mein Arbeitgeber legt Wert auf die persönliche (spirituelle) Entwicklung der Angestellten	3.0	3.5	3.4
Mein Arbeitgeber fördert die Auslebung meines Glaubens oder meiner Spiritualität	2.8	3.1	3.2
Vieles an Traditionen und Ritualen in meiner Einrichtung ist mir eher fremd	2.8	2.3	1.9
Meine Arbeit hat Einfluss auf meine spirituelle und religiöse Entwicklung	2.7	3.9	4.4
Unser Miteinander ist geprägt durch christliche Werte	2.6	3.3	3.6
Mir ist es wichtig, dass mein Arbeitgeber einen religiösen Hintergrund hat	2.0	3.5	4.4
Ich bedaure, dass viele meiner Kollegen/innen nicht meine Glaubens- und Wertvorstellungen teilen	1.7	2.5	2.9

4.2.7 Religiöse und spirituelle Angebote der Arbeitgeber
Die Teilnehmenden wurden im Fragebogen abschließend gebeten anzugeben, ob sie sich neben Gottesdiensten, Andachten, Seelsorge etc. noch weitere spirituelle oder religiöse Angebote wünschten. Mit Abstand am Häufigsten wurden verschiedene Angebote zu Formen von Meditation und Gesprächskreise genannt. Außerdem wünschten sich die Mitarbeitenden dazu folgendes:
- *Seelsorge für Mitarbeitende*
- *Treffen, Austausch und Erfahrungen. Was heißt es, für die Diakonie tätig zu sein?*
- *Führungsethik, die verbindlich, reflektiert und auf diakonisch/christlicher Basis weiterentwickelt wird*
- *Yoga und autogenes Training*
- *Andachten oder Gebetskreise, die ich mit meinem Arbeitsalltag in Verbindung bringen kann*
- *spirituelle Begleiter vom Personal*
- *psychologische Betreuung von Mitarbeitern in Krisensituationen*
- *Entspannungsangebote für Mitarbeiter*
- *spirituelle Impulse am Morgen und/oder am Abend,*
- *Andachtsmöglichkeit, ca. 10 min. vor und nach Dienstschluss*
- *Angebot zu allgemeinen Glaubens- und Lebensfragen*

- *Angebote der Ruhe, Achtsamkeit, Meditation*
- *Die Möglichkeit, als Mitarbeiterin an Andachten oder Gottesdiensten teilzunehmen, ggf. gemeinsam mit Bewohnern*
- *Welcher Glaube ist „gefährlich"?*
- *z.B. etwas über Ethik, Sterbebegleitung*
- *Gespräche über Buddhismus, Geistesveranstaltungen*
- *Krankensalbungen, Kommunion*
- *Andachten, die zum Dienstplan passen*
- *ethische Fragen (z.B. PEG, Umgang mit Schmerzen)*
- *regelmäßige Gottesdienste für demente Bewohner*
- *Trauerbewältigung für Pflegekräfte*
- *Kurzandachten*
- *organisierte Begegnungen zum Austauschen, Schulungen, Seminare*

Die aufgezählten Nennungen sind nicht komplett und spiegeln nur einen Teil der Ideen wieder, die als wünschenswerte spirituelle Angebote genannt wurden. Im Weiteren wurde explizit auch nach nicht religiösen bzw. spirituellen Unterstützungsangeboten gefragt. Bei diesen Antworten fällt auf, dass insbesondere Supervision, Feedbackrunden oder auch Coaching-Angebote genannt wurden. Darüber hinaus wurden hier Ideen – angefangen von der Gestaltung der Räumlichkeiten über Sportangebote bis hin zu gemeinsamer Freizeitgestaltung wie Wandern oder Theaterbesuche – eingebracht.

4.3 Modulbewertungen

Nach jeden Modul (6 Module, je zweitägig, je 16 Std.) wurden die Teilnehmende gebeten, eine Bewertung vorzunehmen. In Tabelle 6 sind verschiedene zentrale Ergebnisse zu den einzelnen Modulen wiedergegeben. Die Teilnehmenden konnten eine Einschätzung in Anlehnung an Schulnoten von 1 bis 6 für jedes Modul vornehmen. In der Ergebnistabelle sind die Mittelwerte für alle elf Standorte sowie die jeweils beste als auch die kritischste Bewertung angegeben.

Insgesamt kann man festhalten, dass die Teilnehmenden die Weiterbildungsmaßnahmen hinsichtlich der Konzeption der Module, der Verständlichkeit der Inhalte, hinsichtlich der eingesetzten Methoden als auch der Fachkompetenz der Trainer sowie der Möglichkeit zur aktiven Mitarbeit als sehr positiv eingeschätzt haben. Lediglich die Praxisnähe wird insbesondere in den ersten Modulen an einigen Standorten mit einem Mittelwert um die 3 kritischer eingeschätzt. Hinsichtlich der einzelnen Standorte zeigen sich leichte Unterschiede in den Bewertungen, die aber nicht konstant über die verschiedenen Module sind. Auch gleichen sich die positiven Bewertungen über die Zeit an. Die letzten drei Module werden an allen Standorten in allen Bewertungskategorien mit Durchschnittswerten zwischen 1.1 und 2.4 sehr positiv bewertet.

Ergebnisse der wissenschaftlichen Begleitung

	Modul 1			Modul 2			Modul 3			Modul 4			Modul 5			Modul 6		
	von	Ø	bis	von	Ø	bis	von	Ø	bis	von	Ø	bis	von	Ø	bis	von	Ø	bis
Konzeption	1,2	1,7	3,1	1,5	1,7	1,9	1,3	1,7	2,2	1,4	1,6	1,8	1,5	1,7	2,1	1,4	1,6	1,8
Verständlichkeit	1,2	1,7	2,4	1,5	1,7	1,9	1,4	1,8	2,5	1,3	1,5	1,7	1,5	1,7	2,1	1,3	1,6	1,6
Praxisnähe	1,4	1,9	3,2	1,5	2,0	2,2	1,4	1,9	2,9	1,3	1,7	2,0	1,5	1,8	2,4	1,5	1,8	1,9
Eingesetzte Methoden	1,3	1,8	2,6	1,7	1,8	2,3	1,2	1,7	2,4	1,3	1,6	1,8	1,4	1,8	2,2	1,6	1,7	2,1
Fachkompetenz	1,1	1,5	2,3	1,4	1,5	1,7	1,1	1,6	2,1	1,2	1,4	1,7	1,3	1,5	1,8	1,2	1,4	1,6
Möglichkeit zur aktiven Mitarbeit	1,1	1,5	2,2	1,4	1,6	2,0	1,2	1,5	1,8	1,1	1,4	1,6	1,2	1,5	1,9	1,4	1,6	1,8

Tabelle 6: Beurteilung der einzelnen Module durch die Teilnehmenden. Angegeben sind jeweils der Mittelwert über alle 11* Standorte und jeweils die Spannbreite von der besten durchschnittlichen Bewertung zur schlechtesten Bewertung. (*Der wissenschaftlichen Begleitung liegt nicht zu allen Moduleinheiten ein vollständiger Rücklauf vor.)

4.4 Abschließende Bewertungen des Praxistransfers

Den abschließenden Evolutionsbogen haben 210 von ca. 270 Personen ausgefüllt. In den Weiterbildungen ergab sich eine Abbrecherquote von unter 10 %. Somit betrug die Rücklaufquote in dieser letzten Erhebungsphase fast 80 %. Im ersten Teil der abschließenden Bewertung haben die Mitarbeitenden eine Gesamtbeurteilung der Weiterbildungen vorgenommen. Die Teilnehmenden konnten verschiedene Fragen auf einer Skala von eins 1 = „trifft gar nicht zu" bis 6 = „trifft vollkommen zu" bewerten. Die Werte in den Klammern geben die Mittelwerte über alle Niederlassungen wieder.

Eine sehr große Zustimmung mit Mittelwerten von 4.5 bis zum 5.3 erhielten folgende Aussagen:

- Der Austausch in der Weiterbildung war für mich sehr hilfreich (5.3)
- Auch die Führungskräfte sollten diese Weiterbildung besuchen (5.2)
- Weitere Schulungen zu dem Thema wären sinnvoll (5.0)
- Ich würde meinen Kollegen/innen raten, an dieser Weiterbildung teilzunehmen (5.0)
- Ich werde mich zukünftig weiterhin mit den Themen der Weiterbildung beschäftigen (4.7)
- Die Weiterbildung hat mich persönlich vorangebracht (4.7)
- Die Menschen, die ich pflege oder betreue, werden von meiner Weiterbildung profitieren (4.7)
- Der Begriff Spiritualität ist mir nun klarer geworden (4.7)
- Das erworbene Wissen hilft mir, mit schwierigen Situationen umzugehen (4.5)
- Ich werde Inhalte der Weiterbildung an meine Kollegen/innen weitergeben (4.5)
- Ich habe nun Vorstellungen davon, wie ich das Thema „Spiritualität" in meine Arbeit einließen lassen kann (4.5)

Eine etwas geringere Zustimmung mit Werten von 3.5 bis 4.4 erhielten folgende Aussagen:

- Ich kann besser auf die religiösen Glaubensvorstellungen der Menschen, die ich pflege oder betreue, eingehen (4.4)
- Ich habe viel gelernt, was mir im Beruf weiterhilft (4.3)
- Die Weiterbildung hat meine Einstellungen auf verschiede Themen verändert (4.3)
- Ich werde mir nun für Gespräche mit den Menschen, die ich betreue oder pflege, mehr Zeit nehmen (4.3)
- Bestimmte Inhalte der Weiterbildung habe ich bereits in der Arbeit anwenden können (4.2)
- Christliche Glaubensgrundsätze werden nun stärker in meine Arbeit einfließen (4.1)
- In meiner Einrichtung ist es gut möglich, das Gelernte auch umzusetzen (4.0)
- Ich habe mit meinen Kollegen/innen über die Inhalte der Weiterbildungen gesprochen (3.8)

- Ich kann meine religiösen Glaubensvorstellungen nun besser in meine Arbeit einfließen lassen (3.7)
- Meine direkten Führungskräfte unterstützen mich darin, die neu erlernten Strategien umzusetzen (3.5)

Eine Auswertung differenziert nach verschiedenen Standorten, inwieweit sich das Gelernte in den Einrichtung umsetzen lässt bzw. durch die direkten Führungskräfte unterstützt wird, zeigen leichte Unterschiede zwischen den verschiedenen Standorten auf. In Tabelle 7 sind die Mittelwerte getrennt nach Standorten für zwei dementsprechende Fragen dargestellt.

Im zweiten Teil der Abschlussevaluation sollten die Mitarbeitenden die Lerninhalte bezogen auf ihre individuelle Arbeits- und Belastungssituation einschätzen. Die Teilnehmenden konnten dazu verschiedene Fragen auf einer Skala von eins 1 = „trifft gar nicht zu" bis 6 = „trifft vollkommen zu" bewerten.

Eine sehr große Zustimmung mit mittleren Werten von 4.9 bis 4.5 haben folgende Aussagen:
- Die Weiterbildung hat mir allgemein sehr weitergeholfen (4.9)
- Ich habe gelernt, besser mit meinen eigenen Gefühlen umzugehen (4.7)
- Ich verstehe nun besser, warum mich bestimmte Situationen besonders belasten (4.7)
- Ich habe sinnvolle Handlungen, Rituale gelernt, die mir in schwierigen Arbeitssituationen weiterhelfen (4.6)
- Mir sind meine spirituellen Ressourcen nun bewusster (4.5)
- Ich habe durch die Weiterbildung mehr Zuversicht gewonnen, mit schwierigen Arbeitssituationen umzugehen (4.5)
- Ich habe gelernt, die besonderen Bedürfnisse der Menschen, die ich pflege oder betreue, zu erkennen (4.5)

Eine etwas geringere Zustimmung mit mittleren Werten von 3.9 bis zum 4.4 hatten folgende Aussagen:
- Ich habe gelernt, was meine besonderen Stärken sind (4.4)
- Ich kann nun besser über schwierige (existenzielle) Themen mit den Menschen, die ich betreue oder pflege, reden (4.4)
- Ich kann nun besser über schwierige (existenzielle) Themen mit den Angehörigen reden (4.3)
- Ich kann nun besser über schwierige (existenzielle) Themen mit den Kollegen/innen reden (4.3)
- Vielen Belastungen im Beruf sehe ich nun gelassener entgegen (4.2)
- Ich habe neue Fähigkeiten an mir entdeckt (4.1)
- Mein Kontakt zu den Menschen, die ich betreue und pflege, hat sich durch die Weiterbildung verändert (3.9)

Tabelle 7: Auswertung nach Ort der Weiterbildung. Die 6-stufigen Antwortskalen hatten die Pole: „1" = „stimme überhaupt nicht zu" und „6" = „stimme vollkommen zu".

Ort	In meiner Einrichtung ist es gut möglich, das Gelernte auch umzusetzen	Meine direkten Führungskräfte unterstützen mich darin, die neu erlernten Strategien umzusetzen
Dresden	4.6	4.0
Bruchsal	4.4	3.9
Düsseldorf	4.3	4.0
Paderborn	4.2	3.3
Reutlingen	4.2	4.0
Hamburg	4.0	4.0
Leipzig	4.0	3.6
Bielefeld	3.8	3.1
Wuppertal	3.7	2.9
Guben	3.5	2.9
Berlin	3.3	2.8

Eine Auswertung bezüglich der verschiedenen Standorte bezogen auf Fragen, inwieweit die Inhalte helfen, mit besonderen und belastenden Arbeitssituationen umzugehen, zeigt allgemein ebenfalls eine positive Bewertung. Allerdings lassen sich auch hier zwischen den verschiedenen Standorten Unterschiede erkennen. In Tabelle 8 sind die Mittelwerte getrennt nach Standorten eingezeichnet.

Bemerkenswert ist hier eine Betrachtung des Standortes Berlin. An diesem bezeichneten sich ¾ der Teilnehmenden als nicht religiös, trotzdem finden sich an diesem die höchsten Zustimmungswerte bezüglich des Erwerbs wichtiger Kompetenzen. Allerdings wird in Berlin die Möglichkeit der Umsetzung kritisch gesehen (siehe Tabelle 7).

In den Tabellen 9-11 werden weitere Auswertungen differenziert nach Religiosität, Alter oder Arbeitsbereich dargestellt. Es zeigen sich beispielsweise schwache, aber statistisch nicht bedeutsame, Unterschiede dahingehend, dass mit zunehmender Religiosität die Wirksamkeit der Weiterbildung positiver eingeschätzt wird (Tabelle 9).

Tabelle 8: Auswertung nach Ort der Weiterbildung. Die 6-stufigen Antwortskalen hatten die Pole: „1" = „stimme überhaupt nicht zu" und „6" = „stimme vollkommen zu".

Ort	Die Weiterbildung hat mir allgemein sehr weitergeholfen	Ich habe sinnvolle Handlungen, Rituale gelernt, die mir in schwierigen Arbeitssituationen weiterhelfen	Vielen Belastungen im Beruf sehe ich nun gelassener entgegen
Dresden	5.5	5.0	4.5
Berlin	5.5	4.9	4.0
Hamburg	5.4	4.3	4.3
Düsseldorf	5.0	4.8	4.5
Bielefeld	5.0	4.5	4.3
Reutlingen	5.0	4.7	4.5
Leipzig	4.7	4.7	4.2
Bruchsal	4.7	4.6	3.9
Paderborn	4.6	4.3	4.3
Wuppertal	4.7	4.2	3.4
Guben	4.4	4.3	3.8

Tabelle 9: Auswertung nach selbst eingeschätzter Religiosität. Die 6-stufigen Antwortskalen hatten die Pole: „1" = „stimme überhaupt nicht zu" und „6" = „stimme vollkommen zu$_j$".

	Religiosität		
	nicht	mittel	sehr
Die Weiterbildung hat mir allgemein sehr weitergeholfen	4.8	4.9	5.2
Ich habe sinnvolle Handlungen, Rituale gelernt, die mir in schwierigen Arbeitssituationen weiterhelfen	4.5	4.6	4.6
Vielen Belastungen im Beruf sehe ich nun gelassener entgegen	3.9	4.3	4.2
In meiner Einrichtung ist es gut möglich, das Gelernte auch umzusetzen	3.7	4.1	4.3

Auch eine Auswertung nach Altersgruppen zeigt nur geringfügige Unterschiede in der Bewertung der Weiterbildung. In Tabelle 10 sind die Mittelwerte differenziert nach Altersgruppen eingetragen.

Tabelle 10: Auswertung nach Alter. Die 6-stufigen Antwortskalen hatten die Pole: „1" = „stimme überhaupt nicht zu" und „6" = „stimme vollkommen zu".

	Alter		
	bis 39 Jahre	40–49 Jahre	über 50
Die Weiterbildung hat mir allgemein sehr weitergeholfen	4.9	5.0	5.0
Ich habe sinnvolle Handlungen, Rituale gelernt, die mir in schwierigen Arbeitssituationen weiterhelfen	4.7	4.7	4.6
Vielen Belastungen im Beruf sehe ich nun gelassener entgegen	4.3	4.3	4.1
In meiner Einrichtung ist es gut möglich, dass Gelernte auch umzusetzen	4.1	4.1	3.9

Abschließend zeigt Tabelle 11 Mittelwerte differenziert nach den drei Arbeitsbereichen Altenpflege, Krankenpflege und Psychiatrie. Auch hier zeigen sich nur geringfügige, statistisch nicht signifikante Unterschiede. Die einzige Ausnahme bildet der Arbeitsbereich Psychiatrie, hier wird der Aussage „vielen Belastungen im Beruf sehe ich nun gelassener entgegen" deutlich höher zugestimmt.

Tabelle 11: Auswertung nach Arbeitsbereich. Die 6-stufigen Antwortskalen hatten die Pole: „1" = „stimme überhaupt nicht zu" und „6" = „stimme vollkommen zu".

	Arbeitsbereich		
	Altenpflege	Krankenpflege	Psychiatrie
Die Weiterbildung hat mir allgemein sehr weitergeholfen	4.9	4.9	5.1
Ich habe sinnvolle Handlungen, Rituale gelernt, die mir in schwierigen Arbeitssituationen weiterhelfen	4.6	4.6	4.8
Vielen Belastungen im Beruf sehe ich nun gelassener entgegen	4.1	4.2	4.7
In meiner Einrichtung ist es gut möglich, das Gelernte auch umzusetzen	4.0	4.1	3.9

Zum Ende des Fragebogens hatten die Teilnehmenden noch einmal die Möglichkeit, eine persönliche Rückmeldung zu formulieren. Insgesamt haben 79 Teilnehmende über 120 Anregungen abgegeben. Dabei überwiegt ein sehr positives Feedback. Kritisch angemerkt wurden mehrfach die zu langen Pausen zwischen den Seminartagen, zu wenig Praxisübungen und dass eine Weiterführung nicht geplant ist. Zudem gaben mehrere Teilnehmende an, dass die Inhalte der Schulungen ihnen schon zuvor bekannt gewesen seien. Es folgt eine Auswahl einiger typischer Rückmeldungen durch die Teilnehmenden:

- *Günstiger wären kürzere Zeiten zwischen den Modulen gewesen*
- *Es wäre eine kontinuierliche Weiterbildung zu diesen und angrenzenden Themen für Pflegekräfte u.a. Berufsgruppen, die mit Menschen „arbeiten", notwendig*
- *Es war eine wunderbare Erfahrung, mit der Gruppe und dem Moderatorenteam zusammen zu sein. Für meine persönliche Situation hat mich dieses Thema sehr bestärkt*
- *Bitte um weiterführende Seminare mit diesen Teamleitern*
- *Es war besonders gut, dass die Gruppe zur Offenheit bereit war und es dadurch sehr effektiv war*
- *Viele Pflegende sollten diese Weiterbildung besuchen, damit sie sich auch selbst zu pflegen lernen*
- *ein Wiedertreffen nach einiger Zeit*
- *Es wäre schön, wenn es noch einmal die Möglichkeit gäbe so eine Weiterbildung zu besuchen, um die Themen zu festigen*
- *Die Weiterbildung sollte auf alle Fälle fortgesetzt werden, um auch anderen Kollegen eine Teilnahme zu ermöglichen*
- *Ich möchte mich bedanken, dass ich an dieser Schulung teilnehmen durfte. Auch als mäßig religiöser Mensch habe ich davon profitiert und fand die religiösen Aspekte angenehm unaufdringlich*
- *für alle im pflegerischen und ärztlichen Dienst tätigen Mitarbeiter empfohlen!, Intensität des Kurses nicht allzu sehr kürzen, z.B. mindestens eine Woche Kursdauer*
- *Die Module sollten zeitnah zusammenhängen. Es war oft schwierig, nach den Monaten wieder ins Thema zu kommen*
- *Es sollte Einheiten geben, die mehr „Handwerkszeug" beinhalten, um das Gelernte umzusetzen*
- *Die Trainer haben die Module sehr gut gestaltet und es waren kompetente Fachleute*
- *Kommunikation über plötzlich unheilbare Krankheiten, z.B. Unfall mit Querschnittslähmung, Totgeburten, intensiver, ich benötige mehr Praxis und Zeit*
- *Es sollte einmal ein Konzept für ein ähnliches Seminar für gemischte Berufsgruppen (Ärzte, Pflegende, Führungskräfte aus diesem Feld) angeboten werden*
- *Die Impulse, die Art von den drei Führungskräften der Schulung waren sehr wertvoll. Ich fühlte mich gut verstanden und aufgehoben in der Gruppe*
- *Es gibt viele Bereiche, in denen ich in meinem Tun und Handeln bestärkt/bestätigt wurde! Das gibt mir Kraft. Danke!*

- Ich habe es nicht bereut, daran teilgenommen zu haben, und würde es auch weiterempfehlen. In der Gruppe hat man gemerkt, dass die Gespräche wichtig sind und mehr Austausch die Gruppe stärkt
- Spiritualität ist für mich nicht ganz greifbar – aber das ist nicht schlimm. Rituale, Techniken, Entspannungsmethoden wurden mir erst wichtig, als es negative Einflüsse gab. Daher passte die Weiterbildung zeitlich sehr gut
- Ich würde das Thema „Eigene Problem- und Stressbewältigung" einer intensiveren Betrachtung unterziehen
- Die Zeit des Kurses war eine wunderbare Gelegenheit, abseits vom Berufsalltag über die verschiedenen Themen nachzudenken, tolle Menschen kennenzulernen (Seelenverbündete). Im stationären Alltag schaffe ich es nicht, unter dem Druck der Gemeinschaft das Erlernte anzuwenden, weil die einzelnen Kollegen wenig Verständnis für manche Sichtweisen entgegenbringen
- Ich würde mich über weitere Treffen im Rahmen dieses Treffens freuen
- offene, lockere Atmosphäre beibehalten, Themen und Trainer (!) weiterhin anbieten/einsetzen, Tagesseminare etwas kürzer organisieren (wg An- und Abfahrt sehr lang)
- Es sollte ein regelmäßiges Angebot geben für alle in der Pflege
- Es hat mir persönlich sehr viel Freude gemacht, an dieser Fortbildung teilzunehmen
- Es sollte ein Treffen in dieser Runde in einem Jahr stattfinden
- Ich bin sehr dankbar und gehe gestärkt und voller Optimismus in die Zukunft!
- Ich hoffe, es wird dieses Seminar weiterhin geben für Kollegen aus anderen Einrichtungen/Bundesländern
- Schulung als wichtigen Bestandteil zu sehen, im Unternehmen einen Platz geben, um so mit Pflegenden/Personal in Kontakt zu kommen, Schulung als guten Geist wirken lassen
- Netzwerke bilden, Weiterführung, Kollegen dafür motivieren
- Ich hätte mir mehr christliche Aspekte in der Fortbildung gewünscht als „nur" allgemeine Spiritualität. Meine Kraft schöpfe ich nicht aus mir, sondern aus Gott! Wie gehe ich als Christ mit den Mitmenschen um? Diese Frage hätte ich gern betrachtet
- Wenn man schon einige Fortbildungen gemacht hat, auch gelernt hat, mit existentiellen Fragen des Lebens umzugehen, Hören, Sehen und Wahrnehmen, so ist diese Weiterbildung nochmal ein Erinnern. Unsere drei „Begleiter" haben das Thema aber gut umgesetzt und Freiraum für alles gelassen. Danke!
- Die Weiterbildung hat mir persönlich sehr viel gebracht. Schade, dass sie zu Ende ist. Manche Themen konnten nur angerissen werden, wir hätten mehr Zeit gebraucht für diese Fülle an Themen. Die Referentinnen waren professionell, konnten meist recht anschaulich und gut die Themen rüberbringen.

Neben dieser allgemeinen Rückmeldung zu den Weiterbildungen, wurde in vielen Beiträgen dem Trainerteam ausdrücklich gedankt und dessen hohes Engagement wie auch deren Fachkenntnisse betont. Von keinem der Teilnehmenden wurde die ganze Weiterbildung in Frage gestellt oder in ihrer Konzeption für unzureichend befunden.

5. Fazit

In dem Projekt ist es zusammen mit den Trainerteams gelungen, ein Curriculum zu entwickeln, welches seitens der Teilnehmenden sowohl persönlich als auch für deren Arbeitsalltag förderlich bewertet wird. Unterschiede bezüglich Alter oder Arbeitsbereich zeigten dabei nur eine geringfügige Auswirkung auf die Wirksamkeit der Maßnahmen. Fast alle Mitarbeitenden berichten über eine hohe erlebte Beanspruchung, aber auch darüber, dass sie durch die Weiterbildungsmaßnahmen ein Rüstzeug an die Hand bekommen hätten, das ihnen hilft, Belastungen im Arbeitsalltag besser zu bewältigen. Die Weiterbildungen scheinen auch deshalb auf einen fruchtbaren Boden zu stoßen, da viele Teilnehmende berichteten, dass sie generell aus religiösen und spirituellen Ressourcen Bewältigungsmöglichkeiten ableiten.

Insgesamt zeigen die Evaluationsergebnisse, dass sich hinsichtlich religiöser Glaubens- und Wertevorstellungen bei den Mitarbeitenden deutliche Unterschiede zeigen, die sich teilweise über eine unterschiedliche „Kirchenverankerung" in Ost- und Westdeutschland bzw. großstädtische Gegebenheiten erklären lassen. Die Mitarbeitenden, die sich selbst als religiöser bezeichnen, sind durchweg zugänglicher für die verschiedenen Facetten von Spiritualität. Auch wird ein diakonisches Profil der Einrichtungen von diesen markanter und positiver wahrgenommen. Allerdings sind viele dieser Unterschiede nicht besonders ausgeprägt. Und insbesondere spirituelle und andere organisatorische bzw. kulturelle Ressourcen, die sich nicht explizit am Christentum orientieren, werden ähnlich in ihrer individuellen Bedeutung eingeschätzt.

Bemerkenswert ist, dass an Standorten wie Berlin oder Hamburg, an denen sich ein großer Teil der Mitarbeitenden als nicht religiös sieht, die Bewertung der Weiterbildungen, insbesondere auch für die praktische Arbeit, besonders positiv ausfällt. Eine Erklärung wäre, dass gerade diese Gruppen an Themen herangeführt werden, die ihnen vorher als Strategien zum Umgang mit schwierigen Arbeitssituationen in der Form noch nicht zur Verfügung standen.

Nach wie vor bleibt aber festzuhalten, dass der Begriff und die Operationalisierung von Spiritualität schwierig sind. In den Weiterbildungsmaßnahmen muss dabei zwischen einerseits individuellen Zugängen und andererseits einer Standardisierung bzw. den Möglichkeiten einer handhabbaren Implementierung in den Arbeitsalltag Rechnung getragen werden.

Studien zeigen, dass die hohe erlebte Beanspruchung in der Pflege sich weniger auf die eigentliche Arbeitszeit und Arbeitsdichte zurückzuführen lassen, sondern sich vielmehr durch die Verschiebung in den Tätigkeiten erklären lassen. Im Erleben der Mitarbeitenden bleibt für die sinnstiftende Tätigkeit mit den Menschen, die man betreut, zunehmend weniger Zeit. Dieses führt scheinbar dazu, dass die Anforderung-Belohnung-Balance in Richtung zunehmender erlebte Beanspruchung kippt. Die Weiterbildung „Existenzielle Kommunikation und Spiritualität in der Pflege" scheint genau hier anzusetzen, indem sie schwierige Arbeitssituationen mit dem Patienten in sinn- und kraftgebende Arbeitsmomente überführt.

Im Folgenden sollte ein Augenmerk auf die Nachhaltigkeit dieser Weiterbildungen gelegt werden. Die Teilnehmenden haben in der Evaluation vielfach betont, dass sie sich eine Weiterführung, zumindest in regelmäßig stattfindenden Treffen, wünschten. Daneben sind die organisatorischen Rahmenbedingungen, also inwieweit die Einrichtungen vor Ort zulassen und fördern, dass das Erlebte in den Weiterbildungen auch Raum in der alltäglichen Arbeit findet, von großer Bedeutung.

Literatur

Bertelsmann Stiftung, Über den Religionsmonitor (2007). Verfügbar unter: www.bertelsmann-stiftung.de/cps/rde/xbcr/SID-0D819D22-131C4645/bst/xcms_bst_dms_23395_23396_2.pdf (18.12.2012).

Fetzer Institute. *Multidimensional Measurement of Religiousness, Spirituality for Use in Health Research. A Report of a National Working Group*, MI: Fetzer Institute (2003). Verfügbar unter: www.gem-beta.org/public/DownloadMeasure.aspx?mid=1155 (18.12.2012).

Grom, Bernhard / Hellmeister, Gerhard / Zwingmann, Christian, *Münchner Motivationspsychologisches Religiositäts-Inventar*. München: Hochschule für Philosophie, München 1997.

Huber, Stefan, Der Religiositäts-Struktur-Test (R-S-T). Kernkonzepte und Anwendungsperspektiven. *Prävention*, 2 / 2007 S. 38-39.

Peter, Richard, *Berufliche Gratifikationskrisen und Gesundheit. Psychotherapeut*, 47 / 2002 S. 386–398.

Rödel Andreas / Siegrist, Johannes / Hässel, Aike. / Brähler, Elmar, Psychometrische Testung des Fragebogens zur Messung beruflicher Gratifikationskrisen an einer repräsentativen deutschen Stichprobe. *Zeitschrift für Differentielle und Diagnostische Psychologie* 25 / 2004 S. 227-238.

GABRIELE NELIUS

Grundkompetenzen, Screening, Qualifizierung und Evaluation von Trainern und Trainerinnen der Weiterbildung DiakonieCare

Abstract
Ein zentrales Element der Weiterbildung ist die Entwicklung einer tragfähigen persönlichkeitsspezifischen Spiritualität der Teilnehmenden als Ressource für deren Arbeitsalltag. Für die persönliche Kompetenz der Trainer und Trainerinnen bedeutet dies, dass diese selbst die Frage nach ihrer persönlichen religiösen Verwurzlung bearbeitet und reflektiert haben und hierüber kommunizieren können.

The development of a sustainable spirituality, being part of the participants personality as a resource for their daily work, is an essential element of the qualification. For the trainers personal competence this means, to reflected the question of their personal religious rootedness and to be able to communicate their credo.

1. Zielsetzung

Im Folgenden werden Qualitätskriterien für Trainer und Trainerinnen formuliert, die im Bereich der Weiterbildungen „Existentielle Kommunikation, Spiritualität und Selbstsorge im Pflegeberuf" tätig sind, um nachhaltig die Qualität dieser Weiterbildung zu gewährleisten und gemeinsame Standards der 6 Anbieterorganisationen festzusetzen.
Die hier formulierten Standards sind mit einer Auswahl von Trainern und Trainerinnen, den Anbieterorganisationen und der Curriculum-Gruppe diskutiert und entwickelt worden.
Bei der Beschreibung der Qualitätskriterien für die Trainer und Trainerinnen des Curriculums DiakonieCare orientiere ich mich an der in der Kompetenzdiskussion gängigen Einteilung in Personale, Soziale, Methoden- und Fachkompetenzen. Ich übernehme die im Projekt verwendete Bezeichnung Trainer/Trainerin für alle drei Berufsgruppen, wenngleich es sich bei Geistlichen Begleiterinnen und Begleitern und Seelsorgenden nicht um Trainerinnen und Trainer im Sinne eines zertifizierten Trainernachweises handelt.

Abbildung 1

Qualifizierung	GEISTLICHE BEGLEITERINNEN / BEGLEITER	TRAINERINNEN / TRAINER	SEELSORGERINNEN SEELSORGER
Nachweis durch	Zertifikat einer Weiterbildung in geistlicher Begleitung (mindestens 2 Jahre)	Zertifikat Trainer/ Trainerin für Kommunikation oder Pädagogik oder Pflegepädagogik Zertifikat in Supervision (DGsV – DGfP) und / oder Referenz als Dozent/in im Bereich Pflege	Theologisch/diakonische Grundqualifikation Zertifikat Weiterbildung in Seelsorge/-KSA, DGfP-(oder äquivalente Seelsorgeweiterbildung)
Methodenkompetenz spezifisch (z. B.)…	Anleitung von meditativen Übungen	Einführung in unterschiedliche Kommunikationsmethoden Methodisch/didaktische Kompetenz	Methoden zur Entwicklung der Spiritualität der TN Anleitung zum Umgang mit existentiellen Fragen im Alltag
Methodenkompetenz allgemein	Methodisch-didaktische Kompetenzen Synchronisierung von individuellem und institutionellem / organisationalem Lernen Praxissimulation; Fallarbeit; Biographiearbeit; selbstgesteuertes Lernen; kollegiale Intervision / Beratung; Rollenwechsel; Coaching; Kleingruppenarbeit; Erfahrungsaustausch; Selbstreflexion; reflektierter Eigenversuch; Training der Beobachtungs- und spirituellen Wahrnehmungsfähigkeit; ggf. Lerntagebuch; Rückmeldung von Stärken anderer; positive Verstärkung; Lernberatung; Prozessbeobachtung; themenzentrierte Interaktion; Interviews … Lernebenen reflektieren können und auf Anschlussfähigkeit hin überprüfen: kognitiv, affektiv, spirituell, pragmatisch Kompetenzen in personenzentriertem Ansatz (Tom Kidwood) Training on the job Didaktik auf Geschlecht / Alter / Bildungsstand / Migrationshintergrund / Religiosität des Pflegepersonals beziehen können		

Sozial-kompetenz	Rhetorische und kommunikative Fähigkeiten
	Rollenkompetenz
	Gruppendynamische Kompetenz
Personale Kompetenz	Kompetenz, die eigene religiöse Biographie kritisch zu reflektieren
	Kompetenz, Spiritualität als Ressource für das eigene Leben zu sehen und zu pflegen
	Introspektionsfähigkeit
Fach-kompetenz allgemein	Kenntnis des Berufsfeldes der Schulungspartner, möglichst aus eigener Erfahrung
	Kenntnisse in kultursensibler Pflege
	Kenntnisse von Diversity
	Selbstsorge/-pflege
	Betriebliches Gesundheitswesen: Burnout-Prophylaxe/Stressmanagement
	Kenntnisse aus der Pflegewissenschaft, also über Pflegetheorien, Modelle und Konzepte, z. B Krohwinkel, Käppeli, Friedemann etc. und Konzepte wie Basale Stimulation und Kinaesthetik, respectare
	fundierte Kenntnisse in Präventionsmedizin
	Kompetenzen in Gesundheitspsychologie
	Wissen über Organisationsstrukturen und deren mögliche Änderung, um Gesundheitsprävention auf den betrieblichen Alltag herunterzubrechen

Fach-kompetenz spezifisch	Geistliche Übungswege	Kurzzeitkommunikation (Tim Lohse)	Theologischdidaktisches Grundwissen
		Konfliktlösungsstrategien	Ritualtheorie

Grund-haltung	Wertschätzende Grundhaltung
	Kultur-, Religions-, Generations-, Gendersensible Haltung
	Identifikation mit den Zielen des Curriculums DiakonieCare

Zulassungs-voraus-setzung zum Auswahl-verfahren	Ein zertifizierter Abschluss als Geistlicher Begleiter / Geistliche Begleiterin, als Trainer/Trainerin oder Seelsorger/Seelsorgerin
	Berufserfahrung im Arbeiten mit Gruppen
	Fachkompetenz in Bezug auf Gesundheit und Pflege
Auswahl-verfahren	Zulassungskommission
	Durchsicht der Zertifikate und Zulassung zum Gespräch
	Persönliches Gespräch nach Einsicht der Zertifikate mit schriftlicher Empfehlung
Evaluation	Evaluationsbögen für Fortbildung und Trainer/-in
	Nachweis von einer Weiterbildung über 4 Jahre
	Rückmeldung an die Koordination des Trainerpools
Train the Trainer	Jährlich ein Trainertag zum Austausch und mit einem spezifischen Thema
	Methodisch-didaktische Schulung
	Forschungsergebnisse Existenzielle Kommunikation, Spiritualität im Gesundheits- und Sozialwesen, Burnout, Religiöses Coping ….
	Gruppendynamisches Training

2. Anforderungen an die Personale Kompetenz

Auf der Sachebene geht es in der Weiterbildung inhaltlich um die drei Themenkomplexe: Selbstsorge, existentielle Kommunikation und Spiritualität. Die hier erforderlichen Fachkompetenzen sind der Abb. 1 zu entnehmen. Benötigt werden Fachkompetenzen in Bezug auf Burnout, Gesundheitswissenschaften, Pflegewissenschaften, Betriebliches Gesundheitsmanagement sowie theologisch-diakonische Kompetenzen. Hierbei sollte der Kontext der Gesundheits- und Krankenpflegenden sowie Altenpflegenden sich in besonderer Weise in den Kompetenzen der Trainer und Trainerinnen widerspiegeln.

Gemeinsam ist diesen drei Themenkomplexen, dass es sich nicht um reine Sachthemen handelt, die es methodisch-didaktisch zu referieren gilt, sondern dass diese Sachthemen didaktisch eine Verbindung zur Biographie und Spiritualität der Teilnehmenden und deren Alltag benötigen, um ihre Wirksamkeit zu entfalten. Dies bedeutet in Bezug auf die Personale Kompetenz von Trainern und Trainerinnen auch, dass diese eine persönliche „spirituelle Kompetenz" benötigen. Sie müssen in der Lage sein, ihre eigene religiöse/spirituelle Biographie zu reflektieren und gleichzeitig kultur- und religionssensibel auf die Teilnehmenden eingehen können.

Ein zentrales Element der Weiterbildung ist die Entwicklung einer tragfähigen persönlichkeitsspezifischen Spiritualität der Teilnehmenden als Ressource für deren Arbeitsalltag. Für die persönliche Kompetenz der Trainer und Trainerinnen bedeutet dies, dass diese selbst die Frage nach ihrer persönlichen religiösen Verwurzlung bearbeitet und reflektiert haben und hierüber kommunizieren können.

Als Pastoralpsychologin liegt für mich bei den Qualitätskriterien ein hoher Stellenwert auf den oben beschriebenen Personalen Kompetenzen, da das Herzstück des Projekts auf die Entwicklung einer eigenen Spiritualität der Teilnehmenden als Ressource für sich selbst und die Patienten und Patientinnen sowie Bewohnerinnen und Bewohner zielt. Dies bedeutet, dass das Lernen in diesem Projekt auf ganz unterschiedlichen Ebenen stattfindet und ermöglicht werden muss. Es geht zum einen um die Vermittlung von Sachwissen, zum anderen aber um die Integration des sachlich vermittelten oder gemeinsam erarbeiteten Stoffes in tiefere Dimensionen der menschlichen Psyche. Dies bedeutet für die Kompetenz der Trainer und Trainerinnen, dass diese die Fähigkeit brauchen, das jeweilige Thema auf verschiedenen Lernebenen reflektieren und begleiten zu können, wobei für mich die Spiritualität eines Menschen den ganzheitlichen Wesenskern darstellt.

Die drei Berufsgruppen arbeiten in der Regel auf verschiedenen Ebenen oder sind für die Arbeit auf spezifischen Ebenen unterschiedlich qualifiziert. Während Kommunikations- und Gesprächsführungs-Trainerinnen und -Trainer eher eine Qualifikation für die Ebene 1 – 5 haben, sind pastoralpsychologisch Ausgebildete eher Spezialisten für die Ebenen 4 – 8 und Geistliche Begleiter und Begleiterinnen haben ihren Schwerpunkt auf den Ebenen 6 – 8. Das Ebenenmodell kann in diesem Zusammenhang nur einen groben Überblick über die Kernqualifikationen der einzelnen Berufsgruppen geben und zeigt keine individuellen Abweichungen und Überschneidungen.

3. Soziale Kompetenz

Unter sozialer Kompetenz verstehe ich in erster Linie die rhetorischen und kommunikativen Fähigkeiten der jeweiligen Trainer und Trainerinnen. Hierzu gehört je nach Qualifikation die Fähigkeit, sich selbstsicher und organisiert in Gruppen äußern und darstellen zu können, sowie die Qualifikation, Kommunikationsprozesse in der Gruppe angemessen deuten und begleiten zu können. Basisqualifikation ist die Fähigkeit eines Kontaktaufbaus einer adäquaten und tragfähigen Beziehung der Teilnehmenden untereinander sowie die Fähigkeit, mit Konfliktsituationen in Gruppen umgehen zu können.

4. Methodenkompetenz

Für alle drei Berufsgruppen gilt, dass sie qualifiziert sein sollen, Aufgaben und Lösungen sowie Ziele der einzelnen Module kreativ und in Orientierung am Curriculum DiakonieCare gestalten zu können. Dabei ist eine adäquate Wahl der Methoden vom jeweiligen Lernziel und der jeweiligen Arbeitsebene abhängig. Aus Abb. 1 wird deutlich, dass die jeweilige Berufsgruppe je spezifische, methodische und fachliche Qualifikationen mitbringt. Sollte das Curriculum auf Grund der Gruppengröße nur von zwei statt drei Weiterbildenden geleitet werden, ist darauf zu achten, dass die jeweils spezifischen, methodischen und fachlichen Qualifikationen der fehlenden Berufsgruppe Berücksichtigung finden. Wünschenswert bei der Auswahl der Trainerinnen und Trainer ist, dass diese über eine Variationsbreite der unter der Rubrik „allgemeine Kompetenzen" aufgeführten Methoden verfügen.

5. Fachkompetenz

Basisqualifikation ist die Kenntnis des Berufsfeldes der Pflege im institutionellen und gesellschaftlichen Kontext sowie Kenntnis der Veränderungen im Berufsbild der Pflege. Im Umgang mit den Teilnehmenden sind außerdem Kenntnisse von kultursensibler Pflege und Grundkenntnisse betrieblichen Gesundheitsmanagements, insbesondere über den Zusammenhang von Spiritualität, Selbstsorge und Burnout relevant. Darüber hinaus hat jede Berufsgruppe auch spezifische Fachkompetenzen, die sie in die Gestaltung der Weiterbildung einfließen lässt. Für die Gruppe der Geistlichen Begleiter und Begleiterinnen sind es z. B. Fachkompetenzen in Bezug auf Spiritualität und geistliche Übungswege, für die Berufsgruppe der Trainer und Trainerinnen Fachkompetenzen in Bezug auf Kurzzeitkommunikation, Gesprächsführungsmodelle und Konfliktlösungsstrategien. Die Gruppe der Seelsorger und Seelsorgerinnen bringt spezifische Fachkompetenzen in Bezug auf die Identifikation existentieller Themen in ihrem theologischen Bezug ein und Qualifikationen im Umgang und der Ausgestaltung von Ritualen sowie eine theologisch-diakonische Grundqualifikation. Eine weitere berufsgruppenübergreifende Kompetenz ist eine systemische Basisqualifikation: Die behandelnden Themen müssen in kontextuellen, systemischen Wechselwirkungen von Institution, Arbeitsplatz und Person vermittelt werden können.

6. Grundhaltung

Für alle drei Berufsgruppen halte ich eine wertschätzende Grundhaltung für ausgesprochen wichtig sowie eine kultur-, religions-, generations-, und gendersensible Haltung. Eine grundsätzliche Identifikation mit den Zielen des Curriculums und der Bereitschaft zu kritischer Innovation ist für die konstruktive Leitung der Weiterbildung notwendig.

7. Zusammensetzung des Trainerteams

Die ideale Zusammensetzung ist eine Dreierleitung, die – wie in Abb. 1 dargestellt – aus den Berufsfeldern Geistliche Begleitung, Kommunikation / Gesprächsführung und Seelsorge besteht. In dieser Konstellation sollte eine Person eine fundierte Qualifikation im Bereich Pflege ausweisen. Bei einer kleineren Gruppe mit zwei Leitungen empfiehlt sich eine konstante Leitung und eine wechselnde zweite Leitung, die die fehlenden Kompetenzbereiche ergänzt.

8. Zulassungsverfahren als Trainer oder Trainerin

Es besteht bereits eine Liste mit Weiterbildnern und Weiterbildnerinnen (WB), die im Projekt DiakonieCare tätig waren und sich dort bewährt haben. Für zukünftige Aufnahmen in die Liste der WB ist nach aktuellem Stand folgendes Verfahren verabredet worden:
Eine Zulassungskommission aus mindestens zwei qualifizierten Vertreterinnen und Vertretern der 6 Anbieter, des Diakonie Bundesverbandes und der Bundesakademie für Kirche und Diakonie sichtet die eingereichten Bewerbungspapiere und lädt den Bewerber / die Bewerberin zum persönlichen Gespräch ein. Nach erfolgreichem Gespräch erfolgt eine Aufnahme in die Liste.

9. Evaluation der Weiterbildungen

Jede Weiterbildung wird evaluiert. Es werden die Evaluationsverfahren der jeweiligen Anbieterorganisation verwendet. Bei Bedarf findet eine Rückkopplung an die Zulassungskommission statt.

10. Qualifizierung des Trainerpools

Für das Verbleiben auf der Liste ist die regelmäßige Teilnahme an Qualifizierungsangeboten von Trainern und Trainerinnen in DiakonieCare verpflichtend. Für den Mitwirkenden im sogenannten Trainerpool werden in regelmäßigen Abständen Trainertage angeboten. Ziel der Trainertage ist die Qualifizierung der Trainer und Trainerinnen. Dies geschieht durch Austausch über die Arbeit in den Weiterbildungsangeboten, Informationen über relevante Forschungsergebnisse zu Spiritualität im Gesundheits- und Sozialwesen, neuere Veröffentlichungen zu Existenzieller Kommunikation, Burnout und Stressmanagement oder Schulungen zum Thema Methoden und Didaktik.

Literatur

Bergmann, Gerhard: *8 mal Kompetenz – Thesen zu Kompetenz, Kompetenzentwicklung und Metakompetenz.* Online verfügbar unter http://www.econbiz.de/archiv/si/usi/marketing/8_mal_kompetenz.pdf zuletzt geprüft am 17.02.2012.

Enggruber, Ruth / Bleck, Christian, *Entwicklungspartnerschaft „Arbeitsplätze für junge Menschen in der Sozialwirtschaft". Modelle der Kompetenzfeststellung im beschäftigungs- und bildungstheoretischen Diskurs – unter besonderer Berücksichtigung von Gender Mainstreaming.* Hg. v. Gemeinschaftsinitiative Equal. Bundesministerium für Wirtschaft und Arbeit, Dresden 2005.

III. Existentielle Kommunikation und Spiritualität
in diakonischen Unternehmen –
Organisationsentwicklung

Heike Lubatsch

Existentielle Begleitung, Spiritualität und Selbstsorge (DiakonieCare) in christlichen Einrichtungen – eine Antwort auf die Herausforderungen der Gegenwart

Abstract
Damit Diakonische Pflege gelebt und erfahren werden kann, ist eine wichtige Bedingung, dass sie in den diakonischen Einrichtungen an entsprechende Prozesse, Strukturen und eine diakonisch geprägte Kultur anknüpfen kann. Aus diesem Grund wurde mit Fördermitteln der Friede Springer Stiftung ein Teilprojekt „Organisationsentwicklung" initiiert.

Diaconic care must be able to tie in with the respective processes, structures and the diaconic culture within their institutions. This is an important precondition for the experience of a spirited diaconic care service. For this reason, a subproject „Organizational Development" has been initiated with the support of the Friede Springer Foundation (Friede Springer Stiftung).

Einleitung

Zu Beginn des 21. Jahrhunderts stehen wir vor der Notwendigkeit, unser Leben unter den Anforderungen der Postmoderne zu gestalten. Unsere Welt wird immer komplexer, unübersichtlicher und schneller. Dies löst bei uns vielfach Gefühle der Verunsicherung und des Unbehagens aus. Wir versuchen mit der Vielzahl und der Geschwindigkeit an Veränderungen Schritt zu halten und/oder suchen nach Orientierungspunkten, die unserem Leben Sinn, Halt und Tiefe geben.
Diese allgemeinen Anforderungen der Postmoderne sind auch in diakonischen Einrichtungen wiederzufinden und wollen bewältigt werden:

> Führungspersonen versuchen seit Jahren verzweifelt, das finanzielle Überleben der Einrichtung zu sichern – grundlegende Werte, der diakonische Auftrag und Aspekte der Kultur/des gemeinsamen Umgangs wurden vielfach vernachlässigt.

> Die Komplexität der Arbeit steigt für alle Mitarbeitenden kontinuierlich.

> Die Belastungen (körperlich, psychisch, spirituell, sozial) steigen über das Maß, das als Kraftquelle zur Verfügung steht – Führungspersonen und Mitarbeitende geraten an ihre Belastungsgrenzen.

> Chronische Erkrankungen der Führungspersonen und Mitarbeitenden steigen – dies führt zur weiteren Belastung der Mitarbeitenden vor Ort.

> Aufgrund des gesellschaftlichen Wandels steigt der Fachkräftemangel – die Sicherstellung einer fachlich qualifizierten Versorgung der Patienten/Bewohner wird zunehmend schwerer.

> Patienten/Bewohner werden Mittel zum Zweck – mediziisch nicht indizierte Untersuchungen/Eingriffe werden bei Patienten durchgeführt, um vermeintlich das finanzielle Überleben der Einrichtung zu unterstüzen

> Und nun? Quo vadis?

1. „Probleme kann man niemals mit derselben Denkweise lösen, durch die sie entstanden sind."[1] (Albert Einstein)

Diese These von Albert Einstein verweist auf die Notwendigkeit einer Lösung, die eines nicht sein kann und darf: die mentale und emotionale Anpassung an Vorfindlichkeiten und Gegebenheiten, die unsere Probleme hervorgerufen haben. Genau dies hat aber über Jahrzehnte beispielsweise die Konzepte des Selbstmanagements, wie sie in der Wirtschaft verfolgt wurden, geprägt. Es ging und geht dort darum, die Mitarbeitenden zu 1A-Arbeitskräften zu machen, die für den raschen, professionellen Erfolg gesucht werden: anpassungsfähig, flexibel, sozial kompetent, vielseitig verwendbar, kritik- und konfliktfähig, verbindlich und kommunikativ und vor allem loyal gegenüber den institutionellen Vorgaben und Interessen.

---

1 Zit. Albert Einstein bei: Von Meiborn 2012, S. 363ff.

Dies Vorgehen ist nachvollziehbar – hilft jedoch nicht aus unserer derzeitigen Misere. Unter den Mitarbeitenden nehmen derzeit Angst, Unsicherheit und Burnout drastisch zu. Mitarbeitende sind mehr als eine „Human Ressource". Wir sind geistige Wesen auf der Suche nach Lebenssinn und -erfüllung. Wo Anpassungsdruck und Anpassungsstrategien überwiegen, werden unsere kostbarsten Möglichkeiten vernachlässigt oder sogar unterbunden. Kreativität, Freude im Tun, Gelassenheit finden ihr Fundament in der Reflexion, der Selbstakzeptanz und dem Selbst- und Gottvertrauen. Und diese sind wiederum Früchte der Suche nach Sinn, dem Klären der eigenen Werte, von Erfahrungen im Umgang mit widrigen Situationen und von der Bereitschaft, mutig Verantwortung für sich und andere zu übernehmen. Anpassungsstrategien sind wenig hilfreich, um in einer Zeit extremer Unsicherheiten und Unvorhersehbarkeit grundlegende Notwendigkeiten der Transformationen zu erkennen, wahrzunehmen und neue Antworten zu finden. Unsicherheit und Unwägbarkeiten fordern einen wachen Geist, unvoreingenommenes Beobachten, Verlernen überholter Konzepte, Antworten aus einer Haltung des „not knowing" heraus und die Fähigkeit, aus einer inneren Verantwortung heraus neue Wege in die Zukunft zu ebnen.[2]

Im Arbeitsstress verlieren wir oft aus den Augen, was uns wirklich wichtig ist, was uns am Herzen liegt und wie wir gemeinsam arbeiten möchten. Oftmals bekommen wir nicht mit, dass wir die Probleme mit erzeugen unter denen wir leiden. Die entscheidenden Pausen, in denen wir still werden, reflektieren und in Kontakt mit dem „Wesentlichen" in uns kommen, lassen wir aus und handeln häufig unreflektiert und eher mechanisch – alles andere als lebendig und mit Leidenschaft.[3]

Die herausfordernde Frage lautet: Was zählt im Leben von Menschen und Organisationen wirklich? Es gilt neu, sich dem *Wesentlichen* – dem Existenzgrund unserer christlichen Einrichtungen zuzuwenden.

2. „Tradition ist nicht die Anbetung der Asche, sondern die Weitergabe des Feuers"[4] (Gustav Mahler)

Die Diakonie blickt auf eine Jahrtausende währende Tradition zurück. Im Wandel der Zeiten und der Gesellschaften gilt es immer wieder neu Haltungen und Wege zu gestalten, mit denen das Feuer dieser langen Tradition von Generation zu Generation weitergegeben werden kann. Es ist unsere Aufgabe, in unseren diakonischen Einrichtungen Sorge dafür zu tragen, dass die Mitarbeitenden dieses Feuer erfahren und sich immer wieder an einem Funken entfachen lassen können, wenn das Burnout droht.

---

2 Ebd.
3 Vgl. zur Bonsen 2010, S. 5 ff.
4 http://www.zitate-online.de (09.02.2013).

Durch die ökonomische Dominanz und vielfältige andere Gründe haben wir vielfach versäumt, in unseren Einrichtungen ausreichend Sorge für dieses Feuer zu tragen. Wir haben unseren Kernauftrag vernachlässigt, weil andere Aufgaben dringender erschienen. Damit ist uns jedoch auch unser Herzstück – der Dreh- und Angelpunkt – verloren gegangen. Wie bei einem Karussell, das sich immer schneller dreht, ist das Zentrum – der Kern – überlebensnotwendig, damit die kreisenden Gondeln gehalten werden. Damit wir das Feuer der Tradition in der Diakonie weitergeben können, gilt es innezuhalten und uns a) auf das Herzstück unserer Arbeit zu besinnen und b) zeitgemäß und zukunftsorientiert Haltungen und Wege zu gestalten, mit denen wir das Feuer erfahrbar weitergeben können.

2.1 Innehalten – uns besinnen und neu orientieren:

2.1.1 Sind wir offen für Spiritualität als Ausdruck von Sehnsucht und Hoffnung?

Die Aufmerksamkeit in der Gesellschaft für Spiritualität bildet ein wichtiges Gegengewicht gegen den verbreiteten Materialismus unserer Zeit. In der neuen Aufmerksamkeit für Spiritualität drückt sich einerseits ein Protest gegen die Verengungen der Gegenwartsgesellschaft aus: gegen ihre Ausrichtung auf das Materielle, gegen ihre oberflächliche Betriebsamkeit. Es meldet sich in ihr der Widerspruch gegen einen umfassenden Herrschaftsanspruch der Ökonomie, der auch vor der Ökonomisierung der Seele nicht Halt macht.[5] Michael Nüchtern und Bernward Wolf erscheint es wesentlich, die Sehnsucht und den Hunger zu vernehmen, die sich in dem Begriff Spiritualität zu Wort melden. Der Begriff Spiritualität liegt im Trend. Wir können uns dem Trend verweigern. Oder wir können darin einen Hinweis erkennen, dass da etwas lang verschüttet war, was doch „wesentlich" ist, und einen Bedarf erkennen, an dem wir anknüpfen können.[6] Vielfach wird in Kirche und Diakonie vermieden, sich mit dem Trend der Spiritualität offen auseinanderzusetzen. Sie wird als säkularisiert oder esoterisch abgewertet, ohne die verborgene Sehnsucht, Offenheit und Chance wahrzunehmen.

2.1.2 Lässt Gott sich ablesen in unserer Antwort auf die Herausforderungen unserer Zeit?

In unseren Einrichtungen arbeiten Menschen verschiedenster Kulturen und Religionen. Sie haben einen sehr unterschiedlich geprägten Bezug zum christlichen Glauben. Vielfach haben sie keinen offensichtlichen Gottesbezug. Es gilt, in unseren christlichen Einrichtungen offen und

---

5 Vgl. Huber 2005, Möller 2004 in Lubatsch, 2008, S. 32.
6 Nüchtern in Herbst 2003, S. 22; Wolf in Hofmann et al. 2001, S. 68.

wertschätzend mit diesen unterschiedlichen Prägungen umzugehen – sie als Bereicherung wahrzunehmen. Auch innerhalb des christlichen Glaubens prägen uns sehr unterschiedliche Gottesbilder und können uns im Dialog bereichern:

- personal (z.b. Vater) mit menschlichen Eigenschaften (z.B. strafend, barmherzig)
- apersonal (z.b. Quelle)
- gegenständlich (Brunnen, Schatz)
- abstrakt (beispielsweise göttliche Kraft oder Energie, „Stilles Geschrei", Geheimnis, „Ich weiß nicht was" (Johannes vom Kreuz).

Die verschiedenen Arten von Gottesbildern können sich überlappen. Eine apersonale Gestalt kann durch die Anrede persönlich werden: „Du, Quelle allen Lebens...". Auch abstrakte Kategorien können persönlich werden: „Du, Geheimnis meines Lebens...". Auf der anderen Seite kann die Beziehung zum Gott-Vater unpersönlich sein.

Für dialogische Denker wie Martin Buber und Emmanuel Levinas besteht das Persönliche darin, dass sich Gott im menschlichen Leben abzeichnet und den Menschen nicht gleichgültig lässt:[7] Gott lässt sich ablesen in der Antwort des Menschen. Dabei ist relativ, welche Gestalt er annimmt: ob er eine Erscheinung ist oder ein Gebet, ein Traum oder eine Sehnsucht, eine Gestalt oder ein Wort, eine Raumwirkung oder eine Zeitdimension, eine Erfahrung oder eine Intuition. Nicht-persönliche Andeutungen des Transzendenten (Ganzheit, Befreiung, Frieden) können einen persönlich berühren, wodurch eine persönliche Beziehung entsteht, die die Person verändert. Bezogen auf unsere diakonischen Einrichtungen stellt sich die Frage: Lässt Gott sich ablesen in unserer Antwort auf die Herausforderungen unserer Zeit?[8]

2.1.3 Ringen wir um Strukturen, die dem Menschen gerecht werden?

Wer, wie oder was ist der Mensch? Souverän, autonom, leistungsfähig und ggf. reparierbar oder/und schwach, verletzbar, hilfebedürftig, angewiesen und sterblich? Wir Menschen sind komplexe Wesen. Mit größter Individualität ausgestattet – ähneln wir uns zugleich. Wir alle sehnen uns nach Liebe, Anerkennung, Wertschätzung, Gesundheit etc. Neben diesen elementaren Lebensthemen gibt es eine Vielzahl von Aspekten, die in der individuellen Struktur des Einzelnen wurzeln.

Die Frage nach angemessenem Handeln in unseren diakonischen Einrichtungen lässt sich nur beantworten, wenn wir uns zuvor mit den zugrunde liegenden Menschenbildern sowie Verständnissen von Gesundheit und Krankheit auseinandersetzen. Und zwar sehr konkret.

---

7 Vgl. Waaijman 2005, S. 131.
8 Ebd.

Unserer Arbeit liegt nicht zwangsläufig ein einheitliches Menschenbild und Verständnis von Gesundheit/Krankheit zugrunde – insbesondere zwischen den verschiedenen Professionen zeigen sich gravierende Unterschiede. Notwendig ist der Dialog über unterschiedliche Werte und Sichtweisen sowie das Ringen um gemeinsame Handlungsformen. Zielvorstellungen und die daraus abzuleitenden Handlungen werden sich bei Mitarbeitenden grundlegend unterscheiden und zu Konflikten führen, wenn das zugrunde liegende Verständnis und die Wahrnehmung vom Menschen nicht thematisiert werden.

Gibt es Strukturen und Prozesse in unserer Einrichtung, die es ermöglichen, dass der Kern des christlichen Menschenbildes gelebt werden kann? Jeder Mensch ist einzigartig und vielfältig – weder nur autonom und souverän noch ausschließlich schwach und hilfebedürftig. Er ist nicht nur „Körper" oder „Verstand".

Die verschiedenen Dimensionen wie Körperlichkeit, Emotionen, Intellektualität und Spiritualität greifen immer ineinander und beeinflussen die Gesundheit und Krankheit. Betrachtet man die großen Philosophen von Beginn der Geschichtsschreibung an, stößt man auf immer die gleichen universellen Dimensionen: die physische, die mentale, die emotionale und die geistige/spirituelle. Auch wenn die Begrifflichkeiten teilweise unterschiedlich gewählt sind, reflektieren sie doch die grundlegenden Bedürfnisse und Motivationen aller Menschen.[9] Um einer Personen gerecht zu werden, gilt es, alle Ebenen im Blick zu haben. Das Instrument der Fallbesprechung kann es beispielsweise erleichtern, die Einzigartigkeit und Komplexität der Patientinnen und Patienten, Bewohnerinnen und Bewohner zu berücksichtigen.

2.1.4 Mittendrin statt oben drauf[10]

Im Zentrum allen diakonischen Handelns steht der Wunsch und die Bereitschaft, sich dem hilfebedürftigen Menschen zuzuwenden, ihn als von Gott geliebte Person wahrzunehmen und zu begleiten – den Auftrag der Nächstenliebe erfahrbar umzusetzen. Im Eifer des Alltags besteht vielfach die Gefahr, den Auftrag als zusätzliche Belastung zu erleben sowie die beiden anderen Aspekte der Dreifach-Liebe zu vernachlässigen.

Ein Grund dafür, dass die Reflexion des diakonischen Ethos vielfach vernachlässigt wird, liegt in der Arbeitssituation, mit der Mitarbeitende in der Diakonie konfrontiert sind. Der Zeitdruck, die psychischen und körperlichen Belastungen und die fehlende Möglichkeit dazu, diese Beanspruchungen zu verarbeiten, führen zu einer inneren Einstellung, die auf alles andere gerichtet ist als darauf, einem diakonischen Ethos verstärkt Raum zu geben.[11] Eine solche Vorstellung wird auch von Füh-

---

9 Tholen 2012, S. 252.
10 Vgl. Huber 2012.
11 Zitat Karin Schroeder-Hartwig.

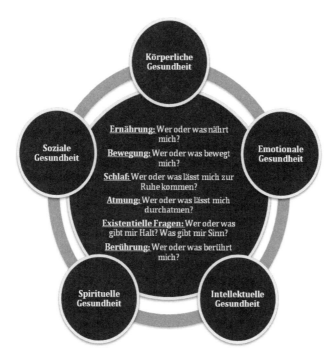

rungspersonen als zusätzliche Anforderung erlebt, die den Stress nur noch weiter verstärkt, statt ihn abzumildern. Wie kann es unter den derzeitigen Rahmenbedingungen gelingen, eine diakonische Pflege so weiterzuentwickeln, dass sie nicht überfordernd, sondern entlastend, nicht verwirrend, sondern orientierend, nicht als Auspowerung, sondern als Empowerment wirkt?[12]

Wesentlich wird sein, dass die dreifache Liebe das Sein und Handeln unserer Einrichtungen spürbar und sehr konkret durchdringt. Sie ist das Feuer unserer langjährigen Tradition, das wir geistesgegenwärtig und zukunftsorientiert von Generation zu Generation weitergeben wollen; nicht als zusätzliche Anforderung, sondern als sprudelnde Kraftquelle, die uns belebt und uns in unserem grundlegenden Anliegen verbindet. Es gilt, Haltungen zu fördern, Wissen zu vermitteln sowie Strukturen und Prozesse zu gestalten, damit diese dreifache Liebe brennen und konkret Gestalt gewinnen kann. Gottes-, Selbst- und Nächstenliebe sind eine Einheit, die nicht voneinander getrennt werden kann. Eine Trias, die sich heilsam ergänzt und Erfüllung ahnen lässt.

Die Gottesliebe findet in gelebter Spiritualität, die Selbstliebe in der Selbstsorge und die Nächstenliebe in existentieller Begleitung in Krankheit und Hilfebedürftigkeit ihren Ausdruck.

[12] Vgl. Huber 2012.

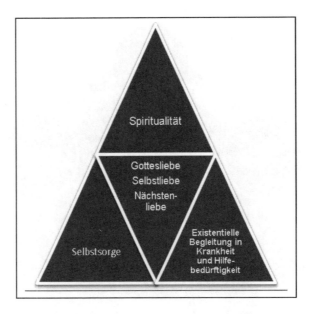

2.1.5 Das dreifache Lieben als Feuer und sacred power

Liebe ist nicht das Gefühl eines Moments, sondern die bewusste Entscheidung für einen gewissen Lebens- und damit auch Arbeitsstil.[13] Lieben als heilige Kraft in uns und zwischen uns bedeutet: Wir lassen uns berühren von der Heiligkeit des Anderen. Das Heilige ist etwas, dem man Ehrfurcht entgegenbringt, dessen Verletzlichkeit einem bewusst ist und für dessen Schutz und Unversehrtheit man sich einsetzen will. Es kann uns im Tiefsten verbinden, wenn wir gemeinsam leidenschaftlich dafür eintreten, das zu bewahren und zu schützen, was uns heilig ist – so auch die Würde jedes Menschen. Heilig wird diese Kraft auch genannt, weil ihr Wesen das Teilen von Macht, „das „Empowerment" ist; in ihr erfahren alle Beteiligten Anteil an der Macht des Lebens. Liebe ist nicht zu verordnen im Kollektiv, sie ist nicht Teil irgendeiner Tugendlehre, sie wird nicht produziert durch Gesetzgebung und Willensmanipulation; sie wächst vielmehr auf als Bedürfnis in einem Einzelnen.[14] Und: Wir können ihr als heilige Kraft Raum in uns und zwischen uns geben. „Die Liebe zu Gott hält beides zusammen, das was uns erzittern macht, und das was nicht aufhört, uns zu faszinieren."[15] Dies ist alles andere als Sozialromantik. Die Berührung Gottes führt mitten in die Konflikte, die Schönheit und die Fragwürdigkeit des Lebens. Diese Spannung

---

13 Vgl. Schaffer, 1995.
14 Vgl. Drewermann 2012, S. 79.
15 Vgl. Sölle, 2004, S. 83 ff.

miteinander auszuhalten, zu deuten und zu feiern, lässt Gott als Grund der Hoffnung erfahren. Die Erfahrung des Angerührtseins durch das Geheimnis „Liebe" erfüllt uns und lässt uns zugleich ein „verwundetes Herz" erfahren, weil wir eine intensive Nähe spüren, die zugleich Ferne beinhaltet. Liebe denkt nicht nur interpersonal, sondern sie lebt in der strukturellen Beachtung von Wirklichkeit. Sie ist untrennbar verbunden mit Gerechtigkeit. Die beste Übersetzung für das, was die frühen Christen „Agape" nannten, ist nach wie vor „Solidarität". Eine in der religiösen Tradition gedachte interpersonale und strukturelle Liebe braucht nicht nur gelegentliche Empfindung, sondern auch Inszenierung. Die Liebe braucht Nahrung durch Traditionen und Geschichten. Ihr Fehlen, ihre Verletzungen müssen bemerkt und benannt werden, sie muss wieder herbeigerufen werden. Die Liebe Gottes zeigt sich in menschengerechten Strukturen. Lieben ist das „Dennoch" des Herzens.[16]

3. Ausgangsprojekt „Existentielle Kommunikation und Spiritualität in der Pflege"

Im Rahmen des Projektes Existentielle Kommunikation und Spiritualität in der Pflege von der Diakonie Deutschland – Evangelischer Bundesverband wurden in den Jahren 2010 – 2012 Schulungen zu Selbstsorge, Spiritualität und existentieller Kommunikation für Pflegende an elf Standorten in Deutschland erfolgreich durchgeführt. Die Schulungen wurden an 6 x 2 Tagen von einem Trainerteam durchgeführt, das auf die Situation von Pflege bezogene Kompetenzen in Seelsorge, geistlicher Begleitung und Kommunikation mitbringt. Die Erfahrungen des Projektes wurden systematisch ausgewertet. Dem erarbeiteten Curriculum zu Existenzieller Kommunikation und spirituellen Ressourcen im Pflegeberuf, das an den verschiedenen Projektstandorten in Weiterbildungen mit je (bis zu) dreißig Pflegenden umgesetzt wurde, liegt ein Modell diakonischer Pflege zugrunde, dass die Curriculumsgruppe entwickelt hat.[17] Die drei zentralen Säulen von diakonischer Pflege, nämlich Selbstsorge, Spiritualität und Existentielle Kommunikation sind Bestandteil der einzelnen erarbeiteten Bausteine und Module im Curriculum.
Damit „Diakonische Pflege" gelebt und erfahren werden kann, ist eine wichtige Bedingung, dass sie in den diakonischen Einrichtungen an entsprechende Prozesse, Strukturen und eine diakonisch geprägte Kultur anknüpfen kann. Aus diesem Grund wurde ein Teilprojekt „Organisationsentwicklung" initiiert. Wir danken der Friede Springer Stiftung herzlich für Fördermittel, mit der die Durchführung dieses Unterfangens

---

16 Ebd.
17 Vgl. dazu die Graphik im Artikel von Giebel / Lubatsch / Meussling-Sentpali, S. 62.

möglich geworden ist. Anliegen des Projektes war es, Wege zu finden, die Kernelemente diakonischer Pflege, nämlich Selbstsorge, Spiritualität und existentielle Kommunikation, in die Strukturen und Prozesse in diakonischen Einrichtungen zu implementieren und kultivieren. Die Pflegenden sollen nicht nur zu den Themen geschult werden, sondern es sollen gleichzeitig Wege aufgezeigt werden, wie Einrichtungen sich zu diesen Themen weiter entwickeln können.
Die Arbeitsgruppe hat sich mit folgenden Fragen beschäftigt:
Wie können die Themen und Inhalte aus dem Erleben und den Erfahrungen der einzelnen Mitarbeitenden in der Einrichtung Raum bekommen und Fuß fassen?
Wie können die Themen und Inhalte der Schulungen in unserer Einrichtung in Strukturen und Prozessen verankert werden?

Mitglieder der Arbeitsgruppe sind:
- Herr Pastor Balzer und Herr Schmitt, Ev. Krankenhaus Bielefeld gGmbH und Krankenhaus Mara gGmbH, v. Bodelschwing'sche Stiftungen Bethel
- Frau Bracht, Kaiserswerther Diakonie
- Herr Pastor Dargel, Theodor Fliedner Stiftung Mülheim/Ruhr
- Frau Drews-Galle, Paul Gerhardt Diakonie e.V. Berlin und Wittenberg
- Frau Dr. Giebel, Diakonie Deutschland – Evangelischer Bundesverband
- Frau Heike Lubatsch, Diakoniekrankenhaus Henriettenstiftung
- Frau Schroeder-Hartwig, Albertinen-Diakoniewerk Hamburg
- Herr Dr. Waterkamp, Ev. Altenzentrum Bruchsal

Eine Arbeitshilfe, die im Juni 2013 gemeinsam mit dem Curriculum erscheint, bildet den Abschluss des Projektes.

4. Selbstliebe/Selbstsorge fördern – diakonische Gesundheitsförderung gestalten

Selbstsorge ist die aktive Fürsorge für sich selbst als Basis eines erfüllten Daseins. Sie ist das Gegenteil von einem falsch verstandenen Egoismus. Bevor wir auf unsere Mitmenschen zugehen, gemeinsam handeln und sie sinnvoll unterstützen können, ist es notwendig, auf die eigene Person vertrauen zu können, die eigenen Grenzen, aber auch die eigenen Entwicklungspotenziale zu kennen. Die Selbstsorge ist ein lebenslanger Prozess, da sie letztlich die Einstellung zu mir und meinem Leben bestimmt. In unseren christlichen Einrichtungen sind die scheinbar so unveränderlichen Bedingungen, Autoritäten und Normen immer wieder kritisch zu hinterfragen und zu prüfen, ob sie die Mitarbeitenden in ihrer Selbstsorge unterstützen oder diese behindern oder gefährden.

Die Selbstsorge ist eine Säule der diakonischen Pflege und wesentlicher Bestandteil des Curriculums. Ein ganzes Modul ist dem Thema „Sehnsucht neu entdecken – Sinn finden" gewidmet. In verschiedenen Bausteinen geht es darum, die Signale der Seele und des Körpers zu verstehen und sich mit der Gefahr auseinanderzusetzen, dass das eigene innere Feuer erlischt. Bei circa 80 Prozent der Pflegenden ist das Sinnerleben im Beruf hoch ausgeprägt[18] – Sinnerleben ist eine sehr hoch ausgebildete personale Ressource. Dementsprechend ist dieses Potenzial den Pflegenden in unseren Einrichtungen zugänglich zu machen und es muss ihm beispielsweise in Besprechungen Raum gegeben werden.

69 Prozent der befragten Pflegepersonen in diakonischen Krankenhäusern Niedersachsens ist es im Rahmen professioneller Pflege wichtig, gut für sich selber zu sorgen.[19] 70 Prozent der beteiligten Pflegepersonen wünschen sich Unterstützung bei der Förderung und Erhaltung ihrer Gesundheit durch den Arbeitgeber. Im Vergleich hierzu wünschen sich nur circa zehn Prozent der beteiligten Pflegepersonen Informationen über den Glauben und/oder religiöse Angebote. 26 Prozent wünschen sich Unterstützung im Umgang mit Sinnfragen.[20] Die Mitarbeitenden sehen also in gleicher Weise ihre eigene Verantwortung für ihre Gesundheit im Rahmen der Selbstsorge als auch die Notwendigkeit, durch den Arbeitgeber unterstützt zu werden. Übersetzt in die Sprache des Qualitätsmanagements heißt das: Es bedarf dringend umfassender Konzepte zur Verankerung betrieblicher Gesundheitsförderung in den Strukturen und Prozessen der Einrichtung.

Wie kann es gelingen, trotz hoher Arbeitsbelastung gesund zu bleiben? In diakonischen Einrichtungen benötigen wir einen Rahmen, in dem Mitarbeitende unterstützt werden, gut für sich selber zu sorgen – ihre Selbstliebe als wesentliche Kraftquelle gestärkt wird.

Diakonische Gesundheitsförderung umfasst mehr als Rückenschulung, – sie fördert die Selbstsorge. Es geht um einen vernetzten Veränderungs- und Lernprozess. Er umfasst die körperliche, psychische, soziale und spirituelle Gesundheit. Die „Klassiker" Bewegung, Ernährung, Entspannung sind ebenso Thema wie zum Beispiel die Lebensbalance und Sinnfragen. Spiritualität ist eine Dimension von Gesundheit und kann in diakonischen Einrichtungen bewusst in die Gesundheitsförderung integriert werden.

Betriebliche Gesundheitsförderung geht über Einzelmaßnahmen hinaus. Sie kann zu einem Motor der Organisationsentwicklung werden. Wichtige Themen einer gesundheitsfördernden Organisation sind Arbeitsorganisation, Zeitkultur, Führungsverhalten und soziale Unterstützung.
Damit ist die Leitidee verbunden:
Gesundheitsförderung geschieht nur im Zusammenwirken von Arbeit-

---

18 Lubatsch 2012, S. 45 ff.
19 Die Ergebnisse dieser Studie sind veröffentlicht bei Lubatsch 2012, a.a.O.
20 Lubatsch 2012, S. 108 ff.

gebern und Arbeitnehmenden. In ihrem Engagement ist die Diakonie nur glaubwürdig, wenn sie – auch in ihrer Verantwortung als Arbeitgeber – es den Mitarbeitenden ermöglicht, ihren Dienst unter gesundheitsfördernden Bedingungen zu leisten. Betriebliche Gesundheitsförderung zielt über einzelne Maßnahmen hinaus auf eine systematische Arbeits- und Organisationsentwicklung, die neben der Senkung von gesundheitlichen Belastungen auf die Stärkung von gesundheitlichen Ressourcen setzt: Betriebliche Gesundheitsförderung als Prozess und als Ziel strebt mehr Partizipation und Gestaltungsmöglichkeiten, Transparenz und soziale Unterstützung an.[21] Das übergeordnete Ziel zur Säule der Selbstsorge in unseren Einrichtungen könnte folgendermaßen lauten und mittels der Matrix konkretisiert in gewünschten Haltungen, Strukturen und Prozessen verankert werden.

Wir nehmen die Mitarbeitenden mit ihren Gesundheitsgefährdungen und ihren Potenzialen am Arbeitsplatz wahr und fördern ihre Selbstsorge: körperlich – emotional – intellektuell – sozial – spirituell.						
	Gewünschte Haltungen	Strukturen	Prozesse	Funktionen	Ergebnisse	Qualitätsmerkmal nach proCum Cert oder Pflegesiegel
körperlich						
emotional						
intellektuell						
sozial						
spirituell						

---

21 Vgl. Diakonie-Korrespondenz 2005.

Mögliche Projektbausteine:

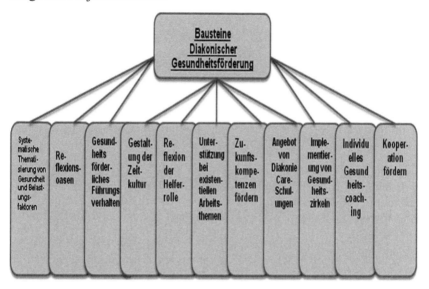

Basics für alle – abteilungsbezogen	Angebote für spezifische Personengruppen
Zeitkultur gestalten	+ 50
Systematische Thematisierung von Gesundheit, Krankheit, Heilung	Männer
DiakonieCare Schulungen	Berufsanfänger
Reflexion der Helferrolle	Führungspersonen
Gesundheitszirkel	Lebensmitte – Midlife-Crisis
Individuelles Gesundheitscoaching	Berufsgruppen
Zukunftskompetenzen fördern	Nachtdienst
Systematische Thematisierung von Gesundheit und Belastungsfaktoren in der Einrichtung	
Unterstützung bei existentiellen Lebens- und Arbeitsthemen	
Reflexionsoasen	
Gesundheitsförderliches Führungsverhalten	
Kooperation fördern	

5. Gott lieben – sacred power – Zeit und Raum für Spiritualität

Im Rahmen des Projektes Existentielle Kommunikation und Spiritualität im Pflegeberuf ist es uns in der Steuerungsgruppe nicht gelungen, uns auf eine Definition festzulegen. Die verschiedenen Aspekte, die uns in der gemeinsamen Arbeit bedeutsam waren, hat Frau Dr. Giebel den verschiedenen Bitten des „Vater Unser" zugeordnet. Sie sind in einem eigenen Kapitel in diesem Buch zu finden. Wie kann Gottesliebe – wie kann Spiritualität – in unseren Einrichtungen unter den heutigen Bedingungen eine lebendige Rolle spielen? Wie können wir dem Raum geben, was den Mitarbeitenden „heilig" ist – wonach sie sich sehnen?

Nur circa zehn Prozent der beteiligten Pflegepersonen der SI-Studie wünschen sich Informationen über den Glauben und/oder religiöse Angebote. 26 Prozent wünschen sich Unterstützung im Umgang mit Sinnfragen. Es scheint wenig Interesse auf Seiten der Mitarbeitenden vorzuliegen. Allerdings ist es für 66 Prozent der Beteiligten von hoher Bedeutung, die religiösen Bedürfnisse von Patientinnen und Patienten zu berücksichtigen.[22] Wesentlich erscheint es, dass Glaube/Spiritualität nicht ein abgegrenzter theoretischer Bereich ist, der mit dem Alltag wenig zu tun hat. Spiritualität – die sacred power – will im konkreten Alltag eine gestaltete und erfahrbare Dimension sein. Verbunden mit diesem Anliegen ist Spiritualität die mittlere Säule der diakonischen Pflege und wesentlicher Bestandteil des Curriculums. Das zentrale Modul „Spiritualität im Alltag (er-)leben" beinhaltet folgende Bausteine:

- Alltagsdimensionen von Spiritualität reflektieren
- „Es tut mir in der Seele weh!" – Spiritueller Schmerz von Pflegenden
- Spirituelle Bedürfnisse von Patienten und Patientinnen / Bewohnern und Bewohnerinnen wahrnehmen und mit ihnen umgehen
- Berühren und berührt werden
- Im Kirchenjahr leben und Rituale feiern
- Gott als Kraftquelle erleben
- Heilige Momente erleben?!

Das übergeordnete Ziel zur Säule der Spiritualität in unseren Einrichtungen könnte folgendermaßen lauten und mittels der Matrix konkretisiert in gewünschten Haltungen, Strukturen und Prozessen verankert werden:

---

[22] Lubatsch 2012, S. 106 ff.

Wir geben der Spiritualität – dem Geist Gottes – in unserer Einrichtung im konkreten Alltag Zeit und Raum.

	Gewünschte Haltungen	Strukturen	Prozesse	Funktionen	Ergebnisse	Qualitätsmerkmal nach proCum Cert oder Pflegesiegel
körperlich						
emotional						
intellektuell						
sozial						
spirituell						

Mögliche Projektbausteine:
- das zum Thema machen, was uns bei unserer Arbeit am Herzen liegt, was uns „heilig" ist – sacred power
- Spiritualität als Dimension von „Gesundheit": Auswirkungen in den verschiedenen Berufsfeldern
- Spirituelle Fallbesprechungen – dem spirituellen Schmerz von Pflegenden Raum geben (siehe Albertinen-Diakonie)[23]
- das Konzept der „Unterbrechung"[24] – spirituell gestalten
- Berührung als spirituelle Dimension
- Rituale zur Gestaltung von Arbeitsbeginn/-ende sowie Start und Ende von Besprechungen/Sitzungen
- Angebot von Fortbildungs-/Reflexionstage zu folgenden Fragestellungen:
- Wer oder was nährt mich?
- Wer oder was bewegt mich?
- Wer oder was lässt mich zur Ruhe kommen?
- Wer oder was lässt mich durchatmen?
- Wer oder was gibt mir Halt? Was gibt mir Sinn?
- Wer oder was berührt mich?
- Gemeinschaft als Rahmen spiritueller Erfahrung
- Einrichtung einer Klagemauer: Gott das eigene und das Leid anderer klagen ...
- Fortbildungen: Ausdrucksformen spiritueller Bedürfnisse von Patienten/Bewohner – insbesondere auch dementierender Patienten/Bewohner.

---

23 Siehe den Artikel von Karin Schroeder-Hartwig.
24 Siehe den Artikel von Karin Schroeder-Hartwig.

6. Nächstenliebe in Haltungen, Strukturen und Prozesse verankern – existentielle Begleitung fördern

Im Rahmen der Gründung des Sozialstaates war die Nächstenliebe einem grundsätzlichen Wandel unterworfen – sie wurde institutionalisiert und die Professionalisierung hielt Einzug. Mit dem Caritas- und dem Diakoniebundesverband haben wir professionelle Institutionen der Nächstenliebe. „Nächstenliebe" ist der Zentralbegriff der christlichen Ethik und steht in engem Zusammenhang mit „Barmherzigkeit". Barmherzigkeit und Professionalität sind heute zwei untrennbare Facetten des Helfens.

Ziel ist es, dass Nächstenliebe und Barmherzigkeit als sprudelnde Sinnquellen von den Mitarbeitenden erfahren werden. Nächstenliebe als Leidenschaft für die Begleitung und den Schutz von Menschen in existentiellen Situationen sowie Solidarität und Mitgefühl mit den Menschen in ihrer Krankheit und Hilfebedürftigkeit. Diese Leidenschaft und Solidarität steht in Wechselwirkung mit der fachlich professionellen Seite des Helfens – beides will in den Einrichtungen institutionalisierter Nächstenliebe gefördert und gestärkt werden.

Eine im technischen Sinn fachlich gute Pflege wird ergänzt durch die transzendente Beziehung, in der existentielle Fragen gestellt und Antworten gesucht werden. Nächstenliebe insbesondere in Form von existentieller Kommunikation und Begleitung ist die dritte Säule diakonischer Pflege und damit der dritte Schwerpunkt des Curriculums. Auch hier stellt sich die Frage, wie die Inhalte der Schulungen Resonanz in der Einrichtung finden können. Wo finden die vielfältigen existentiellen Erfahrungen der Mitarbeitenden Raum und Gehör? Wen berühren sie? Werden die existentiellen Situationen der Bewohner und Patienten von den Mitarbeitenden überhaupt als solche wahrgenommen? In unseren Einrichtungen wimmelt es von Menschen, die sich in einer Grenzsituation befinden – denen akut der Boden unter den Füßen weggerissen wurde. Und wenn diese Situationen als existentiell wahrgenommen werden, sind die Mitarbeitenden dann in der Lage, angemessen mit ihnen umzugehen? Die Begleitung von Menschen in existentiellen Situationen ist der Kernauftrag der Diakonie – der diakonischen Pflege.

Grundvoraussetzung ist die Stärkung von Beziehungen – einer beziehungsorientierten Pflege. Grenzsituationen werden vielfach in ethischen Fallbesprechungen thematisiert – es geht um gemeinsame Reflexion und das Ringen um Lösungen und Handlungsoptionen. Es ist zu überlegen, ob die Struktur der ethischen Fallbesprechungen erweitert oder durch andere Formen der Fallbesprechungen ergänzt werden kann (siehe existentielle/spirituelle Fallbesprechungen in der Albertinen-Diakonie).[25]

Im Curriculum nehmen folgende Bausteine diese Inhalte auf:

---

25 Vgl. den Artikel von Karin Schroeder-Hartwig.

- an eigene existentielle Erfahrungen annähern
- Leid, Krisen und Brüchen im Leben begegnen
- den Anderen in existentiellen Situationen wahrnehmen und in Beziehung treten
- eigene Ressourcen im Umgang mit existentiellen Lebensfragen erschließen
- Sinnfragen von Bewohnern und Bewohnerinnen / Patienten und Patientinnen wahrnehmen
- Sinnfragen kommunizieren: „Hilfe, ich bin gefragt!"
- mitfühlen und sich einfühlen
- den Nächsten lieben?!
- mit Ratlosigkeit in schwierigen Situationen umgehen

Im Rahmen professioneller Pflege ist für 83 Prozent der Pflegenden einfühlsame Nähe von großer Bedeutung. Die Berücksichtigung von Sinnfragen der Patientinnen und Patienten ist 71 Prozent der Befragten sehr bedeutsam – für 66 Prozent ist es wichtig, die religiösen Bedürfnisse von Patientinnen und Patienten zu berücksichtigen.
98 Prozent der Pflegenden ist die Sorge für das Wohl der Patientinnen und Patienten sehr wichtig. Nächstenliebe kann auch Potenzial und Ressource sein.
Freundliche, kooperative und dankbare Patienten können Pflegenden sehr viel geben – zurückgeben. Sie können für die Pflegenden eine wichtige Ressource darstellen – das Wohl der Patienten ist für Pflegepersonen eine sehr bedeutsame Sinnquelle. Circa 70 Prozent der beteiligten Pflegepersonen erleben in hoher Ausprägung Patienten, die ihnen etwas zurückgeben – in Form von Dankbarkeit, Freundlichkeit, Kooperation und deutlichen Heilungserfolgen.[26]
Das übergeordnete Ziel zur Säule der Existentiellen Begleitung in unseren Einrichtungen könnte folgendermaßen lauten und mittels der Matrix konkretisiert in gewünschten Haltungen, Strukturen und Prozessen verankert werden:

---

26 Lubatsch 2012, S. 102 ff.

Wir lassen uns von existentiellen Fragen, Erfahrungen und Sorgen der Mitarbeitenden und Patienten/Bewohner berühren.						
	Gewünschte Haltungen	Strukturen	Prozesse	Funktionen	Ergebnisse	Qualitätsmerkmal nach pro-Cum Cert oder Pflegesiegel
körperlich						
emotional						
intellektuell						
sozial						
spirituell						

Mögliche Projektbausteine:
- typische existentielle Situationen von Patienten/Bewohnern in den Abteilungen wahrnehmen und systematisch sammeln (siehe Albertinen-Diakonie)
- existentiellen Erfahrungen von Mitarbeitenden in Besprechungen strukturiert Raum geben
- Reflexion der Helferrolle – Training zu Nähe und Distanz
- Reflexion der Begriffe und der Inhalte von „Nächstenliebe" und „Barmherzigkeit" sowie die Übersetzung in unsere Zeit und Arbeit
- Berührung als Form der existentiellen Begleitung
- Existentielle Fallbesprechungen (siehe Albertinen-Diakonie)

7. Ausblick

Im Sommer 2013 erscheint in der Neukirchener Verlagsgesellschaft das ausführlich beschriebene Curriculum der Weiterbildung „DiakonieCare" sowie einer Arbeitshilfe, um parallel in der Einrichtungen einen Prozess zu gestalten, in dem die Inhalte der Weiterbildung Resonanz finden und sie in den Haltungen, Strukturen und Prozessen verankert werden. Die Arbeitshilfe bietet folgende Informationen:
- ausführlichere Informationen zur Ausgangssituation christlicher Einrichtungen
- die Auswertung von Projekterfahrungen – Was ist in der Einrichtung zu bedenken, wenn angestrebt wird, DiakonieCare-Schulungen stattfinden zu lassen?

– Hilfestellungen für einen parallelen Entwicklungsprozess in der Einrichtung
– Beschreibung von möglichen Projekten als Bausteine des Entwicklungsprozesses
– die Rolle von Qualitätsmanagement im Entwicklungsprozess

8. DiakonieCare als Antwort auf die Herausforderungen unserer Zeit

Wie können wir die christliche Tradition unserer Arbeit in christlichen Einrichtungen als Feuer und nicht als Asche an die Mitarbeitenden weitergeben? Wie kann die dreifache Liebe eine sprudelnde Sinn- und Kraftquelle in unseren Einrichtungen sein? Wie können wir die Mitarbeitenden unterstützen, unter den derzeitigen Rahmenbedingungen gut für sich selber zu sorgen, – ihre Gesundheit fördern? Wie können wir die Versorgung und Begleitung von unseren Patienten/Bewohnern langfristig adäquat sicherstellen? Wie können wir sicherstellen, dass Patientinnen und Patienten/Bewohnerinnen und Bewohner bei uns als Menschen begleitet werden, die unsere Unterstützung benötigen und nicht Mittel zum Zweck werden, um unser finanzielles Überleben zu sichern?
Kurz auf den Punkt gebracht: Wir müssen unsere Leidenschaft für die Menschen neu in den Mittelpunkt stellen, dieser Leidenschaft als sacred power gemeinsam Raum geben und sie zeitgemäß in Haltungen, Strukturen und Prozessen verankern.
Die im Projekt gesammelten Erfahrungen zeigen deutlich, dass sich die Schulungen „DiakonieCare" sehr gut eignen, um das Feuer der christlichen Tradition in unseren Einrichtungen neu zu beleben. Die Mitarbeitenden erhalten einen Rahmen, in dem sie die Herausforderungen ihrer Arbeit reflektieren und ihren Kraftquellen neu auf die Spur kommen können. Wie die Evaluation zeigt, sind die Inhalte so gestaltet, dass sie auch kirchenferne Mitarbeitende ansprechen. Die Schulung „DiakonieCare" kann einen Anfangspunkt eines langfristigen Prozesses in der Einrichtung bilden. Die Teilnehmenden können im zweiten Schritt Multiplikatoren und Mitarbeitende in weiterführenden Projekten sein.
Abschließend möchte ich an das Zitat von Albert Einstein anknüpfen: „Probleme kann man niemals mit derselben Denkweise lösen, durch die sie entstanden sind." Eine Denk- und Handlungsweise, die auf einem anderen „Grund" – einer sacred power – basiert:
Selbstsorge, Spiritualität und die existentielle Begleitung von Menschen bilden eine Einheit, die den ideellen Wert unserer Arbeit deutlich machen und in den Mittelpunkt stellen. Wir lassen uns von der Heiligkeit des Anderen berühren und ringen deshalb um menschliche Strukturen und ein gemeinschaftliches Mit- und Füreinander.

Literatur

Dillmann, Rainer / Weikmann, Hans Martin, „*Nicht aufgrund von Brot allein wird leben der Mensch" – Mystik und soziales Engagement*, Opladen 2009.
Drewermann, Eugen, *Die sieben Tugenden*, Ostfildern 2012.
Häfele, Walter, *OE-Prozesse initiieren und gestalten. Ein Handbuch für Führungskräfte, Berater/innen und Projektleiter/innen*, Bern 2009.
Huber, Wolfgang, Vortrag vor der Mitgliederversammlung des Kaiserswerther Verbandes deutscher Diakonissen-Mutterhäuser e.V. am 20. September 2012 in Berlin.
Lubatsch, Heike, *Führung macht den Unterschied. Arbeitsbedingungen diakonischer Pflege im Krankenhaus*, Münster 2012.
Lubatsch, Heike, *Spiritualität von Pflegepersonen. Eine Literaturrecherche*. Texte aus dem SI, Hannover 2008.
Lubatsch, Heike, *Die Integration von Spiritualität als herausfordernde Chance der Gesundheits- und Krankenpflege in der Postmoderne*. Unveröffentlichte Diplomarbeit 2006.
Nüchtern, Michael in: Herbst, Michael, *Spirituelle Aufbrüche. Perspektiven evangelischer Glaubenspraxis*, Göttingen 2003.
Sölle, Dorothee, *Beschenkt werden und Handeln gehören zusammen. Die mystische Dimension der Liebe*, in: Quarch, Christoph / Hartlieb, Gabriele, Eine Mystik, viele Stimmen, Freiburg 2004, S. 83 ff.

Schaffer, Ulrich, *In der Dichte des Lebens. Ein tägliches Nachdenkbuch*, Stuttgart 1995.
Tholen, Matthias, *„Die Quelle kann man nicht austrinken!"*, in: Hänsel, Markus, Die spirituelle Dimension in Coaching und Beratung, Göttingen 2012, S. 250 ff.
Von Meiborn, Barbara, *Spirituelles Selbstmanagement. Eine Antwort auf die Herausforderungen der Gegenwart*, in: Hänsel, Markus, Die spirituelle Dimension in Coaching und Beratung, Göttingen 2012, S. 363 ff.
Waaijman, Kees, Handbuch der Spiritualität, Band 2, Mainz 2005.
Wolf, Bernward, in: Hofmann, Beate / Schibilsky, Michael (Hrsg.): *Spiritualität in der Diakonie. Anstöße zur Erneuerung christlicher Kernkompetenz*, Stuttgart 2001.
Zur Bonsen, Matthias, *Leading with Life. Lebendigkeit in Unternehmen freisetzen und nutzen*, Wiesbaden 2010.

KARIN SCHROEDER-HARTWIG

„Das Unsichtbare und Ungehörte der Pflegenden sichtbar und hörbar machen" – Existentielle Kommunikation und Spiritualität als Ressource in der Pflege – Spiritualität im Alltag und mit dem Patienten

Ein Organisationsmodell zur Nachhaltigkeit einer spirituellen Pflegekultur im Albertinen Diakoniewerk – Albertinen-Krankenhaus /Albertinen-Haus gGmbH in Hamburg

Abstract
Das Projekt „Existentielle Kommunikation und Spiritualität als Ressource im Pflegeberuf" hat neue, aber auch alte Fenster wieder geöffnet; es führt zu vergessenen Wurzeln zurück und regt an, Vergessenes, Verdrängtes und Verlorengeglaubtes im Pflegeberuf wieder zurückzugewinnen. Das Thema Existenzielle Kommunikation und Spiritualität braucht klare Strukturen, Zeit und Räume. Doch vor allen Dingen ist eine klare und schützende Haltung der obersten Unternehmensleitung notwendig. Um eine Sensibilisierung in der Pflege nachhaltig zu erwirken, bedarf es verständlicher und verbindlicher Vorgaben durch die Pflegedirektion.

The project „Existential Communication and Spirituality as a Resource in the Profession of Care" reopened new and old windows, it leads us back to forgotten roots, and it inspires to win forgotten, suppressed, and lost values back into the care profession. The issue of existential communication and spirituality needs clear structures, time and space. Most important of all, a clear and protective attitude on the part of the management is needed. In order to obtain a sensitization in the care, comprehensible and binding guidelines by the care managemant are needed.

Einleitung

Existentielle Kommunikation und Spiritualität als Ressource in der Pflege (im laufenden Text EKS), so lautete der Titel des Pilot-Praxisprojektes der Diakonie Deutschland – Evangelischer Bundesverband, gefördert durch den Europäischen Sozialfonds und das Bundesministerium für Arbeit und Soziales. Als großer Träger fiel das Albertinen-Diakoniewerk nicht unter die Förderrichtlinien des ESF-

Programms „rückenwind" und konnte so nicht einer der sieben geförderten Projektstandorte mit Einrichtungen kleinerer und mittlerer Größe werden. Da aber großes Interesse an der Thematik bestand, hat sich das Albertinen-Diakoniewerk mit weiteren drei großen Trägern (Kaiserswerther Diakonie, von Bodelschwingh'sche Stiftungen Bethel Bielefeld, Immanuel Diakonie Berlin) entschlossen, sich eigenständig am Projekt des Diakonie Bundesverbandes zu beteiligen, flankierend in einer Arbeitsgruppe zur Organisationsentwicklung mitzuwirken und zeitgleich das Curriculum auch für Mitarbeitende in der Albertinen-Gruppe, Leistungsstarke Medizin und Pflege in der Metropolregion Hamburg, anzubieten. Vom Januar 2011 bis April 2012 nahmen nun 27 – zumeist leitende – Mitarbeiter und Mitarbeiterinnen aus dem Albertinen-Krankenhaus / Albertinen Haus, dem Ev. Amalie Sieveking Krankenhaus und dem Pflegeheim am Albertinen-Haus an der Schulungsmaßnahme teil. Adäquat mit alltäglich die Pflegenden konfrontierenden existentiellen Fragen von Patientinnen und Patienten, Bewohnerinnen und Bewohnern umgehen zu können, die eigenen spirituellen Ressourcen wahrnehmen und sie als Kraftquellen nutzen zu können, waren neben der Selbstsorge inhaltliche Schwerpunkte der sechs mal 2-tägigen Schulungen.

Mit dem Ziel, diakonische Pflege unter den aktuellen gesundheitspolitischen Rahmenbedingungen und trotz der daraus folgenden knappen Personalressourcen weiterzuentwickeln und erfahrbar zu verorten, werden weitere 26 leitende Mitarbeitende von Januar bis Oktober 2013 einen zweiten, internen Weiterbildungskurs EKS absolvieren.

1. DiakonieCare

Unter der Marke DiakonieCare entwickeln wir die Existentielle Kommunikation und Spiritualität als Ressource in der Pflege. Ein solcher Ansatz hat nur durch eine strukturierte und systematische Personal- und Organisationsentwicklung Bestand und muss kontinuierlich weiterentwickelt werden. Die Umsetzung von der Individualebene auf die Systemebene ist gleichermaßen die Herausforderung für Mitarbeitende und Führungskräfte. Alle drei Organisationsebenen – Mikro als Individual-, Meso als Abteilungs- und Makro als Unternehmensebene – müssen berücksichtigt und entwickelt werden. Nur so können spirituelle Prozesse nachhaltig verortet werden, insbesondere vor dem Hintergrund der zunehmenden Personalknappheit und -fluktuation. Unsere zentrale Frage hierbei lautet: Wie viele Mitarbeiter/Mitarbeiterinnen wollen und müssen wir erreichen, um eine qualitativ gleichbleibende Selbstsorge und eine umfassende Sorge um Patienten und Angehörige weiterhin sicherstellen zu können? Welche Kennzahl gewährleistet diese Forderung? Unsere Vorhaben zielen darauf ab, dass existentielle Kommunikation und Spiritualität einen hohen Erreichungs- und Durchdringungsgrad erwirken:

- Wieviel Kompetenz im Umgang mit existenzieller Kommunikation und Spiritualität brauchen Pflegende in der Praxis, wieviel Personalführung ist notwendig?
- Spiritualität in der Pflege: Wieviel Führung brauchen die Führungskräfte?

Gezielte Bildungsmaßnahmen sind erforderlich, um die Mitarbeiterschaft zu erreichen. Da es bisher kaum Vorerfahrungen in anderen Einrichtungen gab, galt es einen Albertinen-Weg zu finden, um eine eigene moderne Architektur für eine existentielle und spirituelle Pflegekultur zu gestalten.

Das Modell von Diakonie Care steht auf drei Säulen:
1. Die Säule der Selbstsorge der Pflegenden zur Verhinderung von Burnout
2. Die Säule der existentiellen Kommunikation und existentiellen Begleitung in der Beziehung und Begegnung mit Patientinnen und Patienten, Bewohnerinnen und Bewohnern und ihren Angehörigen
3. Die Säule der Spiritualität in der Begegnung, Gemeinschaft und der Beziehung zu Gott für den Einzelnen.[1]

2. Warum dieses Projekt und was sind die Ziele?

Als christliches Krankenhaus möchten wir auch weiterhin unser Profil schärfen: Es ist wünschenswert, dass unsere Mitarbeitenden, Patientinnen und Patienten sowie deren An- und Zugehörige gerade in Zeiten der Knappheit und des Wandels glaubhaft erfahren, dass eine dem Menschen zugewandte Versorgung, eine Beziehungspflege weiterhin höchste Priorität hat.

Die Leitsätze für das Projekt beziehen sich auf das Unternehmensleitbild und die Führungsgrundsätze des Albertinen Diakonie Werkes:

- „Albertinen ist Beziehung" – und diese wird besonders erfahrbar in der existentiellen Begleitung von Patienten und Angehörigen durch die Mitarbeitenden der Pflege.
- Achtsamkeit im Miteinander ist ein Schwerpunkt unserer Teamkultur.
- Aufmerksamkeit und Achtsamkeit der Führung bei existenziellen Erfahrungen der Mitarbeitenden hat einen hohen Stellenwert und zeigt Vorbild.
- Verbesserungen der strukturellen Rahmenbedingungen stehen auf der Planungsliste (z.B. ein Raum der Ruhe nur für alle Mitarbeitenden).

1 Stockmeier/Giebel/Lubatsch (2012).

- Lernende können im Prozess der Ausbildung und des Studium ihre eigene Spiritualität in Theorie und Praxis gleichermaßen erfahren.
- Eine moderne spirituelle Unternehmenskultur wird neben bzw. in der traditionsreichen Unternehmenskultur gestaltet.

3. Spiritualität zu organisieren – ist das überhaupt möglich?

Wie kann eine Organisation spirituelle Prozesse lebendig halten? Wie kann – und das ist zentrales Anliegen geworden – eine Bewegung initiiert, getragen und implementiert werden? Spirituelle Prozesse nachhaltig für Mitarbeitende, Patientinnen und Patienten sowie Angehörige erfahrbar zu machen, verlangt ein werteorientiertes Managementkonzept der Spiritualität. Rituale und Regeln zur spirituellen Patientenbegleitung und Mitarbeiterführung müssen verbindlich definiert und organisiert werden. Rituale zur Begrüßung und zum Abschied, bei Übergängen ebenso wie in der Trauerkultur lassen die Umsetzung des Leitbildes einer Organisation erkennen. Im Organisationsentwicklungsprozess ist das Ausloten von Individualität und Zusammenarbeit ein unverzichtbarer Bestandteil. Die Etablierung von Ritualen wie z. B. Unterbrechungen in der Unternehmenskultur können nicht von einzelnen Mitarbeitern institutionalisiert werden. Unterbrechungen haben in christlichen Krankenhäusern eine lange Tradition, sie sind nicht zu verwechseln mit den rechtlich vereinbarten Arbeitspausen oder Erholungsurlauben und Fortbildungen. Joachim Reber beschreibt drei Aspekte einer christlichen-spirituellen Unternehmenskultur; einer dieser drei Aspekt ist die Unterbrechungskultur.[2]
Die Institutionalisierung dieser Rituale wird in Verfahrensanweisungen verbindlich festgelegt und von den jeweiligen Verantwortungsträgern in Kraft gesetzt. Ein Konzept für spirituelle Unterbrechungen wird als Führungskonzept bewertet. Unterbrechungen können individuell wie für ein Team oder einen bestimmten Arbeitsbereich definiert gelten. Wenn Mitarbeitende auf allen Hierarchieebenen davon in Kenntnis gesetzt sind und einen offiziellen Zugang zu diesen Ressourcen haben, kann dies eine größere Bindung an das Team und die Einrichtung bewirken. Und Bindung wiederum führt zu einem loyalen Miteinander und prägt die Unternehmenskultur.
Wenn Mitarbeiter spüren, dass ihre Integrität gewahrt ist, erleben sie dies als Wertschätzung durch die Einrichtung. Spirituelle Beziehung ist ein Wert an sich und beinhaltet Gemeinschaft und Solidarität. Sie lässt Patientinnen und Patienten, Angehörige wie Mitarbeitende gleichermaßen Lebenskrisen verständlicher und mit Rückhalt durchstehen („Halten und Gehalten werden", Was trägt / hält mich? Wen trage / halte ich?" war eines der zentralen Themen, über die im ersten Schulungskurs reflektiert wurde).

---

2 Reber (2009), S. 109.

Die Vertiefung der Sensibilität für existentielle Erfahrungen von Mitarbeitern sollte zu den Führungskompetenzen und -aufgaben von Pflegemanagerinnen und Pflegemanagern gehören. Die Haltung von Führungskräften wirkt sich maßgeblich auf die Pflege- und Organisationskultur einer Einrichtung aus. Verantwortungsträger sind in der Pflicht, sich den Herausforderungen genauso zu stellen wie die Mitarbeiter im Gegenüber mit den Patientinnen und Patienten und Angehörigen (face to face). Das Prinzip der Delegation überzeugt hier nicht, sondern Führungskräfte müssen sich als Modell, auch als lernendes Modell zur Verfügung stellen.[3] Spiritualität lässt sich nicht delegieren, sondern entwickelt sich nur im Miteinander und wird so zum Geist des Hauses.

4. Von der Vision zum Projektplan

Existentielle und spirituelle Prozesse zu steuern ist ein komplexes Vorhaben. Ein Projektplan wurde erstellt, um eine Innovation innerhalb der Organisationsentwicklung für EKS zu bewirken.

4.1. Internes OE Projekt: Zusammensetzung der Projektgruppe und Start November 2011 bis Dezember 2012 (acht Sitzungen á 2 Stunden)

Projekt-Promoter: Pastor Dr. Stiegler, Vorstand
Projektleitung: K. Schroeder-Hartwig, stellv. Pflegedirektorin, MAE, Dipl. Gesundheitswirtin
Teilnehmer/innen: Pflegedirektorin, Organisatorische Bereichsleitungen für Psychiatrie und Intensivpflege, Stationsleitungen und leitende Hebamme sowie eine Krankenschwester aus der Zentralen Notaufnahme, Klinischer Krankenhausseelsorger, Heimleiter und eine Pflegekraft aus dem Pflegeheim.

4.2 Teilprojekt Ausbildung: Integration der Weiterbildungsinhalte EKS in die Pflegeausbildung

Warum fangen wir nicht gleich von vorne an? In der Pflege sofort mit den Lernenden zu beginnen, war in dem EKS Projekt anfänglich nicht vorgesehen. Die Weiterbildung für Pflegende sollte im Alltag eine Unterbrechung sein, auch um als Burnout-Prophylaxe für langjährig im Beruf stehende Pflegekräfte wirksam zu werden. In der Krankenpflegeschule wurde, nach Abstimmung mit dem Vorstand, eine Präsentation des EKS Projektes für das gesamte Lehrerkollegium durchgeführt. Der Ablauf sah folgendermaßen aus: Projektpräsentation im April 2012, danach wurde eine Arbeitsgruppe mit fünf Lehrkräften, einschließlich

---

3 Lubatsch (2012), S. 94.

der Schulleitung gebildet. Die Moderation wurde von der Projektleitung übernommen. Die Entscheidung, die Inhalte der EKS-Weiterbildung in die im Januar 2013 beginnende Generalisierte Pflegeausbildung (GAP) aufzunehmen, sollte unsere Planungsarbeit zeitlich bestimmen. Alle 28 Modulraster mit den Themenschwerpunkten Kommunikation, Palliative Care, Ethik, Gesundheitsfürsorge, Reflexion- und Fallbesprechung wurden auf die spezifischen Inhalte überprüft. Die Themen waren fast in allen Ausbildungsmodulen integriert, aber nicht explizit ausgewiesen. Der Begriff Spiritualität ist bislang nicht beschrieben gewesen.

Die Teilnahme von drei Lehrerinnen an der Weiterbildung EKS ab 2013 wird dazu führen, so unsere Hypothese, dass die spezielle Konzeption der Weiterbildung in die Pflegeausbildung mit übernommen werden kann. Darüber hinaus wird die Reflexion und Diskussion um einen gemeinsam akzeptierten Begriff für Spiritualität im Kollegium einen großen Raum einnehmen müssen. Mit Achtsamkeitsübungen haben die Kollegen und Kolleginnen bereits im Sommer 2012 begonnen. Dieser Anfang lässt eine gewisse Sehnsucht erkennen.

4.3 Vom Projektplan zur Aktionsplanung

Der aktuelle Sachstand und die Zielsetzung wurden zum Projektstart von der Projektleitung den Mitgliedern der Arbeitsgruppe vorgestellt. Um allen Mitarbeitenden, die nicht nur einer christlichen Glaubensgemeinschaft angehören, sondern kirchenfern, interreligiös oder atheistisch sind gerecht zu werden, galt es einen Weg zu beschreiten, den Begriff EKS aus dem christlichen Glauben, interkulturell und aus der Pflegewissenschaft heraus zu definieren. Einigkeit bestand sehr schnell darüber, dass keine Mitarbeitende, kein Mitarbeitender aufgrund ihrer bzw. seiner Haltung ausgegrenzt werden darf. Der Zugang zu den Begriffen sollte für die Praktiker und Praktikerinnen im Alltag transparent sein. Die Klärung der beiden Begriffe existentielle Kommunikation und Spiritualität stand am Anfang unseres Projektes.

4.4 Begriffsklärung Spiritualität

Die Diskussion in der Projektgruppe zeigte schnell, dass der Begriff Spiritualität sehr komplex ist und es eine Fülle von Definitionen in der Literatur gibt. So konnte zu Beginn keine Übereinstimmung erreicht werden; dies wäre zu einem Stolperstein geworden. Allerdings ist davon auszugehen, dass alle Teilnehmenden im Sinne eines lernenden Prozesses zu einer Verständigung über den Begriff Spiritualität kommen werden und dies als ein Arbeitsergebnis zu erwarten ist.
Spiritualität umkreist ein Geheimnis. Darauf und dass jeder Mensch spirituell ist, konnte sich die Gruppe verständigen. Spiritualität als Containerbegriff wurde aufgenommen und als offener Prozess verstanden. „Die unsichtbaren Werte sind die Geheimnisse der Pflegeprozesse."

Dass Spiritualität verschiedene Ausprägungsformen hat, wirkte ebenfalls entlastend. Denn die unterschiedlichen Reaktionen unserer Mitarbeiterinnen und Mitarbeiter auf das Vorhaben stehen immer wieder (auch aktuell) im Raum. Spiritualität kann bei einer interkulturellen Mitarbeiterschaft nicht auf religiöse Spiritualität begrenzt werden, dies wäre unrealistisch und sogar unredlich. Der Arbeitsgruppe lag sehr viel daran, die Mitarbeiterschaft davon zu überzeugen, denn nur mit diesem gemeinsamen Verständnis war der Erfolg realisierbar.

Folgende Definition von Traugott Roser hat eine Brücke gebaut: „Religiös versus Spiritualität versus Existentiell, vor diesem Hintergrund sollen diese Begriffe nicht zu scharf gefasst werden"[4].

Der postmoderne Mensch sucht auch in der Religiosität und Spiritualität nach neuen und individuellen Wegen und Sinnentwürfen und entfernt sich zunehmend mehr von Frömmigkeitstraditionen. Besonders in den Pflegeberufen hat es hier einen großen Wandel gegeben (insbesondere in den Großstädten), den es zu berücksichtigen gilt.

5. Begriffsklärung Existentielle Kommunikation

Dieser Begriff ist wissenschaftlich nicht eindeutig definiert, aber leichter zu verstehen und zu operationalisieren als der Begriff Spiritualität. Vor diesem Hintergrund haben wir uns zunächst dieser Begriffsklärung zugewandt. Zumal in dem Pflegemodell von Monika Krohwinkel existentielle Erfahrungen eine bekannte Lebensaktivität ist.[5]

5.1 Wie sich dem Begriff nähern?

Für jedes Fachgebiet wurden in der Organisationsentwicklung-Arbeitsgruppe jeweils existentielle Ereignisse und Phänomene identifiziert und zusätzlich Fallbeispiele schriftlich verfasst. Existentielle Phänomene wie Ängste, Hoffnungslosigkeit, Trauer, Schmerz, Scham, Hilflosigkeit, Warten, aber auch Freude, Hoffnung und Erlösung seien hier nur beispielhaft genannt. Besonders das Phänomen Warten wurde als existentielles Phänomen von den Mitarbeitern beschrieben; überraschend und besonders eindrücklich.

Zitat: „Wir lassen Patienten und Angehörige warten, obwohl diese keine Lebenszeit mehr zum Warten haben. Wir stehlen ihnen ihre Zeit des Miteinanders" (Elfriede Schwarz, Stationsleitung Innere Medizin und Palliativ).

Diese Pflegephänomene wurden den Stationsleitungen zugesandt und

---

4 Diese Sichtweise vertrat Traugott Roser im Rahmen einer Podiumsdiskussion auf der Fachtagung „Krankenhausseelsorge und Spiritualität" im September 2012 in der Evangelischen Akademie Berlin.
5 Vgl. http://www.aedl.de/.

im Gespräch persönlich erläutert, verbunden mit der Bitte, diese mit ihren Teams zu vertiefen und inhaltlich zu erweitern. Darüber hinaus wurde um ein Fallbeispiel gebeten. Zeitnah konnten so 12 Fallbeispiele erstellt werden. Im Juni 2012 wurde eine Arbeitssitzung mit den in EKS weitergebildeten Pflegenden durchgeführt. Dabei standen für die Arbeitsgemeinschaft Organisationsentwicklung folgende Fragestellungen im Mittelpunkt:

- Können Sie die Erkenntnisse und Erfahrungen aus der Weiterbildung EKS mit in Ihren Pflegealltag integrieren?
- Wie hatte das Team auf die Thematisierung existentieller Ereignisse reagiert?

Aussagen wie: „Ich höre ganz anders hin" oder „ich achte mehr auf mich" oder „ich gehe anders auf Patienten oder Angehörige zu" waren Kernaussagen (Anja Mundt, Stationsleitung Chirurgie).
Genauso eindrücklich waren Erlebnisse in den Teambesprechungen der Mitarbeitenden. Einige Pflegende waren so berührt, dass sie gegen ihre Gewohnheit sehr in sich gekehrt waren. Dass es um ihre Erlebnisse, um ihre spirituellen Bedürfnisse und ihren spirituellen Schmerz geht, war eine neue Erfahrung und hatte ein Fenster geöffnet.

5.2 Spirituelle Schmerzen

Im Kontext der EKS-Weiterbildung entstand folgender Text von Alberto de Correia, Pflegerischer Leiter der drei Intensivstationen im Albertinen Krankenhaus:
„Um spirituelles Leid handelt es sich dann, wenn Menschen existenziell betroffen sind und dabei ihr innerster spiritueller Horizont in Mitleidenschaft gezogen wird" (Erhard Weiher).
Der spirituelle Schmerz wird im Buch „Das Geheimnis des Lebens berühren" als sehr große Dimension des Leidens mit all seinen Facetten am Lebensende beschrieben.[6] In meiner „EKS" Weiterbildung wurde ich mit dem oben genannten Zitat konfrontiert. Ich habe nicht das Leid der Patienten an erster Stelle gesehen; ich fühlte mich in meiner Rolle als Pflegender angesprochen. Wie sieht mein Schmerz oder Leid aus und wann ist mein spiritueller Horizont in Mitleidenschaft gezogen? – und mir stellten sich viele Fragen: Erfahren wir Pflegenden auch einen spirituellen Schmerz oder Leid in unserer täglichen Arbeit? Wie existenziell erleben wir diesen Schmerz, sind wir überhaupt existenziell betroffen? Ja, wir erfahren spirituellen Schmerz und Leid, unser Horizont wird ebenfalls in Mitleidenschaft gezogen! Die Pflege schwerstkranker Patienten, die Begleitung und Zuwendung, die wir Patienten am Lebensende zukommen lassen, bei immer knapper

---

6 Weiher (2011), S. 215.

"Das Unsichtbare und Ungehörte der Pflegenden sichtbar und hörbar machen" 143

Existentielle Kommunikation und Spiritualität

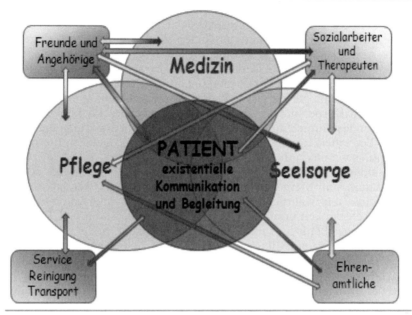

Existentielle Kommunikation & Spiritualität als Ressourcen in der Plege. K. Schröder-Hartwig, G Bolle, St. Stiegler 2012

werdenden Personalressourcen, der eigene Anspruch an unsere Tätigkeit, die Erwartung der Patienten und des Arbeitgebers, all dies hat ein hohes Potenzial, durch das wir spirituellen Schmerz und Leid in unserem Pflegealltag erfahren.

Sicherlich erleben die Mitarbeiter diesen Schmerz in verschiedener Intensität. Die Häufung der Thematik Burnout zeigt aber auch, dass viele Mitarbeiter diesen Schmerz in einer sehr bedrohlichen Intensität erleben und dadurch existenziell betroffen sind. Der Satz „Es tut mir in der Seele weh" ist das Aussprechen des erlebten spirituellen Schmerzes.

6. Von der Planung zur Implementierung

Existentielle Kommunikation geschieht jeden Tag, aber nehmen wir sie als solche überhaupt wahr?
Pflegende begegnen täglich Patienten und Angehörigen, die durch ihre Erkrankung existentielle Erfahrungen machen. Der Umgang mit Leiderfahrungen und existentiellen Fragen gehört zum Pflegealltag, ganztägig über 24 Stunden. Pflegende kommunizieren aber nicht nur über

das Wort, sondern sehr ausgeprägt über Körperkontakt, über Berührung. Pflegende richten ihre Interventionen und Handlungen an einem Körperparadigma aus. Menschen zu berühren ist eine Kernkompetenz der Pflege und sie entwickeln im Laufe ihrer Berufstätigkeit eine Berührungskompetenz und eine Kompetenz des Haltens.
Berührung als Form der Kommunikation wird von Patienten, Angehörigen, Ärzten und der Organisation wie selbstverständlich erwartet und ist eine unverzichtbare Ressource für den Therapie- und Pflegeprozess. Berührung ist Ausdruck von Professionalität und Haltung.
Aus der Psychologie ist uns bekannt, dass Kommunikation weit über 50% durch Körpersprache geschieht. Ein tröstendes Lächeln oder ein beruhigendes Streicheln bestimmen häufig die Erinnerung der Patienten. Die Anerkennung „Ihre Arbeit ist nicht mit Geld zu bezahlen" bringt dieses wohl zum Ausdruck.
Professionelle Pflegekonzepte wie Integrierte Validation und Basale Stimulation sind Methoden, die besonders für kognitiv veränderte, bewusstseins- und wahrnehmungsgestörte Patienten eine Kommunikation der Achtsamkeit ermöglichen. Auch bei Mobilisation und Transfer, ob mit Kinaesthetik oder nach dem Bobathkonzept, findet existentielle Kommunikation und Alltagsspiritualität statt. Achtsamkeit und Selbstsorge der Pflegenden stehen sich in der Begegnung zwischen Patient und Pflegenden komplementär gegenüber. Ressourcenorientierung ist eine der Prinzipien von existientieller Kommunikation im individuellen Pflegekontext.

7. Existentielle Kommunikation findet sehr häufig zwischen Tür und Angel statt

Was ist unter Existenzieller Kommunikation zu verstehen? Patienten äußern unerwartet Sinnaussagen oder Sinnfragen. Der straff organisierte Stationsalltag erschwert es, Symbolaussagen zu hören und deuten zu können. Es verlangt eine spirituelle Haltung und eine besonders entwickelte Kommunikationskompetenz. Die „Sprache der Seele" hat eine eigene Terminologie. Pflegende müssen, wollen sie ihrem Anspruch genügen, die sogenannte dritte Sprache, die „Sprache der Seele", neben der naturwissenschaftlich-technischen, der psychosozial-wissenschaftlichen und ihrer Alltagssprache erlernen.
Spirituelles Hören und Fühlen sind wichtige Ressourcen und Kompetenzen in der Beziehungspflege. Die Pflegenden sind nicht so stark ausgerichtet auf die Deutung des Wortes wie die Seelsorger. Nach dem Medizinethiker Giovanni Maio ist der Mensch ein „vulnerabler [verletzlich/ ungeschützt] und angewiesener Mensch im Zustand seiner Krankheit".[7]

---

7 Maio (2012), S. 384.

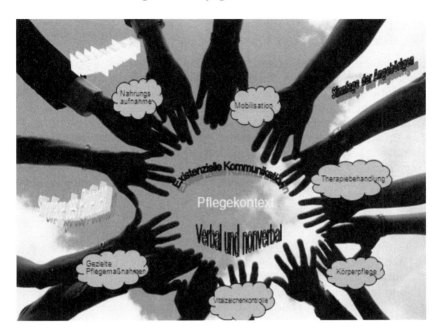

Dem biblischen Menschenbild nach ist das Wesen des Menschen auch Begehren, „Begehren nach Berühren und Spüren".[8]
Existentielle Kommunikation ist somit eine moralische Verpflichtung und der ethische Imperativ des Pflegens. Eine gute Pflege nach dem Gebot der christlichen Nächstenliebe beinhaltet, dass Pflegende in eine Beziehung zu ihren Patienten und auch Angehörigen treten. Mehr als sinnvoll erscheint es, von existentiellen und spirituellen Begleitprozessen der anderen Disziplinen, besonders der klinischen Seelsorge zu wissen. Dies ermöglicht es, fließende Übergänge als Ressource für integrative Behandlungsprozesse zu erkennen und zu nutzen.
Ein besonderes Beispiel sei noch erwähnt: Mitarbeitende auf der Intensivstation schreiben für ihre Patienten an der Langzeitbeatmung Tagebücher. Sie beschreiben, welche Pflege sie durchführen, aber auch, wie sie den Patienten wahrnehmen und was für Ereignisse anstehen. Sie nehmen die Rolle des Stellvertreters ein, so wie in der „Interpersonalen Pflegetheorie" von Hildegard Peplau beschrieben.[9] Dieses Instrument ist auch besonders für Angehörige von hohem Wert und gibt Raum für spirituelles Erleben.

---

8 Zitat von Pastor Dr. Stefan Stiegler, unveröffentlichter Vortrag Kloster Nütschau, November 2012.
9 Peplau (1995), vgl. auch Schroeder-Hartwig, in: Stockmeier/Giebel/Lubatsch (2012), S. 180.

7.1 Um Pflege zu erlernen und auszuüben, bedarf es keiner Glaubenszugehörigkeit, aber einer humanistischen Haltung

Ein Großteil der Mitarbeitenden im Pflegeberuf – auch in christlichen Krankenhäusern – ist kirchenfern oder säkular orientiert. Umso wichtiger ist die Vermittlung der humanistischen Spiritualität durch humanistische Pflegetheorien und die Einführung von Modellen, die Diakonie-Care glaubhaft vermitteln.

Zur Professionalität von Pflegenden gehört eine ethische Kompetenz, aber auch das Wissen um religiöse und spirituelle Bedürfnisse von Patienten und Angehörigen. Respekt vor der Würde des Anderen mit seinen Werten, Weltanschauungen und seinem Glauben gilt es in ein ganzheitliches Pflegemodell zu integrieren.

Die Fragen, die es zu beantworten gilt:

- Was ist das Gemeinsame der Mitarbeitenden untereinander und das Gemeinsame von Mitarbeitenden und einer Organisation?
- Wie können und wie müssen wir kommunizieren und kooperieren? Humanistische Mitmenschlichkeit und christliche Nächstenliebe sind zwei Paradigmen, die dasselbe Ziel verfolgen. Liebe und Empathie, dem Menschen zugewandte Pflege, sind der Schlüssel zur Öffnung für beide Weltanschauungen im Umgang mit dem angewiesenen und bedürftigen Menschen in Leidsituationen.

Pflegekonzepte, die sich mit körperlichen, seelischen und psychischen Phänomenen wie Angst, Hilflosigkeit, Trauer, Schmerz, Verlust, Einsamkeit, Schuld, aber auch Freude etc. befassen, sind in der Literatur beschrieben. Nun gilt es, diese Konzepte aus der Theorie in die Praxis zu integrieren und als Themen für Pflegeplanungen, Dokumentation, Übergaben und Fallbesprechungen zu etablieren.

Um eine Transparenz und Ernsthaftigkeit zu erlangen, ist es aus Sicht der Pflegedirektorin Anette Weinert notwendig, existentielle Erlebnisse von Patienten und Mitarbeitern in monatlichen Teamsitzungen (Stationsbesprechungen) und als festen Tagesordnungspunkt in den Pflegemanagementkonferenzen aufzunehmen. Darüber hinaus brachte Jens Klindworth, Stationsleiter, die Idee ein, die EKS Thematik mit in die Jahresmitarbeitergespräche einzubinden.

7.2 Existentielle und spirituelle Fallbesprechung

Die existentielle und spirituelle Fallbesprechung ist ein Instrument, das neben der ethischen Fallbesprechung und der Team- oder Fallsupervision steht. Unser Instrument dient als niederschwelliger Zugang zur Reflexion von existentiellen und spirituellen Erlebnissen der Pflegenden im Arbeitsalltag. Hier steht der Pflegende selbst im Mittelpunkt und nicht der Patient. Die Fallbesprechung orientiert sich an den Strukturen der beiden etablierten Methoden. Es wird nach dem eigenen existentiellen Erleben der Pflegenden, ihrem spirituellen Schmerz und ihren Kognitionen gefragt. Gefragt wird auch nach ihren Kraftquellen, die erforderlich sind, um diese Erlebnisse unbeschadet verarbeiten zu können. Die Verschriftlichung der Ereignisse dient der Vertiefung und der Entscheidung, ob dieses Erlebnis in einem Kreis von Kolleginnen und Kollegen veröffentlicht werden darf. Es gilt, ein neues Ritual zu schaffen, das in regelmäßigen Abständen außerhalb der Station Mitarbeitenden existentielle Erfahrungen im gemeinsamen Dialog reflektieren können. Die Moderation wird anfänglich von der Projektleitung, dem Seelsorger oder einer Pflegeperson aus der Organisationsentwicklungs-Arbeitsgruppe durchgeführt. Eine Sitzung wurde bereits als Probelauf getestet und es gab positive Rückmeldungen. Ziel ist es, die Stationsleitungen weiter zu coachen und ihnen dieses Instrument als ein Führungsinstrument perspektivisch mit an die Hand zu geben. Durch dieses Vorgehen lernen Pflegende, die Seelensprache ihrer Patienten und Angehörigen, aber auch ihre eigenen seelischen Bedürfnisse wahrzunehmen und besser zu verstehen. Reflexion und Selbsterfahrung können einen kognitiven Lernprozess anregen und eine Kompetenzentwicklung der Pflegenden im Umgang mit existentiellen und spirituellen Erfahrungen vertiefen. Wir erhoffen uns, dass diese praxisorientierte Vorgehensweise die Handlungskompetenzen erhöht und Nachhaltigkeit von Diakonie- und Spiritual Care erwirkt.

Ab Januar 2013 sind diese Fallbesprechungen regelmäßig geplant, es gilt Erfahrungen zu sammeln und weiter miteinander und voneinander zu lernen. Darüber hinaus soll der Versuch gestartet werden, in diesen Lernprozess gleichzeitig mit Lernenden/Schülern und Studierenden einzutreten. Die Lehrkräfte der Albertinen-Krankenpflege-Schule sowie unsere Stationsleitungen unterstützen diesen Versuch. Kontaktlehrer werden ebenso an den Fallbesprechungen teilnehmen. Darüber hinaus werden EKS-Sprechstunden für Mitarbeitende von der Projektleitung verbindlich eingerichtet und nach der Methode der Fallbesprechung durchgeführt.

Diese prozessorientierte und interaktive Vorgehensweise ist mit dem Ziel verbunden, der jungen Generation von Pflegenden eine umfassendere Orientierung und Bindung an die Organisation zu ermöglichen. Diese beugt dem immer wieder beschriebenen Praxisschock vor und ermöglicht es, einander unmittelbarer zu begegnen. Es gilt, hier gemeinsam Feldkompetenzen aufzubauen und zu einer gemeinsamen Kommunikationskultur zu finden.

8. Spiritualität der Führung

Existentielle Kommunikation und Spiritualität sollte nicht nur im direkten Patientenkontakt erfahrbar, sondern auch integraler Bestandteil von Führung sein. Um in der Mitarbeiterschaft Zugänge für die Thematik zu

erschließen, sollten Führungskräfte sich ebenfalls mit ihrer eigenen Spiritualität auseinandergesetzt haben und somit eine Vorbildfunktion einnehmen. Nur unter dieser Voraussetzung kann eine nachhaltige Mitarbeitermotivation erfolgen. Diakonisches Profil verlangt auch, dass Führungskräfte Spiritualität in ihre Entscheidungen und ihr Handeln einfließen lassen. Mitarbeiter zu begleiten und ihnen Lösungsansätze in den Zeiten der Knappheit zu ermöglichen, erscheint wichtiger denn je. Heike Lubatsch beschreibt dies in der Untersuchung „Arbeitsbedingungen in diakonischer Pflege" und belegt die These: „Führung macht den Unterschied".[10] Es steht und fällt mit einer Klärung auf der Managementebene, ob und wenn ja, welche spirituellen Räume Patienten, Angehörigen und Mitarbeitenden angeboten werden.
Um Zeit und Räume für existentielle und spirituelle Prozesse zu gestalten und nachhaltig zu verorten, wurden mit der existentiellen und spirituellen Fallbesprechung (EKS-Fallbesprechung) und der Kultur der Unterbrechungen zwei Methoden vorgeschlagen:

9. Aus der Zeittaktung zur Reflexions- und Unterbrechungskultur

Gemeinsam mit unserem Vorstand Herrn Dr. Stiegler und 25 Führungskräften aus der Pflege und der EKS-Trainerin Dipl. Psychologin Christa Klemm wurde zum Thema „Mit Achtsamkeit pflegen und führen" eine Klausurtagung im Kloster Nütschau im November 2012 durchgeführt. Diese Maßnahme war ein wichtiger Baustein in unserem Aktionsplan, um mit den Leitungen über Wertschätzung, Achtsamkeit, Menschenbild, Unterbrechungen und EKS-Fallbesprechung zu diskutieren, ein Meinungsbild einzuholen und den aktuellen Sachstand des EKS-Projektes zu präsentieren. Nur wenn die Leitungen überzeugt sind, besteht die Chance auf Akzeptanz und Durchdringung des Vorhabens bei den Mitarbeitern und Mitarbeiterinnen.

Das Feedback der Mitarbeiter hat uns sehr berührt. Die Aussage der pflegerischen Zentrumsleitung der Psychiatrie Irmgard Trautvetter hat es auf den Punkt gebracht: „Es ist etwas passiert, es geht viel tiefer im Umgang miteinander."

9.1 Ziele in den Alltag bringen

- Was ist uns wichtig im Umgang mit dem Patienten?
- Was ist uns wichtig im Umgang mit den Angehörigen?
- Was ist uns wichtig im Umgang miteinander?
- Welche Werte, Regeln, Rituale und Symbole können wir in unserem Team und in der gesamten Organisation gestalten und vereinbaren?

---

10 Lubatsch (2012).

Das neu überarbeitete Verabschiedungskonzept aus dem Palliativ-Bereich der Station B5, von Herrn Pastor Schrumpf entwickelt und geleitet, kann hier als Modell für „Albertinen" dienen. Es wird zu klären sein, was vereinheitlicht und was individuell von einer Klinik bzw. Station festgelegt werden soll. Eckdaten für das Rahmenkonzept werden von dem Vorstand und der Pflegedirektion vorgegeben. Um eine hohe Identität in der Pflege zu erreichen, ist es zielführend, die Mitarbeiter und Mitarbeiterinnen in den Entwicklungsprozess von Anfang an aktiv mit einzubinden.
Eine Unterbrechungskultur kann z.B. bedeuten:

- ich gehe in den Raum der Stille oder Ruhe
- ich gehe an die frische Luft
- wir machen gemeinsam eine Gedenkminute
- wir lesen gemeinsam die Losung für den Tag
- wir sprechen ein Gebet
- wir schweigen zusammen.

Die Forderung nach Unterbrechung kann z.B. auch sinnvoll sein, wenn der Stresspegel nach oben ausschlägt. Christa Löhner, Stationsleitung, berichtet über sehr gute Erfahrungen, die sie mit bewussten Unterbrechungen auf ihrer Station mit ihren Mitarbeitern und Mitarbeiterinnen seit einigen Monaten erlebt.
Interkulturelle Rituale können ebenfalls ihren Platz finden.

Fazit

Das Projekt Existentielle Kommunikation und Spiritualität als Ressource im Pflegeberuf hat neue, aber auch alte Fenster wieder geöffnet; es führt zu vergessenen Wurzeln zurück und regt an, Vergessenes, Verdrängtes und Verlorengeglaubtes im Pflegeberuf wieder zurück zu gewinnen. Die Begegnungen und Reflexionen im Miteinander geben uns die Kraft in dieser Zeit, gegen den Mainstream zu schwimmen. Das Jahr 2012 diente der Projektierung, Entwicklung, Reflexion und Standortbestimmung. Im Dezember 2012 wird die Organisationsentwicklungs-Arbeitsgruppe gemeinsam mit dem Vorstand eine Auswertung und einen Jahresrückblick halten. Im Sinne der Spiritualität in der Führung wird unter anderem die Frage gestellt, ob die Ideen, Investitionen und Maßnahmen zielführend waren. Führung trifft auf Praxis, 2013 wird das Jahr der Begegnung. Bis 2014 werden monatlich Pflichtfortbildungen für alle Mitarbeiter und Mitarbeiterinnen durchgeführt. Es ist uns wichtig, den Wissensstand und die Kompetenz von Diakonie- und Spiritual Care für alle Mitarbeitenden in der Pflege zu ermöglichen und zu vertiefen. Pro Quartal ist angedacht, je nach Bedarf, ein bis zwei EKS-Fallbesprechungen durchzuführen. Die kontinuierliche Begleitung der Stationsleitungen ist notwendig zur Sicherung des Prozesses und geschieht durch die Projektleitung. Innerhalb der Stationen wird den Mitarbeitern die Klärung ermöglicht, welche individuelle Unterbrechungskultur für ihre Station die richtige ist und wie sie realisiert werden kann. Begleitung der Teams ist hier ebenfalls erforderlich, um die Stationsleitungen zu stärken, damit diese sehr sensiblen Entwicklungprozesse wachsen können. Es ist begonnen, EKS als Themenkomplex mit in die Personalauswahlgespräche und auch in die Mitarbeiter-Jahresgespräche zu integrieren. Damit ein „House of Spirit" eingerichtet werden kann, bedarf es neben Vision und Haltung auch der Person eines Kümmerers. Es braucht klare Strukturen, Zeit und Räume. Doch vor allen Dingen ist eine klare und schützende Haltung der obersten Unternehmensleitung notwendig. Um eine Sensibilisierung in der Pflege nachhaltig zu erwirken, bedarf es verständliche und verbindliche Vorgaben durch die Pflegedirektion.

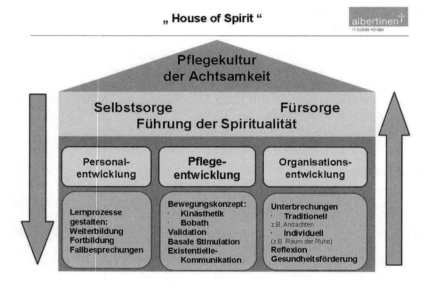

Literatur

Lubatsch, Heike: *Führung macht den Unterschied. Arbeitsbedingungen diakonischer Pflege im Krankenhaus*, Berlin 2012.
Maio, Giovanni: *Mittelpunkt Mensch*: Ethik in der Medizin, 1. Auflage korrigiert, Stuttgart 2012.
Peplau, Hildegard E., *Interpersonale Beziehungen in der Pflege*, Basel / Eberswalde 1995.
Reber, Joachim: *Spiritualität in sozialen Unternehmen*, Stuttgart 2009.
Stockmeier, Johannes / Giebel, Astrid / Lubatsch, Heike (Hg.), *Geistesgegenwärtig pflegen Band 1*, Neukirchen-Vluyn 2012.
Weiher, Erhard: *Das Geheimnis des Lebens berühren*, Stuttgart ³2011.

Matthias Dargel

Die Rolle der Leitung diakonischer Unternehmen für die Wahrnehmung von Spiritualität als erlebte Ressource im Pflegeberuf

Abstract
In einer die Religionen zunehmend neutralisierenden Gesellschaft werden diakonische Organisationen es lernen müssen, die notwendige Klammer zwischen den Ämtern und Gaben neu und vor allem auch christlich profiliert zu formulieren. Wenn gesellschaftliche Sprachlosigkeit in Fragen des Glaubens sich auch in der Leitung diakonischer Unternehmen fortsetzt, weil diese sich auf die Bearbeitung ökonomisch-fachlicher Fragen beschränkt, werden spirituelle Themen auch in der Unternehmensentwicklung keine echte Bedeutung erlangen.

In an increasingly neutralized society, as far as religion is concerned, diaconic organisations will have to learn to rephrase the necessary link between positions and capabilities, especially with a Christian profile. Spiritual issues will noch gain a genuine meaning, as long as societal speechlessness concerning the issues of faith continues even in the management of diaconic institutions, because they limit themselves to economic and professional concerns.

1. Das urchristliche Bild vom Leib Christi als Klammer aller Ämter und Gaben in einer diakonischen Organisation

Bereits in den ersten Christengemeinden war die Gabe des „Helfen Könnens" bzw. des „Gesund Machens" offenbar ein besonderes Amt, das gleichberechtigt neben dem Amt der Leitung oder der Verkündigung stand, wie das Beispiel der Gemeinde in Korinth zeigt (vgl. 1. Kor. 12,28ff). Dabei ist allerdings hervorzuheben, dass in der Vorstellung des Apostels Paulus Leitung, Verkündigung, Seelsorge oder Gesundmachen in jedem Fall verschiedene Gaben und Ämter waren, die auch von verschiedenen Menschen ausgeübt wurden. Die Zusammenarbeit dieser verschiedenen Menschen mit ihren Aufgaben funktioniert allerdings nicht ohne eine starke Verbindung. Aus diesem Grunde stellt Paulus die Differenzierung der Ämter und Gaben in den Zusammenhang der Rede vom Leib Christi – als enge und nicht kündbare Verbindung zwischen all den Ämtern und Gaben, Personen und Beziehungen in der Gemeinde. Dieser Rückblick auf das paulinische Bild des Miteinanders in der Gemeinde lässt es evident erscheinen, dass auch zwei Jahrtausende später die Vernetzung von Spiritualität, Verkündigung, Pflege und Leitung, also die Verbindung verschiedener Ämter und Gaben keineswegs selbstverständlich ist. Die Frage der Ausgestaltung des Miteinanders der verschiedenen Professionen im Hinblick auf die gestellte Aufgabe ist und bleibt eine Herausforderung für jede kirchliche und diakonische Organisation.

Im Gegensatz zur paulinischen Gemeinde ist dabei allerdings die alles verbindende Klammer des Leibes Christi in der modernen Diakonie keineswegs mehr selbstverständlich, sondern muss erst in der Verständigung über das diakonische Profil, also den Zielen und Leitlinien des diakonischen Unternehmens, eigens erarbeitet und neu formuliert werden. Denn anders als in der Vergangenheit noch üblich, können diakonische Unternehmen nicht mehr quasi ex ante als Leib Christi bezeichnet werden, da ein christlich geprägtes Verständnis von Organisation nicht immer schon als gegeben vorausgesetzt werden kann. Bislang war und ist es unter dem Leitbild der Diakonie als Lebens- und Wesensäußerung der christlichen Kirche selbstverständlich, diese Klammer aller Ämter und Gaben in einer diakonischen Organisation mit dem urchristlichen Bild vom Leib Christi zu beschreiben: „Das Bild vom einen Leib in der Vielfalt seiner Glieder (1. Kor 12) ist eine Einladung zu einer multi-perspektivischen Betrachtung auch des diakonischen Unternehmens. Funktionale Ausdifferenzierung muss hier mit erkennbarer Handlungseinheit zusammengedacht werden."[1]

2. Wieder sprachfähig werden ...

In diakonischen Unternehmen jedoch, in denen der Anteil von Mitarbeitenden mit christlicher Sozialisation zum Teil weniger als 25% beträgt, hat diese Redeweise allerdings lediglich noch deklaratorischen Charakter und prägt das Handeln und Verstehen in der Organisation ganz sicher nicht: Ein Bild, das für einen Großteil der Mitarbeitenden ohne persönliche Bedeutung ist, kann keine identitätsstiftende Wirkung aufbauen. Die Erarbeitung einer neuen diakonischen Identität ist also nicht historische Gegebenheit, sondern vielmehr erst Gegenstand einer Organisationsentwicklung und damit Aufgabe von Leitungshandeln.

Diese Arbeit an den eigenen Zielen und dem diakonischen Profil ist dabei keine ganz neue Aufgabe, sondern fordert das Management in der unternehmerischen Diakonie schon seit mehreren Jahrzehnten mit zunehmender Intensität heraus. Schon 1990 stellte etwa Johannes Busch als damaliger Vorstand der von Bodelschwingh'schen Anstalten fest: „Aber ich finde es gut, dass unsere Väter auch Anlässe und Strukturen fanden, im Alltag des gemeinsamen Lebens und Arbeitens die Grund-

1 Haas 2006, S. 528.

orientierung direkt zur Sprache zu bringen, in Andachten, in vielfältigen Formen gelebter Frömmigkeit, in theologischer Reflexion konkreter Glaubens- und Lebensfragen. Die praktischen Realisierungsmöglichkeiten hierzu sind heute schwieriger als früher. Vielen Mitarbeitern sind Formen gelebter Frömmigkeit fremd. Man spricht ebenso wenig oder ebenso verschämt über seinen Glauben wie etwa über Sexualität."[2]
Dieses Zitat lässt erkennen, dass Busch die wahrnehmbare Klammer zwischen den Ämtern und Gaben der Mitarbeitenden offenbar mit einer „gelebten Frömmigkeit" identifiziert, also mit differenzierten Formen existenzieller Kommunikation in christlicher Ausprägung. Dabei wird festgestellt, dass zumindest in früheren Generationen diese Klammer noch wirksam und im Alltag erlebbar war: Der alles verbindende Leib Christi war in Ritualen, Sprachgebrauch und Alltagshandeln erlebbar und selbstverständlich. Dass diese Klammer der verschiedenen diakonischen Ämter und Gaben allerdings zunehmend verblasst und auch schon in den 80er und 90er Jahren des 20. Jahrhunderts offenbar nicht mehr ausreichend aktiviert war, wird von Busch dann als ein gesellschaftliches kulturelles Phänomen beschrieben, bei dem Schamgefühle in Analogie etwa zum Umgang mit Sexualität die vorhandene Verbindung zwischen den Ämtern und Gaben unsichtbar machen.
Gesellschaftliche Kulturmerkmale sind nun durchaus Veränderungen unterworfen, wenngleich dieser Wandel nicht immer zielgerichtet gesteuert durch ein leitendes Handeln (etwa der Politik oder der Kirchen) erfolgt. Und so hat sich z.B. seit den 90er Jahren der hier angesprochene öffentliche Umgang mit Sexualität sicher deutlich verändert und liberalisiert: Heute sprechen sehr viel mehr Menschen offen über ihre Sexualität und das früher damit verbundene Schamgefühl ist manchmal sogar einer deutlichen Schamlosigkeit gewichen. Derselbe Effekt hat sich aber offenbar immer noch nicht im Hinblick auf den Glauben der Menschen eingestellt! Stattdessen gibt es öffentliche Debatten über die Abschaffung kirchlicher Sonderrechte und über Zweifel am Erfordernis der Kirchenzugehörigkeit von Diakonie-Mitarbeitenden. Und so sprechen wir statt von „christlicher Frömmigkeit" heute lieber von „existenzieller Kommunikation" und „spirituellen Ressourcen".
In einer die Religionen zunehmend neutralisierenden Gesellschaft werden daher diakonische Organisationen lernen müssen, die notwendige Klammer zwischen den Ämtern und Gaben neu und vor allem auch christlich profiliert zu formulieren. Die diakonischen Unternehmen selbst müssen Mitarbeitende wie Klienten wieder sprachfähig machen im Hinblick auf ihr eigenes Verständnis von Glauben und Religion – und diese Aufgabe nicht länger an Kirche und andere Spiritualität prägende Institutionen delegieren.

---

2 Busch 1990, S. 103.

3. Diakonie in einer postkonfessionellen Ära

„Die Diakonie wird unter multireligiösen Bedingungen ihr diakonisches Profil fortentwickeln und schärfen müssen. Sie wird als Diakonie in eine postkonfessionelle Ära eintreten und dabei in einer offenen Weise ihren christlichen Beitrag in die Selbstverständigung und strategische Ausrichtung der diakonischen Dienste einbringen."[3] Dabei ist stärker als bislang zu unterscheiden zwischen gesellschaftlichen Trends und Kulturen einerseits und diakonisch-unternehmerischen Setzungen und Zielen andererseits: Die bislang immer schon vorausgesetzte Identität der Ziele diakonischer Mitarbeitender mit den Zielen der diakonischen Unternehmen ist erst mühsam herzustellen. Dies kann über einen Prozess der Organisationsentwicklung und Zielklärung erfolgen.

Hier kommt dem Amt der Leitung vor allem die Veranlassung und Steuerung der Organisationsentwicklung zu. Die Ziele dieses notwendigen Klärungsprozesses können sich dabei auf die Ausgestaltung einer diakonischen Corporate Identity und das Wissen um religiöse Inhalte beziehen. Aber auch die Aktivierung von Ritualen und Symbolen sowie die Bereitstellung von Seelsorge für Mitarbeitende und Klienten können mögliche Zielfelder darstellen.

Für solche Ziele sind eigene Entwicklungsstrategien zu formulieren. Bei diesen Strategien kann ein Teilelement die Durchführung von Schulungen für Pflegemitarbeitende zur Entdeckung und Aktivierung eigener spiritueller Ressourcen sein. In dieser operationalisierten Form erhält dann die Förderung der Spiritualität auch die von Haas geforderte Eingrenzung auf konkrete Gestaltungsnotwendigkeiten im Rahmen des Personalmanagements.[4] Dabei ist es völlig unerheblich, ob die dafür verantwortliche Leitungsperson des diakonischen Unternehmens einen theologischen, ökonomischen oder fachlichen Hintergrund bzw. Qualifikation hat. Denn das Amt der Leitung ist der Organisation verpflichtet in ihrem Selbstverständnis und nicht einer einzelnen Profession oder Fachperspektive. Und schon gar nicht ist die Sorge für erlebte Spiritualität im Pflegealltag eine Spezialaufgabe für theologische Mitglieder in der Unternehmensführung.

Denn im Sinne der paulinischen Ämter und Gaben ist das Amt der Leitung in diesem Kontext deutlich zu differenzieren von dem Amt der Lehre und Verkündigung oder der Seelsorge. Das Amt der Leitung ist wie beschrieben für die Einleitung und Durchführung einer organisationsentwickelnden Strategie verantwortlich und sollte dafür alle gängigen Instrumente des Qualitätsmanagements und des Change Managements nutzen. Demgegenüber steht das Amt der Lehre und Verkündigung oder auch der Seelsorge für die inhaltliche Formulierung und Ausgestaltung der identitätsstiftenden Bilder und Symbole. Diese Differenzierung ist

---

3 Degen 2003, S. 130.
4 Vgl. Haas 2006, S. 539.

erforderlich, weil die Verteilung gerade dieser Ämter und Gaben in den diakonischen Unternehmen zunehmend unterschiedlich und vor allem im Hinblick auf die theologische Profession uneinheitlich erfolgt.

4. Ein klares christliches Profil und (eigene) erlebte christliche Spiritualität ist eine Hauptaufgabe von Leitung

Viele diakonische Unternehmen, z.B. Krankenhäuser, aber insbesondere auch die vielen kleineren diakonischen Unternehmen verfügen mittlerweile über gar keine explizit theologische Kompetenz in ihrem Management mehr. Trotzdem bleibt die im Hinblick auf ein klares diakonisches Profil und mehr erlebte christliche Spiritualität durchzuführende Organisationsentwicklung eine Hauptverantwortung von Leitung. Von dieser sind die dafür erforderlichen theologischen Kompetenzen entsprechend einzubeziehen. Dies kann über eigene Mitglieder in der Organisation (z.B. Klinikseelsorge), die Gesellschafter (wenn z.B. Teile der verfassten Kirche die Eigentümer des diakonischen Unternehmens sind), über die diakonischen Spitzenverbände oder externe Beratung durch kirchliche Organisationen erfolgen.

Dabei kommt – ganz im Sinne guter diakonischer Corporate Governance – der Besetzung des Aufsichtsgremiums eines diakonischen Unternehmens noch eine besonders herausgehobene Bedeutung zu.[5] Dieses sollte nämlich nicht nur berufsfachliche oder ökonomische Perspektiven abdecken, sondern auf gleicher Ebene auch die theologische Perspektive einschließen. Dies kann, muss aber nicht durch eine Vertretung kirchenleitender Gremien erfolgen. Wichtiger als die rechtlich-institutionelle Verbindung zwischen Kirche und Diakonie ist in diesem Zusammenhang nämlich die wahrnehmbare Einbringung christlicher Antworten auf die Fragen nach der Ausrichtung des diakonischen Unternehmens.

Von besonderer Bedeutung ist darüber hinaus neben aller Fachkompetenz auch die persönliche Vorbildfunktion von Leitenden und Aufsichtsgremien im Hinblick auf die eigene spirituelle Praxis im christlichen Kontext. Nur wer selbst als Leitender einen Zugang zu den eigenen spirituellen Ressourcen hat und auch persönlich mit christlichen Ritualen und Symbolen vertraut ist, wird von Mitarbeitenden und weiteren Führungskräften eine entsprechende eigene Entwicklung und Auseinandersetzung erwarten können. Wenn hingegen die festgestellte gesellschaftliche Sprachlosigkeit in Fragen des Glaubens sich auch in der Leitung diakonischer Unternehmen fortsetzt, weil diese sich auf die Bearbeitung ökonomisch-fachlicher Fragen beschränkt, werden spirituelle Themen auch in der Unternehmensentwicklung keine echte Bedeutung erlangen. Dabei geht es – wie insgesamt bei der Wiederentdeckung spiritueller Ressourcen – auch hier nicht um tiefe theologische Diskurse, sondern

---

5 Vgl. Dargel 2010, S. 8.

vor allem um kleine Gesten und Rituale im Alltag. Es geht um das, was auch unsere Väter und Mütter gewusst haben, „wenn sie am Morgen und Abend gebetet haben, wenn sie die Losungen gelesen haben, wenn sie sonntags in den Gottesdienst gingen, wenn sie ihre Kinder tauften und ihre Toten beerdigten"[6], und was durchaus zufällig mit „Gebet", „Bezug auf biblische Texte und Gehalte" und die Zulässigkeit von „Zweifeln" beschrieben werden kann.[7] Diese durch diakonische Leitung gelebte Spiritualität lässt jedenfalls als gemeinsame Sprache des Glaubens die neu herzustellende Verbindung zwischen dem diakonischen Auftrag und den einzelnen Mitarbeitenden des diakonischen Unternehmens für alle klar erkennbar werden. Und nur so kann Diakonie dann auch tatsächlich als Leib Christi, der die christliche Kirche insgesamt umfasst, erlebt und nicht nur theologisch zutreffend definiert werden.

Literatur

Busch, Johannes, *Leitung verantworten – was heißt Leitung zwischen Management und Seelsorge?* in: Gerhard Röckle (Hg.), *Diakonische Kirche: Sendung – Dienst – Leitung. Versuche einer theologischen Orientierung*, Neukirchen-Vluyn 1990, S. 86-105.

Dargel, Matthias, *Die vier Dimensionen des diakonischen Profils*, in: *supervision: mensch arbeit organisation*, 3/2010, S. 3-8.

Degen, Johannes, *Freiheit und Profil: Wandlungen der Hilfekultur – Plädoyer für eine zukunftsfähige Diakonie* (Reihe: LLG 13), Gütersloh 2003.

Grabenstein, Andreas, *Chancen und Grenzen christlicher Spiritualität in Unternehmen*; in: Schoenauer, Hermann (Hg.), *Spiritualität und innovative Unternehmensführung*, Stuttgart 2012, S. 571-587.

Haas, Hanns-Stephan, *Theologie und Ökonomie – ein Beitrag zu einem diakonierelevanten Diskurs* (Reihe: LLG 19), Gütersloh 2006.

Steffensky, Fulbert, *Schwarzbrot-Spiritualität*, Stuttgart 2005.

---

6 Steffensky 2005, S. 22f.
7 So z.B. Grabenstein 2012, S. 576ff.

CHRISTIAN WATERKAMP

Pflegebedürftigkeit als Lebensäußerung des Menschen – Ein Projektrück- und ausblick

Abstract:
Spiritualität in der Pflege ist (er-)lebbar, weil Pflegebedürftigkeit eine Lebensäußerung des Menschen – und damit der Schöpfung und Ebenbildlichkeit Gottes – ist.

Spirituality in the care is something to be experienced, because the need of care is an expression of human life – and hence of creation and of God's own likeness.

1. Ausgangslage

Gut in Erinnerung ist mir die Ausschreibung zum Projekt „Existenzielle Kommunikation und Spiritualität im Pflegeberuf" Anfang des Jahres 2010 und unsere Entscheidung in der Leitungskonferenz, entsprechend der Ausschreibung Mitarbeiterinnen und Mitarbeiter zu gewinnen, sowohl qualifizierte als auch nicht qualifizierte Fachkräfte, gegebenenfalls mit Migrationshintergrund, die länger oder erst neu in der Pflege tätig sind. Seitdem hat sich eher die Situation in der deutschen Altenpflege verschärft. Die ursprünglich vom Gesetzgeber als fünfzigprozentige Fachkräfteregelung beschriebene Mindestausstattung für geriatrische Einrichtungen ist heute, auch unter dem Druck der Kostenträger in Pflegesatzverhandlungen, die Regel geworden. Noch einmal konkret gesagt: Nur 50% aller Mitarbeiter in Pflegeeinrichtungen sind Fachkräfte im Sinne einer dreijährigen Ausbildung ggf. mit einer zweijährigen Zusatzqualifikation. Hinzu kommen Auszubildende in den unterschiedlichsten Ausbildungsgängen zum Altenpfleger, zur Altenpflegerin, zum Altenpflegehelfer, zur Altenpflegehelferin sowie Schüler im Schulpraktikum bzw. Sozialpraktikum von allgemein- oder berufsbildenden Schulen. Zu den Mitarbeitern zählen weiter Fach- und Hilfskräfte im Bereich der Technik, der Küche, der Hauswirtschaft, der Betreuungsassistenz und Verwaltung. Gemeinsam mit vielen ehrenamtlich Engagierten begegnet diese Mitarbeiterschaft im Evangelischen Altenzentrum tagtäglich hochbetagten, älteren, pflegebedürftigen Menschen im Durchschnittsalter von 84 Jahren mit hochdifferenzierten Krankheitsbildern und unterschiedlichen Anforderungen an Pflege und Betreuung. Es sind Men-

schen mit leichter, schwerer bis hin zu schwerster Demenz mit in verschiedener Weise betroffenen Angehörigen, Partnern, Kindern, Nichten und Neffen, Enkeln oder gar Urgroßenkeln.
Schon manches Mal habe ich gedacht: Sollte der Begriff der „Generationenhäuser" nicht schon vergeben sein, so könnte sie die Zusammenfassung, die Betitelung der getroffenen Aufzählung unserer heutigen stationären Einrichtungen der Altenpflege oder besser gesagt Langzeitpflege sein. Diese heterogene Mitarbeiterschaft und den ebenso hochdifferenzierten, situativen Arbeitsalltag in der Langzeitpflege forderte nun die Projektausschreibung auf, sich dem Thema „Existenzielle Kommunikation und Spiritualität in der Pflege" zu stellen mit dem Untertitel „Verbesserung der Arbeitsbedingungen in Pflegeberufen". Nach intensiver Diskussion in der Leitungskonferenz wurde beschlossen, sich am Projekt zu beteiligen und die Projektverantwortung bei der damaligen Geschäftsführung und der Stabstelle für Betriebliche Bildung anzusiedeln. Unterschiedliche Module mit differenzierten Bausteinen wurden in sechs zweitägigen Schulungen über 1 ½ Jahre entwickelt. Ein speziell qualifiziertes Trainerteam unterstützte diesen Prozess und der Träger bzw. die Einrichtungsleitung hat sich dafür entschieden, im Rahmen einer Organisationsentwicklung strukturelle Rahmenbedingungen zu schaffen, um den Teilnehmenden Raum zu geben, ihre Erfahrungen im Arbeitsalltag einzubringen und umzusetzen.

2. Erfahrungen im Projektverlauf

Zu Beginn des Projektes mit den 19 teilnehmenden Mitarbeitern und Mitarbeiterinnen des Evangelischen Altenzentrums Bruchsal, den Trainerinnen und den externen Teilnehmerinnen einer Diakoniestation der Nachbarregion wurde vereinbart, dass die Leitungsebene die Teilnehmenden im Projektverlauf zu zwei bis drei Besuchen einlädt, um kurze Rückmeldungen zum Projektprozess zu erhalten.
Einige Original-Töne aus der Teilnehmerschaft: So stellte Alexander B., Pflegehelfer und einziger Mann des Kurses, fest, dass die enge Verzahnung mit dem Pflegealltag und die unmittelbare Umsetzung in die Praxis für ihn hilfreich waren. „Wir verstehen jetzt manche Reaktionen unser Bewohnerinnen und Bewohner besser, weil wir uns mit Hintergründen und Zusammenhängen beschäftigt haben", sagten Adelheid H. und Elisabeth S., ebenfalls aus dem Evangelischen Altenzentrum. Tatsächlich schaute man bei der Übergabe der Zertifikate an die Teilnehmer in lächelnde, z.T. strahlende Gesichter, die zufrieden waren mit dem was sie für sich persönlich, aber auch in der Arbeit mit pflegebedürftigen Menschen, an neuen Erfahrungen gewonnen hatten. Nicht nur Teilnehmer und Teilnehmerinnen des Projektes, sondern auch Mitarbeiterinnen und Mitarbeiter, die darüber gehört hatten oder in Dienstbesprechungen über kleine Methoden der Entlastung informiert worden waren, bekundeten

Interesse, dass das Projekt doch durch weitere Treffen zu den Projektinhalten Fortsetzung finden sollte.
Mich beeindruckte, wie sich die Teilnehmerinnen des Projektes eindeutig für ein Folgeprojekt und damit eine Vertiefung der unterschiedlichen Inhalte stark machten. So wurde beispielsweise bereits im Januar 2013 eine Folgeschulung zu Kurzgesprächen als einer Methode der Gesprächsführung angeboten. Darüber hinaus konnte ein längeres zweijähriges Folgeprojekt ermöglicht werden. Doch bevor dieses näher beschrieben wird, möchte ich kurz auf unterschiedliche Arbeitssettings von Pflege hinweisen. Es geht mir hierbei nicht darum, konkurrierende Situationen aufzuzeigen, sondern einzuladen zu mehr Differenzierung in der Wahrnehmung der professionellen Pflege und des Pflegealltags.

3. Pflege in unterschiedlichen Kontexten

Hinweisen möchte ich auf die Akutpflege bzw. medizinorientierte Pflege im Krankenhaus, die sich einer immer kürzeren Verweildauer der Patienten zu stellen hat. Anders sieht es in der Alten- bzw. Langzeitpflege aus, wie sie in der ambulanten häuslichen Pflege, in der stationären Pflege, mit Kurzzeit- und Tagespflege stattfindet.
In der Akutpflege sind plötzlich eintretende, existenzielle, körperliche Lebenskrisen Auslöser für eine intensive krankenhausmedizinische Versorgung. Der Schwerpunkt der Langzeitpflege hingegen liegt auch auf einer hohen Pflegefachlichkeit, die aber stärker Beziehungsarbeit, Begleitung und Betreuung in der Bewältigung des Alltagsgeschehens einschließt. Damit sei darauf hingewiesen, dass der Pflegebedürftigkeitsbegriff neu gefasst und definiert werden muss. Pflegebedürftigkeit ist quantitativ und qualitativ Lebensalltäglichkeit einer großen Personengruppe in unserer Bevölkerung geworden. Sie ist nicht mehr ein Einzel- oder Sonderfall, der mit einer Teilkaskoversicherung Pflegeversicherung begegnet werden kann. Wenn Pflegebedürftigkeit eine Lebensäußerung des Menschen ist, dann ist sie schöpfungsimmanent, dann ist sie Teil der Ebenbildlichkeit Gottes. Eine pflegefachliche Begleitung und Betreuung in diesem Sinne entspricht dem Verständnis vieler Pflegekräfte. Sie wollen sich als Partner, als Nächste im Pflegeprozess verstehen, eine Beziehung zum Pflegebedürftigen – zum Teil über Jahre – aufnehmen und ihre Professionalität in den Dienst der pflegefachlichen Begleitung dieses Menschen stellen. Auch deshalb leiden viele Mitarbeitende unter den ökonomischen Vorgaben von Kostenträgern, die ihre Professionalität in minutengenauen Pflegetätigkeiten dokumentiert wissen wollen, die sie dann modular oder pauschaliert vergütet bekommen. Es ist die Lebensäußerung Pflegebedürftigkeit, die die Menschen in ein hochdifferenziertes Beziehungs- und Dienstleistungsnetzwerk hineinnimmt – eine große Herausforderung für alle Beteiligten! Zur Lebenswirklichkeit eines pflegebedürftigen Menschen gehören größere und kleinere

existenzielle Ereignisse, denen die Pflegenden mit professioneller Fachlichkeit, mit grundlegender Werthaltung und empathischer Gelassenheit begegnen möchten.
Damit bin ich bei den Mitarbeiterinnen und Mitarbeitern mit einer grundständigen Berufsausbildung oder einem Studium, möglichen Zusatzqualifikationen, Fortbildungen etc., sowie den nicht qualifizierten Mitarbeiterinnen und Mitarbeitern und allen Ehrenamtlichen, die mit den pflegebedürftigen Menschen und ihren Angehörigen, unterschiedlich intensiv den Pflegeprozess erleben. Nähe und Distanz in adäquater Weise zu wahren ist ein relevanter Faktor der Pflegefachlichkeit. Wie weit bin ich als Altenpfleger und Altenpflegerin in der Lage, mich hineinnehmen zu lassen in das Leid eines Menschen, seine eingeschränkte Leiblichkeit wahrzunehmen, zu erspüren und doch – um handelnd bleiben zu können – mich darin nicht selbst aufzugeben? Ich bin immer wieder erstaunt und beeindruckt, dass vielen Mitarbeiterinnen und Mitarbeitern es auch und gerade in der Langzeitpflege möglich ist, Beistand zu leisten, auch in der Grenzsituation am Lebensende.

4. Pflegebedürftigkeit ist keine Randerscheinung des Lebens

In einem aktuell vorliegenden Dankesbrief schreibt eine Angehörige: „Sehr geehrte ... Unsere Mutter, Frau ... lebte die letzten beiden Jahre bis zu ihrem Tod in ihrem Hause. Es ist uns ein Bedürfnis, zum Ausdruck zu bringen, wie wohl sich unsere Mutter dort gefühlt hat. Sie hatte zu allen Schwestern und Pflegern ein besonders gutes Verhältnis, fühlte sich angenommen und gut betreut. Die Schwestern und Pfleger haben es verstanden, Leben in den Alltag zu bringen und in persönlichen Gesprächen zu zeigen, dass ihnen das Wohl der Bewohner am Herzen liegt. Besonders berührt hat uns das einfühlsame Verhalten der beiden Schwestern, die in der Todesstunde unserer Mutter Dienst hatten. Sehr liebevoll, ja geradezu zärtlich haben sie sich um unsere sterbende Mutter gekümmert, auch uns in den Arm genommen und getröstet. Wir sind sehr dankbar, dass sich unsere Mutter, auch in den letzten Jahren ihres Lebens, so wohl gefühlt hat." (Brief, 26.01.2013)
Gleicher Absender schrieb an die Wohnbereichsleitung folgende Zeilen des Dankes: „Liebe ... wir möchten Ihnen allen für die gute Betreuung und menschliche Zuwendung, die Sie unserer Mutter... entgegengebracht haben, von Herzen danken. Unsere Mutter hat sich sehr wohl bei Ihnen gefühlt, sich über jedes persönliche Wort und Ihre Zuwendung gefreut. Noch wenige Tage vor ihrem Tod sagte sie: „Mir geht's hier gut." Den Spruch der Todesanzeige hat sie sich selbst ausgesucht: „Wenn ihr an mich denkt, seid nicht traurig. Erzählt lieber von mir und traut euch zu lachen." In diesem Sinne: Wenn Sie das nächste Mal Gelegenheit haben, ein Glas Sekt zu trinken, stoßen Sie auf unsere Mutter an, sie wird

sich darüber sicher freuen! Nochmal Ihnen allen ganz herzlichen Dank."
(Brief, 26.01.2013)
Pflegebedürftigkeit als Lebensäußerung – Sterben als Teil des Lebens: Mit diesem Blick auf die Realitäten des Berufsalltags ist die vermeintliche Randerscheinung Pflegebedürftigkeit möglicherweise der Lebensmitte näher, als wir es uns als Einzelne und als Gesellschaft eingestehen wollen.
Es wird von Krankheit gesprochen und doch ist Pflegebedürftigkeit gemeint. Kaum ein Fürbittengebet nimmt den Begriff Pflege oder Pflegebedürftigkeit auf. Gelebte Spiritualität in der Pflege, im Berufs- und Lebensalltag der Menschen ist für viele Beteiligten notwendiger Bestandteil, weil Pflegebedürftigkeit eine Lebensäußerung in existentieller Grenzsituation ist, und in christlichen Sicht Bestandteil der Schöpfung und göttliche Ebenbildlichkeit.

5. Folgeprojekt „Spirituelle Auszeit – alltäglich erleben"

Im Evangelischen Altenzentrum Bruchsal haben wir gemeinsam mit den Mitarbeiterinnen und Mitarbeitern entschieden, mit Unterstützung des Diakonischen Werks Baden, ein weiteres Projekt mit dem Titel „Spirituelle Auszeit – alltäglich erleben" durchzuführen. In den Jahren 2013 und 2014 werden folgende vier Phasen durchlaufen:

1. Phase: Vorbereitung, Konzeptionierung der Maßnahme mit Kooperationspartnern, Räumlichkeiten etc.
2. Phase: Durchführung von max. 3 Seminaren in den Jahren 2013/2014
3. Phase: Auswertung und Begleitung der Teilnehmer bei der Umsetzung / Anwendung von Spiritualität im Berufsalltag
4. Phase: Evaluierung, Erstellung einer Handreichung für Interessierte.

Kurzbeschreibung des Projekts:

Nach dem abgeschlossenen Modellprojekt (März 2012) zeigte sich ein weiterer Bedarf in der Mitarbeiterschaft an einer Fortsetzung spiritueller Angebote, die der eigenen Orientierung und Regeneration im Berufsalltag dienen. Angedacht wurde, dreitägige Seminare durchzuführen fern vom Arbeitsplatz, wo Teilnehmerinnen und Teilnehmer mit professioneller Anleitung u.a. folgende Themen aufgreifen können: Biografiearbeit, persönliche Talente und Stärken/Schwächen und Ängste, Werte und Ideale, meditative Übungen, Traumreisen, kreatives Arbeiten, Dialog und Eigenevaluation, abendliche Gesprächsrunden zu weltanschaulichen Fragen der Teilnehmenden – in Balance zwischen Seminarprogramm und Freizeit.

Zielsetzung des Projektes:

Mitarbeiterinnen und Mitarbeiter im Evangelischen Altenzentrum Bruchsal kennen und leben Spiritualität zur ganzheitlichen, physischen und seelischen Stärkung, um den Anforderungen ihres Berufes und insbesondere der Pflegebedürftigkeit als Lebensäußerung in ihrem Pflegealltag begegnen zu können.

Zielgruppen:

1. Pflegefachpersonen der mittleren Führungsebene (Wohnbereichsleitungen, stellvertretende Wohnbereichsleitungen, Bezugspflegepersonen)
2. Pflegehilfspersonen und hauswirtschaftliche Hilfskräfte
3. Mitarbeitende in übergreifenden Funktionsbereichen.

Begleiter, Zeiten, Räume, Strukturen:

Gesucht wird nun ein Ort, der Spiritualität Raum gibt, und Begleitpersonen bzw. Kooperationspartner, die authentisch Spiritualität im Alltag leben und erlebbar werden lassen. Im Bereich der Organisationsentwicklung werden entsprechende Rahmenbedingungen, Räumlichkeiten, zeitliche Ressourcen einzuplanen sein, die es den Mitarbeitenden ermöglichen, „spirituelle Auszeiten alltäglich erleben" zu können – für sich selbst, mit Kolleginnen und Kollegen und ggf. auch mit Bewohnerinnen und Bewohnern, Patientinnen und Patienten und deren Angehörigen.

IV. Existentielle Kommunikation und Spiritualität –
Literaturstudien zu einzelnen Projektthemen

SILKE PETERS

„Ich verstehe die Welt nicht mehr" – Existenzielle Kommunikation in der Pflege – ein kommentierter Literaturbericht

> *„Kommunikation ist zwar offenbar nicht durch einen guten Willen des zweckhaften Verstandes allein zu erreichen, aber mit einem Einsatz des Selbstseins; denn ich komme selbst nur in ihr zu mir; sie gelingt nie, wenn ich mich in Reserve halte und relative und partikulare Kommunikationen schon als letzte Möglichkeiten behandle. Das Bewusstsein, selbst ein entscheidender Faktor für sich und den Anderen zu sein, treibt in die äußerste Bereitschaft zur Kommunikation."*[1]

Abstract
Das Selbst- und Fremdverständnis des Pflegeberufs wird bis heute von der Erwartung bestimmt, dass die Mitarbeitenden neben der Bewältigung aller pflegerischen Anforderungen auch für die existenziellen Belange ihrer Patienten, Bewohnerinnen und deren Angehörige ansprechbar sind. Dieser Beitrag fragt nach den Bedingungen, unter denen existenzielle Kommunikation im Pflegealltag gelingen kann. Ein Vergleich von entsprechender Fachliteratur zeigt bei allen bestehenden Unterschieden doch grundlegende Übereinstimmungen auf. Welche Perspektiven sich daraus für die Pflege in diakonischen Einrichtungen und Diensten ergeben, wird abschließend reflektiert.

The self-image as well as the perception from outside concerning the care profession is destined by the expectation that the staff is responsive for the existential interests of their patients, residents and family members as well as for the handling of all the challenges in the care. The present approach views the conditions under which existential communication in everyday care can succeed. The comparison of respective specialist literature identifies a basic analogy, in spite of all existing discrepancies. The perspectives for the care in diaconic service institutions arising from this are being reflected as a conclusion.

---

1 Jaspers Karl, Philosophie Bd. II: Existenzerhellung, Berlin / Heidelberg / New York ⁴1973, S. 57.

1. Zwischen Befund und Befinden

Der Mann von Frau Giebel (eine 65-jährige Schlaganfallpatientin, [Anm. der Verf.]) hatte ein Gespräch mit der Stationsärztin, die ihn darüber aufgeklärt hat, dass nicht zu erwarten ist, dass sich die Halbseitenlähmung von Frau Giebel wieder ganz zurückbildet. „Sie wird Pflege brauchen", sagt die Ärztin.
Zwar hat er so etwas schon geahnt, sich aber nicht getraut, diesen Gedanken fertig zu denken. Als er das Zimmer verlässt, in dem die Besprechung stattgefunden hat, ist er aufgewühlt und alles scheint sich im Kreis zu drehen. Die nächste Schwester, die er trifft, ist Gerti. Er erzählt ihr, was er gehört hat. „Wie wird das zuhause werden?" fragt er.
Gerti bittet ihn ins Dienstzimmer, sorgt für eine ruhige Gesprächsatmosphäre und erklärt ausführlich, dass es verschiedene Hilfsmittel gibt, bietet ihm Kataloge von Bandagisten an, sagt weiter, dass auch mobile Pflege möglich sei, dass alles von der Pflegestufe abhänge, vom Grad der Pflegeabhängigkeit und von anderen Faktoren – etwa davon, was Herr Giebel selbst zu leisten imstande sei. „Ich habe ihn", wird sie (...) später erzählen, „aber im gesamten Gespräch nicht mehr erreicht, er ist irgendwie starr geworden und es kam nichts mehr. Die Kataloge hat er liegen gelassen."[2]

Der eigene Anspruch an sich selbst, ein offenes Ohr für die Belange von Patientinnen, Patienten und ihren Angehörigen zu haben, ist dieser Kranken- und Gesundheitsschwester deutlich anzumerken. Sie erfasst den Ernst der Lage und bemüht sich um den verzweifelten Ehemann der 65-jährigen Schlaganfallpatientin. Dabei beherzigt sie die gängigen Hinweise aus Pflege-Kommunikationsratgebern, indem sie für eine störungsfreie Atmosphäre sorgt, sachlich informiert und Zusatzmaterial anbietet. Bei alledem hört sie dem Ehemann auch aufmerksam und aktiv zu. Doch trotz ihres ernsthaften Bemühens hat die existenzielle Dimension in diesem Gespräch wenig Raum und Tiefe.
Gesprächssituationen wie diese sind bei allen guten Absichten keine Ausnahme im Pflegealltag.[3] Bei den Mitarbeitenden hinterlassen sie häufig Ratlosigkeit und Gefühle von Unzulänglichkeit, dem Gegenüber nicht weiterhelfen zu können, ihm vielleicht auch etwas schuldig geblieben zu sein. Welche Voraussetzungen sind notwendig, damit existenzielle Kommunikation in der Pflege nicht fehlgeht? Denn offensichtlich sind hierfür weder allein äußere Rahmenbedingungen ausschlaggebend noch die Bereitschaft von Pflegenden, sich der Sorgen und Nöte von Patientinnen, Bewohnern und deren Angehörigen anzunehmen, wie das angeführte Beispiel zeigt.

---

2   Das Fallbeispiel stammt von Matolycz, Esther, Kommunikation in der Pflege, Wien 2009, S. 118f.
3   Das gilt selbstverständlich für andere helfende Berufe gleichermaßen.

Zwar sind die Themen Sprache und Kommunikation inzwischen feste Bestandteile professioneller Pflegestandards geworden.[4] Darüber hinaus wird in vielen Arbeitsbereichen der Pflege nach dem AEDL-Strukturmodell ganzheitlich fördernder Prozesspflege von Monika Krohwinkel gearbeitet. Dieses Modell formuliert als 13. Bereich „Mit existenziellen Erfahrungen des Lebens umgehen". Diese werden unterschieden in existenzgefährdende und existenzfördernde Erfahrungen. Es wird davon ausgegangen, dass beide einen maßgeblichen Einfluss auf den Pflegeprozess ausüben. Aufgabe der Pflegekräfte ist es, Ansprechpartnerinnen und -partner für Sorgen und Nöte, aber auch für Freude und Wohlgefühl zu sein und Pflegebedürftige darin zu unterstützen, existenzfördernde Erfahrungen zu machen. Detaillierte Listen geben Anregungen für die Anamnese, Pflegeplanung und Dokumentation.[5] Ein Katalog von Fragen leitet dazu an, existenzielle biographische Erfahrungen in Gesprächen mit Pflegebedürftigen bzw. ihren Angehörigen zu erfassen.[6] Pflegekräfte erhalten somit allerdings eher ein Raster zum Erheben von existenziellen Situationen als Hinweise zu einem vertieften Verständnis und dementsprechenden Möglichkeiten der Gesprächsführung. Die geforderte Ansprechbarkeit der Pflegenden für die Sorgen und Nöte, Freude und Wohlgefühl setzt jedoch voraus, diese in ihrer existenziellen Dimension wenigstens ansatzweise verstehen und deuten zu können. Existenzielle Kommunikation in der Pflege bewegt sich in den vielschichtigen Bereichen zwischen Befund und Befinden. Für die Pflegenden ist es daher wesentlich, in der jeweils (unvermittelt) auftretenden Situation angemessen reagieren zu können. In den vergangenen Jahren hat es einige Veröffentlichungen gegeben, um die Pflegekräfte dahingehend zu unterstützen. Bevor jedoch die beschriebenen Beobachtungen und Merkmale anhand eines kommentierten Literaturberichts näher beleuchtet werden, gilt es zunächst einen Blick darauf zu werfen, was existenzielle Kommunikation eigentlich ist und was sie im Wesentlichen ausmacht.

2. Der Begriff „Existenzielle Kommunikation"

Betrachten wir den Begriff „Existenzielle Kommunikation" losgelöst von Pflegemodellen und -konzepten, dann ergeben sich Bezüge zur Existenzphilosophie von Karl Jaspers. Jaspers wurde 1883 in Oldenburg geboren und starb 1969 in Basel. Gesundheitliche Beeinträchtigungen prägten

---

4 Vgl. dazu exemplarisch Abt-Zegelin, Angelika / Schnell, Martin W. (Hg.), Sprache und Pflege, Bern ²2005.
5 Vgl. Checklisten Altenpflege. Planen, durchführen, dokumentieren mit den AEDL, zusammengestellt von Wiederhold, Dagmar unter Mitarbeit von Villwock, Ute, München ²2011, S. 158-170.
6 Vgl. Checklisten Altenpflege 2011, S. 160-163.

sein Leben seit früher Kindheit. Nach dem Medizinstudium und der Approbation zum Arzt wandte er sich der Psychiatrie zu. Seine psychiatrischen Beobachtungen und Erfahrungen reflektierte er grundlegend philosophisch. Schließlich widmete sich Karl Jaspers ganz der Philosophie und wurde zu einem führenden Vertreter der Existenzphilosophie. Menschliche „Grund- und Grenzsituationen", „existenzielle Kommunikation", „Existenzerhellung" sind Schlüsselbegriffe der Jaspers'schen Existenzphilosophie. Sterben zu müssen, leiden zu müssen, kämpfen zu müssen, dem Zufall ausgeliefert zu sein und unausweichlich schuldig zu werden, sind demnach Grundsituationen, die jederzeit bestehen. Meist bleiben sie jedoch verdeckt, überlagert von den Anforderungen des Alltags oder eingebettet in bestimmte Interpretations- und Deutungsmuster, die Sicherheit vor existenziellen Infragestellungen vermitteln. Erst durch bestimmte Ereignisse werden uns die Grundsituationen bewusst – und dann erleben wir sie als Grenzsituationen. Wir erkennen die Unvermeidlichkeit grundlegender Situationen und die unüberwindlichen Grenzen, die unserem Leben gesetzt sind: Sterblichkeit als Grenze autonomer Lebensgestaltung, Kampf als Grenze von Solidarität, Schuld als Grenze des Handelns, Zufall als Grenze von eigenen Plänen und Absichten. Die unserem Dasein gesetzten Grenzen beschreiben keine Wechselfälle des Lebens, sie sind vielmehr Ausdruck der antinomischen Struktur des Daseins selbst.[7]

„Grenzsituationen", so führt Jaspers in der *Existenzerhellung* aus, „[...] sind *nicht überschaubar*; in unserem Dasein sehen wir hinter ihnen nichts anderes mehr. Sie sind wie eine Wand, an die wir stoßen, an der wir scheitern. Sie sind durch uns nicht zu verändern, sondern nur zur Klarheit zu bringen, ohne sie aus einem Anderen erklären und ableiten zu können. Sie sind mit dem Dasein selbst."[8] Bisher tragende Grundannahmen, Glaubens- und Lebenseinstellungen (Jaspers nennt sie „Gehäuse") zerbrechen. Das eingangs erwähnte Fallbeispiel setzt bei dieser Situation ein. Der verzweifelte Ehemann der 65-jährigen Schlaganfallpatientin ist mit den Grenzen des Lebens konfrontiert: Die plötzliche Pflegebedürftigkeit seiner Ehefrau markiert ein Ende der bisherigen autonomen Lebensgestaltung; außerdem wirft sie vermutlich alle gemeinsamen Pläne und Vorhaben, die das Ehepaar für die nächsten Jahre hatte, über den Haufen. Konfrontiert mit der Frage, wie es nach dem Krankenhausaufenthalt zuhause weitergeht, werden dem Ehemann wohl auch die Grenzen seines Handelns schmerzlich bewusst: Bei den Entscheidungen, die nun zu treffen sind, besteht sicherlich auch die Sorge, den Bedürfnissen seiner Frau nicht gerecht zu werden, etwas zu versäumen oder ihr etwas schuldig zu bleiben. Die durchaus gut gemeinten pflegefachlichen Informationen der Kranken- und Gesundheitsschwester nehmen die existenzielle Verfassung des Angehörigen nicht auf, son-

---

7 Vgl. Kaegi 2009, S. 66.
8 Jaspers [4]1973, S. 203; vgl. dazu auch Fuchs 2009, S. 40.

dern laufen vielmehr an ihr vorbei. Der Ehemann kann die Kataloge und Hinweise zu den Organisationsmöglichkeiten der häuslichen Pflege vermutlich erst dann annehmen, wenn die existenzielle Dimension seiner momentanen Lebenssituation im Gespräch zuvor eine Resonanz hatte. Doch wie entsteht diese notwendige Resonanz? Vielleicht können wir uns einer Antwort annähern, indem wir zunächst fragen, wie es sich mit Grenzsituationen überhaupt umgehen lässt. Nach Jaspers gilt es, mit offenen Augen in sie einzutreten und sie nicht zu verschleiern, nicht zu beschönigen, weder zu rationalisieren noch zu beschwichtigen. Grenzsituationen fordern den betroffenen Menschen zur Entscheidung auf. Sie verweisen ihn auf seine Freiheit, eine als ausweglos erlebte Lebenssituation als persönliche Aufgabe zu begreifen. Allerdings birgt ihre Annahme auch Risiken, da sie eben nicht die Entwicklung der Persönlichkeit garantiert, sondern sie zugleich auch gefährdet.[9] Sie anzunehmen, erfordert immense Kraft und Mut inmitten aller Angst. Denn zunächst einmal ist mit dem Eintreten in die Grenzsituation die totale Ungesichertheit des Daseins zu erkennen und auszuhalten. Dieses Aus- und Standhalten aber lässt dahinter den ungegenständlichen, tragenden Grund der Existenz aufscheinen. Karl Jaspers ist hierin wesentlich beeinflusst vom christlichen Theologen und Philosophen Sören Kierkegaard.[10] Doch anders als dieser setzt er den tragenden Grund und Halt, der über die Grenzsituation hinausweist, nicht mit Gott gleich, wenngleich die Voraussetzung von Transzendenz zentral für Jaspers' Existenzphilosophie ist. Grenzsituationen zu erleben bedeutet, gezwungen zu sein, die momentane Situation zu überschreiten, d.h. sie zu transzendieren. Und diese Bewegung[11] führt nach Jaspers in die existenzielle Kommunikation.
Existenzielle Kommunikation setzt ein symmetrisches Verhältnis zwischen zwei gleichrangigen Partnern voraus. Diese lassen sich mit einer problematischen Situation konfrontieren, ohne sogleich eine endgültige Lösung für die anstehenden Lebensfragen parat zu haben. Existenzielle Kommunikation geht über alles Planbare hinaus, sie hängt nicht von bestimmten Absichten[12], sondern vielmehr von der Beziehung[13] der

---

9 Vgl. Fintz 2006, S. 178-185 (184).
10 „Es gehört wesentlich zum Bilde der Angst bei Kierkegaard, dass bei ihm wie bei allen seinen christlichen Vorläufern – Paulus, Augustin, Luther, Pascal – die Angst nicht nur das Begegnen mit dem Nichts ist, sondern im Durchhalten auch das Begegnen mit dem reinen absoluten Sein Gottes, mit der namenlosen Freude des Gnadenerlebnisses im Glaubenssprung." Vgl. Richter 1988, S. 174.
11 Auch Jaspers denkt hier an einen „Sprung", doch anders als Kierkegaard gründet dieser nicht in Gott, sondern in der existenziellen Entscheidung, die Grenzsituation anzunehmen. Vgl. dazu auch Fintz 2006, S. 190-193.
12 Vgl. Fintz 2006, S. 201f.
13 Vgl. Jaspers [4]1973, S. 57. In diesem Zusammenhang ist Karl Jaspers wesentlich beeinflusst von Martin Bubers Ich-Du-Relation. Der Wert, den Jaspers der zwischenmenschlichen Beziehung beimisst, unterscheidet sein Denken von anderen Varianten der Existenzphilosophie.

beiden beteiligten Gesprächspartner ab. Indem diese sich aufeinander einlassen, scheinen Wahrnehmungsmöglichkeiten ihrer Existenz und somit transzendierende (d.h. die momentane Situation überschreitende) Perspektiven auf. Existenzielle Kommunikation ereignet sich nach Jaspers in vorbehaltloser Offenheit, im Erkennen von Möglichkeiten in der Existenz – jenseits aller gesellschaftlichen Rollen, Masken und Konventionen.[14] Er beschreibt sie daher auch als „liebenden Kampf", als „grenzenlose Infragestellung des Anderen in seiner Verschleierung".[15] Die Liebe schließt allerdings jegliche Machtausübung auf die andere Person aus. Ziel der existenziellen Kommunikation ist vielmehr die „Existenzerhellung", das Erkennen von Möglichkeiten der Existenz und ihre Verwirklichung als schöpferischer Prozess.[16] Es ist demnach also dieses vorbehaltlose Sich-Aufeinander-Beziehen, das jene Resonanz erzeugt, die über existenzielle Gegebenheiten hinausweisen und sie im Aufscheinen des tragenden Seinsgrundes transzendieren kann. Es ist allerdings möglich, dass existenzielle Kommunikation unter diesen Voraussetzungen auch scheitert.[17] Ihr Scheitern muss jedoch nicht endgültig sein, sondern birgt in sich auch die Möglichkeit eines anderen Ausgangs zu einem anderen Zeitpunkt.

Bezogen auf das angeführte Fallbeispiel lässt sich anmerken, dass die ausschließliche Konzentration auf die Sachebene, die die Kranken- und Gesundheitsschwester an den Tag gelegt hat, trotz ihrer guten Absichten einen existenziellen Kontakt zum verzweifelten Ehemann der Schlaganfallpatientin verhindert hat. Als „Expertin für Pflegeangelegenheiten" konnte sie mit dem auf sich selbst zurückgeworfenen Angehörigen die Wand seiner Grenzsituation letztlich nicht überschreiten. Die Ernsthaftigkeit ihres Bemühens gibt allerdings zur Hoffnung Anlass, dass ein weiteres Gespräch zu einem anderen Zeitpunkt vielleicht anders verlaufen könnte.

3. Existenzielle Kommunikation in der Pflege – Ein kommentierter Literaturbericht

Wie kann existenzielle Kommunikation in der Pflege gelingen? In den vergangenen Jahren hat es zu diesem Thema eine zunehmende Anzahl an Veröffentlichungen gegeben. Der folgende Abschnitt gibt einen chronologisch geordneten Ausschnitt davon wider, wobei auf die jeweils neueste Auflage Bezug genommen wird. Die vorliegende Auswahl erhebt keinen Anspruch auf Vollständigkeit. Sie orientiert sich zum einen an den beschriebenen Beobachtungen und Merkmalen zur existenziel-

---

14 Vgl. Gerlach 1987, S.61.
15 Piecuch 1998, S. 96.
16 Vgl. Jaspers ^{4}1973, S. 58.
17 Vgl. Jaspers ^{4}1973, S. 58-60.

len Kommunikation durch Pflegepersonal und zum anderen auf die Beziehungsebene zwischen Pflegenden und Patientinnen, Patienten bzw. Angehörigen.
Im Jahr 1979 erschien von Ida und Hans-Christoph Piper, Schwestern reden mit Patienten. Ein Arbeitsbuch für Pflegeberufe im Krankenhaus. Seine sechste Auflage aus dem Jahr 1993 ist erweitert um einen Abschnitt zur Sprache von Sterbenden.[18] Das Arbeitsbuch enthält Gedächtnisprotokolle von Gesprächen in verschiedenen pflegetypischen Situationen im Krankenhausalltag, die die Pflegekräfte in Seminaren mit Kolleginnen und Kollegen unter Anleitung der Autoren (beide waren damals in der Krankenhausseelsorge tätig) besprochen haben. Die eingebrachten Fallbeispiele liegen teilweise schon einige Zeit zurück, beschäftigen die Kranken- und Gesundheitsschwestern und -pfleger jedoch weiterhin hinsichtlich ihrer existenziellen Dimension. Die Besprechung in der Gruppe dient dazu, den Gesprächsverlauf, eigene wie fremde Reaktionen besser verstehen und deuten zu können sowie alternative Interventionsmöglichkeiten kennenzulernen. Mehrere Gesprächsprotokolle veranschaulichen sehr eindrücklich, wie schnell Blockaden im Kontakt zum Patienten auftreten, wenn Pflegekräfte eigene Gefühle und Ängste abwehren[19], und welche Tiefe andererseits entstehen kann, wenn sie diese zulassen.[20] Das Thema Nähe – Distanz ist in vielen Fällen zentral. Es ist den Verfassern ein Anliegen, dass neben den Patientinnen und Patienten auch die Pflegekräfte genügend Raum für ihre Empfindungen und Bedürfnisse haben und sie sich nicht von deren Ansprüchen oder Hilflosigkeit überfahren lassen. Auf jedes einzelne Fallbeispiel folgt ein kommentierter Verlauf der Besprechung im Seminar mit Schlussfolgerungen zur Kommunikation in dieser pflegetypischen Situation. Das Arbeitsbuch bildet ein breites Spektrum an Erfahrungen aus dem Pflegealltag ab, in dem sich viele Pflegekräfte vermutlich wiederfinden können. Die Gesprächsprotokolle regen an zum kollegialen Austausch[21] und ermutigen auf wertschätzende Art und Weise dazu, eigene Erfahrungen in Patientinnen- und Patientenkontakten zu reflektieren und sich dabei auch mit Unsicherheiten im eigenen Gesprächsverhalten auseinanderzusetzen.
In eine ähnliche Richtung geht auch die Unterrichtshilfe von Hilde-Dore

---

18 Piper, Ida und Hans-Christoph, Schwestern reden mit Patienten. Ein Arbeitsbuch für Pflegeberufe im Krankenhaus, Göttingen ⁶1993.
19 Vgl. Piper ⁶1993, Fallbeispiel 3: „Ich habe solche Angst"; Fallbeispiel 5: „Ich habe Angst, dass ich Krebs haben könnte"; Fallbeispiel 8: „Was meinte nun der Arzt richtig?" u.a.
20 Vgl. Piper ⁶1993, Fallbeispiel 9: „Ich fürchte mich vor der Wahrheit"; Fallbeispiel 10: „Soll das denn nie ein Ende nehmen?"; Fallbeispiel 11: „Ihr habt euch um mich zu kümmern!" u.a.
21 Auch zwischen verschiedenen Berufsgruppen, vgl. Piper ⁶1993, Fallbeispiel 15: „Mein ganzes Leben ist so sinnlos".

Abermeth, Gespräche auf der Krankenstation.[22] Diese Veröffentlichung aus dem Jahr 1982 ist für den Einsatz in der Krankenpflegeausbildung sowie der inner- und außerbetrieblichen Fortbildung bestimmt. Die Verfasserin reflektiert eigene Erfahrungen als Krankenschwester[23] sowie Fortbildungen der Schwesternhochschule der Diakonie Berlin-Grunewald. Ziel ist es, Pflegekräften inhaltliche und methodische Impulse für ihre Gespräche mit Patientinnen und Patienten zu vermitteln, die sich in besonderen Lebenslagen befinden.[24] Das Buch ist in vier verschiedene in sich abgeschlossene Unterrichtsabschnitte gegliedert. Ihre thematischen Schwerpunkte sind Grundlagen der Gesprächsführung, Informations- und Instruktionsgespräche mit Patientinnen und Patienten, das Kritikgespräch im Stationsteam sowie Gespräche mit Menschen in Lebenskrisen. Das Anliegen, neben der theoretischen Wissensvermittlung Pflegekräfte auch für ihre eigenen Gefühle und Empfindungen zu sensibilisieren, ist in allen Themeneinheiten wahrnehmbar. Diese nicht zu unterdrücken, wie es viele Pflegende bereits sehr früh lernen, sondern zu „einem vernünftigen Umgang" mit ihnen zu finden, will die Unterrichtshilfe anregen. „Nur in dem Maße, in dem sie (die Pflegekräfte, Anm. d. Verf.) sich selbst Gefühle und Empfindungen erlauben, erlauben sie dies auch z.b. ihren Patienten und Mitarbeiter/innen."[25] Als Helfende in Krisen brauchen sie selbst auch Beistand.[26] Existenzielle Kommunikation in der Pflege birgt eigene Herausforderungen und unter Umständen auch Risiken.[27] Richtige Einschätzungen zu treffen und Menschen in Grenzsituationen angemessen beistehen zu können, ist ein Anliegen dieses Fachbuchs.

Während sich die beiden genannten Veröffentlichungen direkt und unmittelbar auf konkrete Gespräche aus dem Arbeitsalltag von Pflegekräften beziehen, richtet sich der Fokus später stärker auf gesellschaftliche und institutionelle Entwicklungen der Pflegeberufe. Angesichts standardisierter Zeittakte und Forderungen nach maximaler Effizienz pflegefachlichen Handelns wird nach einer Verortung des Menschlich-Existenziellen gefragt. So reflektiert der Klinikpfarrer und Psychologe Rainer Wettreck in seinem 2001 erschienenen Buch „Am Bett ist alles anders" die Perspektiven professioneller Pflegeethik angesichts von zunehmenden ethischen und ökonomischen Herausforderungen.[28]

---

22 Abermeth, Hilde Dore, Gespräche auf der Krankenstation. Eine Unterrichtshilfe, Göttingen 1982.
23 So die damalige Dienstbezeichnung.
24 Vgl. Abermeth 1982, S. 7f.
25 Vgl. Abermeth 1982, S. 40.
26 Vgl. Abermeth 1982, S. 15.
27 Vgl. Abermeth 1982, S. 198-213. Es geht hier um ein Fallbeispiel zum Thema „Wahrheit am Krankenbett" und die Verarbeitung seiner tragischen Folgen durch die involvierte Schwester / das Stationsteam.
28 Wettreck, Rainer, Am Bett ist alles anders. Perspektiven professioneller Pflegethik, Münster 2001.

Existenzielles Erleben spielt demnach im Pflegealltag eine zentrale Rolle;[29] die existenzielle Dimension steht nach Wettreck in enger Beziehung zur Leiblichkeit des Menschen. Sie wird leiblich erfahren, leiblich – von Mensch zu Mensch – vermittelt und berührt unmittelbar auch diejenigen, die am Schicksal von Kranken Anteil nehmen.[30] Allerdings ist es ein Kennzeichen der Moderne, Leiblichkeit aufzuspalten in Körper und Psyche und durch naturwissenschaftliche Verobjektivierungen Körperlichkeit medizinisch handhabbar zu machen, während existenzielles Erleben Gefahr läuft, banalisiert und zu „psychologischen Problemen" profanisiert zu werden.[31] Pflegende stehen damit vor der Herausforderung, angesichts der Erfahrungen von Krankheit, Leiden und Tod in ihrem Berufsalltag einen professionellen, pflegefachlichen Umgang zu finden, der Empathie nicht abspaltet. Ein solcher Umgang steht im Gegensatz zur weit verbreiteten „Pflege-Perspektive", die mit Strategien der psychischen Distanzierung, Umdeutung, Relativierung und Banalisierung eine Pflege-Normalität konstituiert, die Pflegenden „an der Bruchkante des Lebens" Sicherheit, Rationalität und Funktionalität ihres beruflichen Handelns gewährleistet.[32] Dagegen beschreibt Wettreck mit analytischem Gespür und ethisch-philosophischen Reflexionen „Pflege-Persönlichkeiten" als Weg zur Professionalisierung für eine menschliche Pflege. Pflege-Persönlichkeiten sind gegründet in einem „eigenen" Selbstverständnis des Pflegerischen (Berufung, Auftrag, Menschenbild) und fähig, sich einzulassen „in" die Situation von Patientinnen und Patienten in solidarischer, mitmenschlicher Anteilnahme. In ihrer Mit-Leiblichkeit sind sie immer auch potentiell Mit-Betroffene am Schicksal der Kranken. Pflegepersönlichkeiten können in existenziell belastenden Berufssituationen fachlich, ethisch und kommunikativ verantwortlich handeln, weil sie in der Lage sind, die eigenen existenziellen Berufserfahrungen und Lebenserfahrungen sinnhaft zu verarbeiten und zu integrieren. Rainer Wettreck untermauert seine Reflexionen durchgehend mit zahlreichen persönlichen Aussagen von Pflegekräften aus ihrem Berufs(er)leben. Auf diese Weise leitet er seine theoretischen Überlegungen aus der vielschichtigen Praxis des Pflegealltags ab. Für den Leser, die Leserin wird das komplexe Thema somit in einem hohen Maß verständlich und nachvollziehbar.

Die zunehmende Technisierung und Zeitknappheit im Krankenhausalltag bildet den Hintergrund der Reflexionen des Krankenhausseelsor-

---

29 Wettrecks Definitionen von „existenzieller Bedrohung" und „existenziellem Erleben" weisen inhaltliche Übereinstimmungen zur Grenzsituation bei Jaspers auf, vgl. Wettreck 2001, S.86f. Den „existenziellen Ort" der Pflege charakterisiert Wettreck als „Abbruchkante" des normalen Lebens, vgl. S. 101.
30 Vgl. Wettreck 2001, S. 88. 93.
31 Vgl. Wettreck 2001, S. 89f. Die Vorstellung von „leiblicher Resonanz", „Anteilnahme", „Mitschwingen und Eingebundensein in Eindrücke" stellt Wettreck den gängigen Verobjektivierungen gegenüber.
32 Vgl. Wettreck 2001, S. 113-120.

gers Reinhold Gestrich, Pflegende zu seelsorglichen Gesprächen mit Patientinnen und Patienten anzuleiten und damit die menschlichen Seiten der Pflege zu bewahren. Sein Buch erschien erstmals im Jahr 1991 unter dem Titel „Das seelsorgerliche Gespräch in der Krankenpflege".[33] Es wurde für die dritte Auflage im Jahr 2006 vollständig neu überarbeitet und gestaltet und unter dem Titel „Gespräche mit Schwerkranken. Krisenbewältigung durch das Pflegepersonal" veröffentlicht.[34] In die aktuelle Fassung wurden gegenüber der Erstauflage jeweils ein Kapitel zu den Themen „Sprechen mit Menschen, die nicht mehr sprechen können" und „Gespräche mit Menschen, die an Demenz erkrankt sind" aufgenommen.[35] Allen seinen Ausführungen legt Reinhold Gestrich die Gesprächsgrundhaltungen nach Rogers zugrunde, also unbedingte Annahme des Gegenübers, Empathie und Kongruenz.[36] Als Beziehungsmuster im pflegerischen Gespräch favorisiert er eine symmetrische Ausrichtung.[37] Offenheit, mitmenschliche Solidarität und Begleitung sollten die Kommunikation zwischen Pflegenden, Ärzten und Patient(inn)en, – auch im Ringen um die Wahrheit am Krankenbett – kennzeichnen.[38] Seelsorglicher Beistand ist nach Reinhold Gestrich nicht gleichbedeutend damit, für schwere Situationen allgemeingültige, passende Antworten parat zu haben. Vielmehr geht es darum, solche Krisensituationen mit auszuhalten und sie mit dem kranken Menschen für eine Weile gemeinsam zu (er-)tragen. Darin birgt sich die Möglichkeit, Erleichterung und die „tröstliche Kraft des Lebensgrunds zu erfahren".[39] Dem Autor ist aufgrund seiner langjährigen Erfahrungen als Krankenhausseelsorger allerdings bewusst, dass die Routinen vieler Einrichtungen, spezifische Probleme der Kranken selbst sowie auch Unsicherheit und mangelnde Sprachfähigkeit von Ärzten und Pflegenden eine seelsorgliche Begleitung oftmals behindern. Sein Buch will deshalb dazu anregen und auch anleiten, dass seelsorgerlicher Beistand erfahrbar wird. Neben den jeweiligen thematischen Ausführungen finden sich in einzelnen Kapiteln auch Fallbeispiele und praxisnahe Übungen für Pflegekräfte.
Timm Lohse gibt in seinem Buch „Das Kurzgespräch in Seelsorge und

---

33 Vgl. Gestrich, Reinhold, Das seelsorgerliche Gespräch in der Krankenpflege, Stuttgart 1991.
34 Gestrich, Reinhold, Gespräche mit Schwerkranken. Krisenbewältigung durch das Pflegepersonal, Stuttgart ³2006.
35 Gestrich ³2006, S. 103-113; 115-121. Die in der Erstauflage vorliegenden Abschnitte zu „Riten und Bräuche der Konfessionen am Sterbebett" und „Zusammenarbeit mit der Krankenhausseelsorge", vgl. Gestrich 1991, S. 106-108; 109-118, fehlen hingegen.
36 Vgl. Gestrich ³2006, S. 119.
37 Vgl. Gestrich ³2006, S. 51.
38 Vgl. Gestrich ³2006, S. 98.
39 Vgl. Gestrich ³2006, S. 86f. Die „tröstliche Kraft des Lebensgrundes zu erfahren" (87) erinnert an Jaspers' existenzphilosophische Ausführungen zum Umgang mit Grenzsituationen.

Beratung", das im Jahr 2003 erstmals erschien und 2008 in dritter Auflage veröffentlicht wurde, eine methodische Anleitung für Gespräche zwischen Tür und Angel in existenziellen Situationen.[40] Ausgehend von seinen Erfahrungen als Pfarrer in einer Beratungsstelle für Schwangerschaftskonflikte sowie im Rahmen der Cityseelsorge, nimmt er besondere Situationsmerkmale dieser Gespräche wie Zufälligkeit, Beiläufigkeit und Einmaligkeit zum Ausgangspunkt, um die Gesetzmäßigkeiten, Fallen und Chancen solcher Gespräche aufzuzeigen. Sein Buch versteht sich als Anleitung und Ermutigung für Menschen in den klassischen helfenden Berufen (Pflegekräfte sind ausdrücklich einbezogen[41]), Kurzgesprächen nicht auszuweichen, sondern ihre besondere Chance zu nutzen.[42] Methodisch geht es darum, das „Konfliktkarussell"[43] der ratsuchenden Person anzuhalten und seine Kreisbewegung in eine lineare Richtung auf eine neue Sicht bzw. den ersten Schritt zu einer möglichen Konfliktlösung hinzuführen. Bereits die ersten Sätze und das Mandat, das die ratsuchende Person der ratgebenden überträgt, beinhalten hierfür entscheidende Hinweise. Von zentraler Bedeutung ist auch die Beziehungsebene zwischen der ratsuchenden und der ratgebenden Person. Am Anfang der Kontaktaufnahme besteht eine Asymmetrie, die es im Verlauf der Begegnung in eine symmetrisch-solidarische Achse zu überführen gilt.[44] Dieser Intention liegt die Annahme zugrunde, dass die ratsuchende Person selbst über innere Vorstellungen und Ressourcen verfügt, um aus eigener Kraft aus ihrem Dilemma, der festgefahrenen Situation herauszukommen. Aufgabe der ratgebenden Person ist es, durch mäeutisches Fragen neue Sichtweisen zu evozieren, in denen sich die ratsuchende Person wieder findet und entdecken kann, wie es für sie weitergehen könnte.[45] Timm Lohses methodische Anleitung zum Kurzgespräch in klassischen helfenden Berufen ist im systemischen Denken verankert und daher nicht problem-, sondern lösungs- und ressourcenorientiert. Sie will professionell Helfende, die neben ihrer fachlichen Kompetenz ein Gespür für die Ängste, Sorgen und innere Not ihres Gegenübers haben, ganz praktisch dabei unterstützen, „sich dem Menschen als Mensch zu stellen".[46] Der Autor expliziert sein methodisches Vorgehen anhand einiger Fallbeispiele, die sich durch die einzelnen Kapitel des Buches hindurchziehen. Davon stammen drei aus den Kontexten der Pflege bzw. dem Umgang

---

40 Lohse, Timm H., Das Kurzgespräch in Seelsorge und Beratung. Eine methodische Anleitung, Göttingen ³2008.
41 Vgl. Lohse ³2008, S. 9.
42 Vgl. Lohse ³2008, S. 14.
43 Mit diesem Begriff ist ein Dilemma, eine festgefahrene oder existenzgefährdende Situation gemeint, in der die ratsuchende Person feststeckt und gedanklich Kreise dreht.
44 Vgl. Lohse ³2008, S. 30-37.
45 Vgl. Lohse ³2008, S. 75-82.
46 Vgl. Lohse ³2008, S. 147.

mit Krankheit.[47] Die Fallbeispiele veranschaulichen insgesamt die spezifische Handhabung des Kurzgesprächs. Sie vermitteln jedoch auch, dass eine praktische Umsetzung ein intensives Training voraussetzt.

Esther Matolycz legt mit ihrer Veröffentlichung „Kommunikation in der Pflege" eine praktische Hilfestellung für den Pflegealltag und für das Verständnis des menschlichen Miteinanders auf Grundlage verschiedener Kommunikationstheorien vor.[48] Sie stellt die Ansätze von Watzlawick, Schulz von Thun, Rogers, Cohen u. a. anhand von vielen konkreten Beispielen aus der Praxis des Pflege- und Stationsalltags dar. Diese Verknüpfungen schaffen in einem hohen Maß Verständlichkeit – für die jeweilige Gesprächssituation sowie die jeweilige Kommunikationstheorie, die diese entschlüsselt. Obwohl der Begriff „Existenzielle Kommunikation" von Esther Matolycz überhaupt nicht verwendet wird, geht es in manchen Passagen jedoch eben genau darum, wie das eingangs angeführte Fallbeispiel von Herrn Giebel und Schwester Gerti zeigt. Im Unterschied zu der Literatur, die in diesem Abschnitt bereits kommentiert wurde, liegt der existenziellen Kommunikation im Fachbuch von Esther Matolycz jedoch nicht unbedingt ein seelsorgliches Gesprächsverständnis zugrunde. Als Pädagogin, Kommunikationswissenschaftlerin und diplomierte Krankenpflegerin versteht es die Autorin hervorragend, in ihren Beschreibungen von spezifischen (Konflikt-)Situationen im Pflegealltag auch deren existenzielle Dimension zu erschließen und dementsprechend kommunikative Interventionsmöglichkeiten aufzuzeigen.[49] Entscheidend hierfür ist wiederum das Identifiziert-Sein, die Empathie und Kongruenz der Pflegekraft anstelle einer sich distanzierenden objektiv-neutralen Haltung.[50] So liegt für Esther Matolycz der Schlüssel zum Verständnis des eingangs geschilderten Gesprächs im fehlenden Identifiziert-Sein der Krankenschwester Gerti, das letztlich kein echtes „Spüren" zuließ.[51] Auf die Frage („Wie wird das zuhause werden?") hätte die Antwort einer identifizierten Gesprächspartnerin („Wie denken Sie denn, dass es zu Hause werden wird?") einen inneren Klärungsprozess beim Ehemann der Schlaganfallpatientin einleiten können, mit dem er sich schrittweise in die neue Situation einfindet.[52]

---

47 Vgl. Lohse ³2008, Ein Gespräch am Krankenbett, S. 51-53, S. 128f.; Kraftquellen erschließen angesichts von Krankheit, S. 107-111; Aus der Praxis einer Hausärztin, S. 146f.
48 Vgl. Matolycz, Esther, Kommunikation in der Pflege, Wien 2009.
49 Vgl. dazu z.B. die Auseinandersetzung um ein geöffnetes Fenster im Krankenzimmer, Matolycz 2009, S. 117-121; oder die Botschaft hinter der Botschaft des Dauerläutens, S. 174-178.
50 Vgl. z.B. Operationsvorbereitung, Matolycz 2009, S. 168.171f.; Was der immer nur mit dieser Allergie hat!, S. 174-178.
51 Vgl. Matolycz 2009, S. 119-123. Sich-Identifizieren wird in diesem Zusammenhang nicht im psychoanalytischen Sinn verstanden, sondern vielmehr als Empathie oder „seelische Ansteckung" (S. 120).
52 Vgl. Matolycz 2009, S. 121.

4. Schlussfolgerungen für die existenzielle Kommunikation in der diakonischen Pflege

Die Literatur, die im vorangehenden Abschnitt kommentiert wurde, weist in mehreren Aspekten Bezüge zu Jaspers' Verständnis von existenzieller Kommunikation auf. Daneben bestehen Gemeinsamkeiten innerhalb der verschiedenen Ansätze. Diese sind umso auffallender, wenn man sich die unterschiedlichen Hintergründe ihrer zeitlichen Entstehung einerseits und die verschiedenen Zugänge der jeweiligen Bezugswissenschaften andererseits vergegenwärtigt.

Demnach ist existenzielle Kommunikation in der Pflege zum einen weder durch spezifische Inhalte und Gesprächstechniken bestimmt, noch hält sie allgemeingültige Antworten parat. Zum anderen stimmen alle der genannten Autorinnen und Autoren darin überein, dass existenzielle Kommunikation durch Pflegekräfte als *Begleitung* zu verstehen ist, als mitmenschlicher, mitfühlender Beistand in einer schweren Lebenskrise. Eine entscheidende Rolle spielt dabei die Beziehung der am Gespräch Beteiligten, die Art und Weise, wie Pflegekräfte sich auf Patientinnen, Bewohner und Angehörige einlassen: Anteilnahme, Mitschwingen und Eingebundensein in Eindrücke (Wettreck), Kongruenz und Empathie (Matolycz), sich dem Menschen als Mensch stellen (Lohse), Offenheit und mitmenschliche Solidarität (Gestrich), Gefühle zugestehen – sich selbst ebenso wie anderen (Abermeth) und kein intellektuelles, sondern vielmehr emotionales Erkennen (Piper) geben Ausdruck von einer besonderen, *symmetrischen* Beziehung. Diese bildet das Fundament, auf der existenzielle Kommunikation in der Pflege gelingen kann, indem die sprachliche Interaktion selbst zum Ermöglichungsgrund von resonanter Transzendenz wird. Ein solches Fundament kann sogar in den Situationen eine Tragfähigkeit entwickeln, in denen eine Verständigung aufgrund fehlender Sprachkenntnisse zunächst nicht möglich erscheint.[53] Sich auf fremde Patientinnen, Patienten und ihre Angehörigen in jener „mitmenschlichen Symmetrie" einzulassen, kann dennoch eine Resonanz erzeugen, in der eine nonverbale, anteilnehmende Verständigung möglich wird. Entscheidend ist, dass die Begegnung in jenen Haltungen, wie sie vorangehend beschrieben wurden, gründet.[54]

Aufgabe der Diakonie ist es, im Pflegealltag gute Rahmenbedingungen für solche Begegnungen in mitmenschlicher Solidarität zu schaffen. Das betrifft die Gestaltung von Dienstplänen, Stationsroutinen und Arbeitsabläufen ebenso wie räumliche Ausstattungen. Für die existenzielle Kommunikation in den vielfältigen Arbeitsfeldern von diakonischer Pflege ist es letztlich auch entscheidend, dass Mitarbeitende nicht allein pflegefachlich-qualifiziert, sondern vielmehr auch menschlich anteil-

---

53 Zum Thema Kultursensible Pflege, vgl. Matolycz 2009, S. 185-210; Hax-Schoppenhorst/Jünger 2010, S. 122-137.
54 Matolycz 2009 spricht in diesem Zusammenhang von Meta-Sensibilität, vgl. S. 206-209; ähnlich äußern sich Hax-Schoppenhorst/Jünger 2010, S. 124.

nehmend mit Patientinnen, Bewohnern und Angehörigen umzugehen in der Lage sind. In diesem Zusammenhang geht es nicht darum, Seelsorgerinnen und Seelsorger zu ersetzen, sondern in jenen vielschichtigen Bereichen zwischen Befund und Befinden sicher und angemessen im Pflegealltag agieren und reagieren zu können. Dazu bedarf es neben einem achtsamen Umgang mit sich selbst außerdem der Möglichkeiten zu Einübung und Reflexion, des kollegialen Austausches und der institutionelle Verankerung. Das Pilotprojekt „*Geistesgegenwärtig pflegen – Existenzielle Kommunikation und spirituelle Ressourcen im Pflegeberuf*" hat dahingehend wichtige Impulse und Veränderungen auf den Weg gebracht. Es ist zu wünschen, dass diese nun über die Dauer des Pilotprojektes hinaus weitergetragen werden und sich schließlich überall im Pflegealltag der Diakonie etablieren können.

Nachdem die Themen Krankheit, Gesundheit, Heil und Heilung in der wissenschaftlichen Theologie lange wenig beachtet worden waren, lässt sich seit einiger Zeit ein zunehmendes Interesse an diesem komplexen Themenfeld ausmachen.[55] Es ist Aufgabe der Diakonie, die vielfältigen, konkreten Erfahrungen betroffener Menschen in diesen theologischen Diskurs einzubringen und ihn auf diese Weise aktiv mit zu gestalten. Diakonisches Handeln ohne theologische Sprachfähigkeit läuft Gefahr, in einer unreflektierten Verantwortung christlichen Glaubens und engführenden Funktionalisierungen stecken zu bleiben. Eine theologische Sprachfähigkeit, die ohne diakonische Perspektiven auskommt, steht dagegen in der Gefahr, ihren Wirklichkeitsbezug zu verlieren.

Eine christliche Sozialisation kann bei vielen Patienten, Bewohnerinnen und Angehörigen heute nicht mehr vorausgesetzt werden. Ein existenzphilosophisches Verständnis wie das von Karl Jaspers bietet somit Zugangsmöglichkeiten, um an die Lebenserfahrungen von Gepflegten und ihren Angehörigen anzuknüpfen, unabhängig von deren religiösen oder weltanschaulichen Einstellungen. Der kommentierte Literaturbericht verdeutlicht jedoch, dass es viele Gemeinsamkeiten zwischen Jaspers' Verständnis von existenzieller Kommunikation und den Ansätzen von christlichen Seelsorgerinnen und Seelsorgern gibt. Auch die biblische Tradition weiß vom „leidigen Trost" (Hi 16, 2) derer, die versuchen, Erklärungen und Antworten auf Lebenskrisen parat zu haben. Sie kennt die hilflosen Versuche, sich von Leidbetroffenen zu distanzieren, und fordert dagegen mitmenschliches Begleiten ein (Hi 21, 2).[56] Hemmungslose Klagen angesichts von schweren Lebenskrisen bleiben in den Psalmen nicht sprachlos, und sie erfahren ein Gegenüber, das antwortet (Ps 30, Ps 38, Ps 69, Ps 71 u. a.). Paulus erlebt, dass Gott auch in krankheitsbedingter Schwäche mächtig ist (2. Kor 12, 7-9).

---

55 Vgl. dazu exemplarisch Thomas 2009, S. 503-525; Karle 2009, S. 19-34 und den thematischen Schwerpunkt des Deutschen Pfarrerblatts, Heft 9 /2012, S. 492-502.
56 Vgl. dazu auch Luther 2001, S. 7f.

Die Vorstellung von Transzendenz bleibt in der jüdisch-christlichen Tradition nicht abstrakt, der „tragende Seinsgrund" hat einen Namen: Ich-bin-da (Ex 3, 14). Er inkarniert sich in diese Welt, bedingungslos, mit allen Konsequenzen und geht doch weit über sie hinaus. Existenzielle Kommunikation im Pflegealltag der Diakonie kann nicht darauf abzielen, diese Bilder und Metaphern Patientinnen, Bewohnern oder Angehörigen einfach überzustülpen. Mitarbeitende sollten allerdings Grundkenntnisse von der jüdisch-christlichen Tradition haben und wissen, dass existenzielle Kommunikation in der beschriebenen Art und Weise durchaus mit einem christlichen Selbstverständnis zu vereinbaren ist. Diese Perspektive birgt in sich letztlich auch die Hoffnung, dass jene resonante Transzendenz, die in den Momenten mitmenschlicher Begegnung aufscheint und über die bestehende Situation hinausweist, Gottes Geistesgegenwart selbst ist, in deren Kraft wir leben, handeln und sind (Acta 17, 28a).

Literatur

Abermeth, Hilde-Dore, *Gespräche auf der Krankenstation. Eine Unterrichtshilfe*, Göttingen 1982.
Abt-Zegelin, Angelika / Schnell, Martin W. (Hg.), *Sprache und Pflege*, Bern ²2005.
Checklisten Altenpflege. Planen, durchführen, dokumentieren mit den AEDL, zusammengestellt von Dagmar Wiederhold unter Mitarbeit von Ute Villwock, München ²2011.
Fintz, Anette Suzanne, *Die Kunst der Beratung. Jaspers' Philosophie in Sinnorientierter Beratung*, Bielefeld 2006.
Fuchs, Thomas, *Existenzielle Vulnerabilität. Ansätze zu einer Psychopathologie der Grenzsituationen*, in: Hügli, Anton / Kaegi, Dominic / Weidmann, Bernd (Hg.), Existenz und Sinn. Karl Jaspers im Kontext, Festschrift für Reiner Wiehl, Heidelberg 2009, S. 37-56.
Gerlach, Hans-Martin, *Existenzphilosophie – Karl Jaspers*, Berlin 1987.
Gestrich, Reinhold, *Das seelsorgerliche Gespräch in der Krankenpflege*, Stuttgart 1991.
Gestrich, Reinhold, *Gespräche mit Schwerkranken. Krisenbewältigung durch das Pflegepersonal*, Stuttgart ³2006.
Hax-Schoppenhorst, Thomas / Jünger Stefan, *Seelische Gesundheit von Menschen mit Migrationshintergrund. Wegweiser für Pflegende*, Stuttgart 2010.
Jaspers Karl, *Philosophie Bd. II: Existenzerhellung*, Berlin / Heidelberg / New York ⁴1973.
Kaegi, Dominic, *Leiden als Grenzsituation*, in: Anton Hügli, Anton / Kaegi, Dominic / Weidmann, Bernd (Hg.), Existenz und Sinn. Karl Jaspers im Kontext, Festschrift für Reiner Wiehl, Heidelberg 2009, S. 57-71.
Karle, Isolde, *Sinnlosigkeit aushalten! Ein Plädoyer gegen die Spiritualisierung von Krankheit*, in: WzM 61/1 (2009), S. 19-34.
Kierkegaard, Sören, *Der Begriff Angst*. Übersetzt und mit Glossar, Bibliographie sowie einem Essay „Zum Verständnis des Werkes", hrsg. von Richter, Liselotte, Frankfurt ³1988.
Lohse, Timm H., *Das Kurzgespräch in Seelsorge und Beratung. Eine methodische Anleitung*, Göttingen ³2008.

Luther, Henning, *Die Lügen der Tröster. Das Beunruhigende des Glaubens als Herausforderung für die Seelsorge,* in: Transparent-Extra 62/2001, S. 2-11.
Matolycz, Esther, *Kommunikation in der Pflege,* Wien 2009.
Piecuch, Czeslawa, *Es ist gleichgültig, wer die Wahrheit ausspricht. Über die Uneigennützigkeit der existenziellen Kommunikation,* in: Ehrlich, Leonard H. / Wisser, Richard, (Hg.), Karl Jaspers. Philosophy on the way to „world philosophy", Würzburg 1998, S. 89-100.
Piper, Ida und Hans-Christoph, *Schwestern reden mit Patienten. Ein Arbeitsbuch für Pflegeberufe im Krankenhaus,* Göttingen ⁶1993.
Thomas, Günter, *Krankheit im Horizont der Lebendigkeit Gottes,* in: Ders./Karle, Isolde, (Hg.), Krankheitsdeutung in der postsäkularen Gesellschaft, Stuttgart 2009, S. 503-525.
Wettreck, Rainer, *Am Bett ist alles anders. Perspektiven professioneller Pflegethik,* Münster 2001.

Kathrin Städler

Neuere Literatur zum Thema Spiritualität und Pflege im deutschsprachigen Raum – Ein Auszug

Abstract
Diese kommentierte Literaturstudie schließt an bereits vorliegende Literaturstudien zu Spiritualität in der Pflege an (Lubatsch 2007) und bietet einen Überblick über den aktuellen Forschungsstand zu Spiritualität in den Gesundheitswissenschaften und zu Spiritualität und Organisationsentwicklung in sozialen Unternehmen.

This commenting literature study is a follow-up to existing literature studies concerning spirituality in the care (Lubatsch 2007), and gives an overview of the ongoing level of spirituality and organizational development in social organizations.

Einleitung

Die neuere Literatur zum Thema Spiritualität und Gesundheit kann unter verschiedenen Aspekten zusammengefasst werden. Zum einen sind dies Veröffentlichungen, die sich allgemein mit dem Begriff der Spiritualität bzw. der Religiosität beschäftigen. In der hier vorliegenden Literaturstudie wird der Fokus speziell noch einmal auf Veröffentlichungen zu christlicher Spiritualität gelegt.
Der zweite Schwerpunkt bezieht sich auf Forschungsarbeiten, die den Zusammenhang von Spiritualität bzw. Religiosität und ihre Auswirkungen auf Gesundheit und Krankheit, Leiden und Sterben beleuchten. Es zeigt sich, dass im Bereich Palliative Care besonders vielfältige Forschungsaktivitäten und Veröffentlichungen zum Thema Spiritualität zu verzeichnen sind. Im Rahmen von Spiritual Care geht es um die Integration von Spiritualität im weitesten Sinn sowohl in die Behandlung von Patienten als auch in die Aus- und Weiterbildung von Mitarbeitern im Gesundheitswesen. Hierzu gehören auch Publikationen, die sich mit Spiritualität in verschiedenen medizinischen Feldern, so z.B. in der Gerontologie, der Psychiatrie, der Sozialarbeit, der Betreuung von Behinderten, beschäftigen. Im Rahmen von Spiritual Care wird ein sehr weiter Begriff von Spiritualität zugrunde gelegt.
Zum dritten Bereich gehören alle Veröffentlichungen, die sich speziell mit dem Thema Spiritualität in der Pflege, sei es Gesundheits- und Kran-

kenpflege oder Altenpflege, befassen. Untersucht werden zum einen die spirituellen bzw. religiösen Kompetenzen, die angesichts von existentiellen Erfahrungen der Pflegebedürftigen nötig sind, um umfassend pflegen zu können. Außerdem wird Spiritualität als Ressource und Kraftquelle im Pflegealltag untersucht und – im Umgang mit den vielfältigen Belastungen, denen Pflegende in ihrer Berufsausübung ausgesetzt sind – als Mittel zur Selbstpflege entdeckt (Burnout-Prophylaxe, Stressreduzierung, Erhöhung der Zufriedenheit im Beruf, Entdeckung von Sinnquellen in der Arbeit usw.).

Zu diesem Bereich gehören auch Veröffentlichungen zum Thema Spiritualität und Unternehmensführung. Einbezogen werden an dieser Stelle Publikationen, die über Spiritualität im Rahmen von Sozialunternehmen der organisierten Diakonie und Caritas reflektieren. Hier geht es um die Rahmenbedingungen, die wichtig sind, damit Spiritualität heilsam für Patienten und Mitarbeiter sein kann. In diesem Bereich gibt es Überschneidungen sowohl zu dem Bereich, der Spiritualität als Basisbaustein der Personalentwicklung und damit auch der Selbstpflege der Mitarbeiter versteht als auch zum Bereich Spiritual Care. Denn auch für die Einbeziehung von Spiritualität in die Behandlung und Pflege sind die Rahmenbedingungen, die durch eine Unternehmensführung vorgegeben werden, maßgeblich und entscheidend.

1. Der Begriff „Spiritualität"

Immer wieder wird auf die Vieldeutigkeit und Ungenauigkeit des Begriffs Spiritualität verwiesen. War es in der Vergangenheit schon nicht gelungen, den Begriff der Religion hinreichend zu definieren,[1] so gestaltet sich die Definition von Spiritualität[2] ähnlich schwierig. Die Debatte um die Definition von Spiritualität in Abgrenzung von Religion bzw. Religiosität erinnert an Debatten zum Religionsbegriff, an dem sich die Religionssoziologie über Jahrzehnte abgearbeitet hat. Schon 1967 hatte der Religionssoziologe Thomas Luckmann[3] einen sehr weiten Religionsbegriff vorgestellt, der Religion als Möglichkeit zur Selbstreflexion und Selbsttranszendenz begreift. In seinem Verständnis verweist Transzendenz nicht unbedingt auf Gott oder das Unbedingte, sondern bezeichnet alles, was die unmittelbare menschliche Erfahrung übersteigt. Religion wird rein anthropologisch verstanden, als privat, diesseitig, innerlich und individualistisch. Sie dient der eigenen Identitätsfindung und Konstruktion eines Sinnsystems. Auch hier wurde die Frage gestellt, ob es sinnvoll ist, den Religionsbegriff tatsächlich so vage und

---

1 Vgl. Feil 2000, 2007.
2 Hier soll das Thema Spiritualität nur angerissen werden.
3 Luckmann, 1991.

weit anzusetzen.⁴ So plädiert Niklas Luhmann dafür, Religion nur so zu beobachten, wie sie sich selbst beobachtet, d.h. als religiöse Kommunikation und nicht als moralische oder sonst wie geartete über Fragen von Identität und Sinn.⁵ Religion ist demnach nur als *religiöse* Kommunikation beobachtbar, d.h. als Kommunikationsform, die die Welt und das Leben der Menschen in ihrem Bezug zu Gott oder göttlichen Mächten deutet und interpretiert.

Auch in den Konzepten der sogenannten impliziten Religion kann alles, was dem Menschen heilig erscheinen kann, als Religion verstanden werden. Insofern ist mit Hinweis auf die Argumentation von Constantin Klein zu fragen, ob die vor allem in der medizinischen bzw. psychologischen Literatur üblichen Versuche, Spiritualität in Abgrenzung zu Religion bzw. Religiosität zu definieren, „einen Grund auch darin haben, dass einschlägige Definitionen von Religion / Religiosität schlicht weniger bekannt sind als in Religionswissenschaft und Theologie."⁶

Während in der Religionswissenschaft noch gefragt wird, ob das Verständnis von Spiritualität überhaupt ein relevantes Thema sei, hat innerhalb der Theologie inzwischen eine Auseinandersetzung mit dem Phänomen Spiritualität eingesetzt. Hier sind exemplarisch die Titel „Theologie der Spiritualität" des katholischen Theologen Simon Peng-Keller sowie „Evangelische Spiritualität" von Corinna Dahlgrün zu nennen.⁷ Den theologischen Diskurs bestimmt vor allem eine Unterscheidung der christlichen Theorie und Praxis von anderen Spiritualitätsformen. Die theologische Verwendung des Begriffs bezieht sich auf eine menschliche Existenz, die vom Geist Gottes bestimmt ist.

Als Vertreter einer säkularen Spiritualität ist der Mainzer Philosoph Thomas Metzinger zu nennen, welcher Spiritualität als eine existentielle Form der Selbsterkenntnis und der Selbstvervollkommnung beschreibt. Seine Definition erhebt den Anspruch, ein Gegenentwurf zur (christlich-) religiösen, theologisch reflektierten Spiritualität zu sein.⁸

2. Spiritualität in den Gesundheitswissenschaften

Da in den letzten Jahren eine Ausbreitung der Rede von Spiritualität als Alternative zur Verwendung des Religionsbegriffs in den Sozialwissenschaften zu verzeichnen ist, wurde es üblich, in Publikationen zum Thema Spiritualität und Medizin eine Begriffsgeschichte des Begriffs

---

4 Vgl. Karle 2011, S. 21.
5 Luhmann 1996.
6 Utsch/Klein in: Klein/Berth/Balck 2011, S. 38.
7 Peng-Keller 2011, Dahlgrün 2009, Zimmerling 2012, Körtner 2012, Stegemann 2012. Ebenso sind hier Veröffentlichungen des Institutes für Spiritualität an der Philosophisch-theologischen Hochschule (der Kapuziner) in Münster zu nennen.
8 Vgl. Stegemann 2012, S. 92.

Spiritualität – vor allem auch in Abgrenzung zu Religion und Religiosität – verschiedene Definitionen sowie das je eigene Verständnis von Spiritualität voranzustellen.[9]
Während in den USA Brian J. Zinnbauer und Kenneth I. Pargament sich dafür ausgesprochen haben, Spiritualität als Search for the sacred zu bestimmen, wird Spiritualität im Gesundheitswesen als medizinischanthropologische Kategorie, als existentielle Lebenshaltung insbesondere im Umgang mit lebensbedrohlichen Situationen verstanden. In diesem Sinne ist – im Verständnis der Weltgesundheitsorganisation – jeder Mensch spirituell, weil sich jeder Mensch im Angesicht des Todes existentiellen Fragen stellen muss. Damit wird der Mensch als offenes Wesen, prozessorientiert, auf Beziehung hin angelegt, verwundbar und endlich beschrieben.[10]
Erhard Weiher nennt Spiritualität „die innerste Quelle für die Lebensbewegungen und -bewältigungen. [...] Die spirituelle Grundmelodie schwingt durch die ganze Lebensgestalt eines Menschen hindurch. Sie ist das am Menschen, was seine persönliche Welt im Innersten zusammenhält, wes Geistes Kind er ist."[11]
Hier wird die Position vertreten, dass Spiritualität in jedem Menschen zu entdecken ist, und diese Ressourcen oft nur unbewusst seien bzw. die spirituellen „Muskeln" untrainiert sind.
Zu Recht kritisieren Birgit und Andreas Heller „die Annahme, jeder Mensch ist religiös und wenn schon nicht religiös, dann wenigstens spirituell (als) falsch."[12] Sie verweisen darauf, dass sich in unserer Gesellschaft relativ viele Menschen weder als religiös noch spirituell bezeichnen. Wenn man von Spiritualität in einem allgemeinen Sinn als Suche nach existentieller Bedeutung spricht, heißt das auch, dass sich Spiritualität nicht mehr von Weltanschauung, Weltbild, Weltsicht oder Lebenssinn (im Sinne von Tatjana Schnell)[13] unterscheiden lässt.[14]
Während im wissenschaftlichen Diskurs um eine Definition des Begriffs Spiritualität gerungen wird, ist im Gesundheitswesen ein pragmatischer Umgang mit Spiritualität vor allem aus der Perspektive des Patienten gefordert, um spirituelle Begleitung beschreibbar und erkennbar im Unternehmen werden zu lassen. Traugott Roser verweist auf eine Arbeitsdefinition von Spiritualität, auf die sich palliativmedizinisch Täti-

---

9   Walter Lesch nennt sehr treffend alle Versuche der Verständigung über eine Definition von Spiritualität den verzweifelten Versuch, einen Pudding an die Wand zu nageln. Vgl. Lesch 2003, S. 54.
10 Roser 2009, S. 35.
11 Weiher 2008, S. 46.
12 Heller /Heller 2011; auf S. 9. wird diese Kritik noch einmal wiederholt.
13 Schnell 2009.
14 Jede Form auch eines rein weltimmanenten Empfindens von existentieller Bedeutung als Spiritualität zu verstehen, erscheint hingegen wie ein Versuch, auch nicht religiösen Haltungen einen religiös anmutenden Mehrwert zu verleihen, ohne dabei auf den Religionsbegriff rekurrieren zu müssen. Klein 2011, S. 39.

ge (Seelsorger, Mediziner, Pflegekräfte, Psychologen und Philosophen) verschiedener Länder in einem Konsenspapier geeinigt haben:
„Spiritualität ist der dynamische Aspekt menschlichen Lebens, der sich auf die Art und Weise bezieht, wie ein Mensch oder eine Gemeinschaft von Menschen Sinn, Bedeutung und Transzendenz erfährt, ausdrückt oder sucht, und sich mit dem Sein, dem Selbst, mit anderen, mit der Natur, Bedeutsamen und /oder dem Heiligen verbunden weiß.
Büssing et al. vertreten eine ähnlich offene Begriffsbestimmung von Spiritualität:
„Mit dem Begriff Spiritualität wird eine nach Sinn und Bedeutung suchende Lebenseinstellung bezeichnet, bei der sich der/die Suchende des „göttlichen" Ursprungs bewusst ist (wobei sowohl ein transzendentes als auch ein immanentes göttliches Sein gemeint sein kann, z.B. Gott, Allah, JHWH, Tao, Brahman, Prajna, All-Eines u.a.) und eine Verbundenheit mit anderen, der Natur, mit dem Göttlichen usw. spürt. Aus diesem Bewusstsein heraus bemüht er/sie sich um die konkrete Verwirklichung der Lehren, Erfahrungen oder Einsichten, was unmittelbare Auswirkungen auf die Lebensführung und die ethischen Bezüge hat." [15]
Büssing betont, dass in unserem Kulturkreis Spiritualität eher eine pluralistische Ausprägung hat und Achtsamkeit und Rücksichtnahme im Sinne eines säkularen Humanismus von besonderer Bedeutung sind. Die obengenannte Begriffsbestimmung lässt sich im Sinn der Argumentation von Klein auch unter Religiosität einordnen.[16]

2.1 Forschung zur Wirkung von Spiritualität und Religiosität in der Medizin

Auch in Europa ist in den letzten 20 Jahren die Bereitschaft gewachsen, sich mit Religiosität und Spiritualität im Zusammenhang von Gesundheit und Medizin wissenschaftlich und praktisch zu beschäftigen. Es haben sich verschiedene Zentren und Netzwerke gebildet, die sich der Erforschung dieses Zusammenhangs widmen. Als Forschungszentren sind hier vor allem zu nennen: die Transdisziplinäre Arbeitsgruppe Spiritualität und Krankheit (TASK),[17] die Arbeitsgruppe Religionspsychologie des FPP der Universität Trier am St. Franziska-Stift in Bad Kreuznach,[18] der Arbeitskreis Medizin und Spiritualität an der Ludwig-Maximilian-Universität in München und die Forschungsgruppe zu Spiritualität und Krankheitsumgang an der Universität Witten/Herdecke.[19] Außerdem sei auf das Forschungsinstitut für Spiritualität und Gesundheit (FISG) in

---

15 Büssing 2011, S. 195.
16 Vgl. Klein 2011, S. 35f.
17 Vgl. www.hwz.uni-muenchen.de/task/.
18 www.psychology-of-religion.de.
19 Die Professur für Lebensqualität, Spiritualität und Coping an der Universität Witten/Herdecke hat Prof. Arndt Büssing inne.

Langenthal/Schweiz verwiesen, welches sich der wissenschaftliche Vernetzung europaweit verschrieben hat.[20] In Österreich gibt es Aktivitäten an der Universität Salzburg[21] sowie am Institut für Religiosität in Psychiatrie und Psychotherapie, welches inzwischen regelmäßig Tagungen und Kongresse zu entsprechenden Themen anbietet.

In dem Sammelband „Gesundheit – Religion – Spiritualität"[22] wird erstmalig der aktuelle Forschungsstand im deutschsprachigen Raum zum Thema Spiritualität und Gesundheit gesichtet und ein Überblick über die Rolle von Religion/Spiritualität im Kontext der Gesundheitsforschung gegeben. Wissenschaftliche Grundlagen im Zusammenhang mit Gesundheit und Krankheit werden außerdem in der Veröffentlichung „Spiritualität transdisziplinär"[23] vorgestellt.

„Spiritualität in den Gesundheitsberufen. Ein praxisorientierter Leitfaden"[24] ist die Übersetzung des Buches „Spirituality in Patient Care" von Harold G. Koenig. Hier wird eine Zusammenfassung der Religion and Health-Forschung der letzten 30 Jahre in den USA vorgestellt. Außerdem will es auch eine praktische Hilfestellung im Umgang mit Religiosität und Spiritualität in den Gesundheitsberufen geben. Es enthält neben dem minimalen Wissen zu Religion und Spiritualität, welches nötig ist, um auf spirituelle Anliegen von Patienten einfühlsam eingehen zu können, auch ein Kapitel zur Erhebung einer spirituellen Anamnese. Außerdem enthält der Band einen kurzen Muster-Lehrgang für den Einsatz in medizinischen Fakultäten, medizinischen oder psychiatrischen Facharztausbildungen, Psychologischen und Seelsorgerlichen Ausbildungsprogrammen, Pflegefachhochschulen, Sozialarbeitsausbildungsstätten und in Ausbildungsprogrammen für Physio- und Ergotherapeuten, Medizinischen Assistenten, Pflegefachpersonen und anderen Gesundheitsfachleuten. Dieser kann in bestehende Lehrpläne eingebaut werden und an die verschiedenen Gesundheitsberufe angepasst werden.

2.2. Spiritual Care[25]

Im deutschen Sprachraum wird das Konzept von Spiritual Care vor allem durch den Arbeitskreis Medizin und Spiritualität an der Ludwig-

---

20 FISG; www.fisg.ch/de.
21 Reiter/Bucher 2009.
22 Klein/Berth/Balk 2011.
23 Büssing/Kohls 2011.
24 Koenig 2012.
25 Auf „Spiritual Care" auf buddhistischer Grundlage wird hier nicht weiter eingegangen. Das „-Spiritual Care Center" in Bad Saarow bietet, inspiriert vom tibetischen Buddhismus und den Lehren des Sogyal Rinpoche, Fortbildungen für hauptund ehrenamtliche Mitarbeiter im Gesundheitswesen an, welche überkonfessionell „in die universellen spirituellen Prinzipien von Liebe, Mitgefühl, Geduld, Toleranz, Vergebung und Verantwortungsbewusstsein für sich und andere einführen"; vgl. www.spiritualcare-center.de.

Maximilians-Universität (LMU) München befördert. Neben einer zunehmenden Anzahl von Publikationen zu diesem Thema sei hier auch auf den Lehrstuhl für Spiritual Care an der LMU-München, z.Z. durch Traugott Roser und Eckhard Frick SJ besetzt, und auf die Gründung der Internationalen Gesellschaft für Gesundheit und Spiritualität e.V. (IGGS) im Oktober 2011 in München mit ihrer Zeitschrift für Spiritual Care verwiesen. Als spirituelle Begleitung ist Spiritual Care wesentlicher Bestandteil der Palliativversorgung.[26]
Spiritual Care wird von Eckhard Frick so ins Deutsche übertragen: Care heißt Sorge, Sich-kümmern-um. Spiritualität ist unsere Suche nach Sinn und Transzendenz, gerade in Krise und Krankheit. Spiritualität ist eine ureigene Aufgabe von Ärzten und Krankenschwestern, kann nicht an die Krankenhausseelsorge delegiert werden.[27]
Das englische Wort „care" umfasst, so Frick, Achtsamkeit, Bedacht, Behandlung, Umsicht, Sorgfalt und Pflege, Obhut, Fürsorge und Sorge, Zuwendung. Das Adjektiv caring meint fürsorglich, liebevoll, mitfühlend, sozial.
Spiritual Care als Aufgabe des ganzen Behandlungsteams umfasst:
– die geschulte Wahrnehmung spiritueller Bedürfnisse und Ressourcen des Patienten (spirituelle Anamnese)
– die individuelle Planung der spirituellen Begleitung
– die Durchführung spiritual Care-/ seelsorgerlicher Interventionen.[28]
Obwohl zum gegenwärtigen Zeitpunkt der Forschungsstand zum Einfluss von Religiosität und Spiritualität auf die körperliche Gesundheit widersprüchlich ist,[29] erkennt Borasio, bis 2011 ebenfalls in München tätig, einen Paradigmenwechsel in der Medizin: Ausgehend von der Palliativmedizin und der Hospizbewegung sei ein Paradigmenwechsel in der modernen Medizin eingeleitet worden, von „einer organozentrischen, technokratischen zu einer anthropozentrischen, ganzheitlichen Perspektive, die auch den Bereich der Spiritualität und der Transzendenz nicht ausklammert, sondern aktiv in die Betreuung einbaut. Die spirituelle Dimension stellt dabei den Mehrwert dar, der den qualitativen Unterschied beim Paradigmenwechsel zwischen „Cure" und „Care"ausmacht."[30]
Kritsch zu diesem Konzept von Spiritual Care äußern sich Birgit und Andreas Heller: „Es ist jedoch unnötig, das Ethos, einen kranken oder sterbenden Menschen als Menschen wahrzunehmen, als Spiritual Care zu etikettieren. Das ist ein Teil von Humanität." Sie konstatieren einen interprofessionellen Wettbewerb, einen regelrechten Kampf um die Zuständigkeit für Spiritual Care. Bei dem Versuch, alles zu kontrollieren und zu managen, werden nun auch „spirituelle Bedürfnisse erhoben, do-

26 Roser 2007, 2009, Frick 2011.
27 Vgl. Frick in: Frick / Roser 2009, S. 102ff.
28 Roser in: Schoenauer 2012, S. 410ff.
29 Mehnert/Höcker in: Klein/Berth/Balck 2011.
30 Borasio in: Heller/Heller 2009, S. 32.

kumentiert, therapiert und evaluiert. [...] Wie kann das, was Menschen als Grundlage ihrer Existenz erfahren, statistisch erfasst, zahlenmäßig operationalisiert und gemessen werden? [...] Das medizinische Interesse an Religion und Spiritualität kann durchaus in dem Bemühen wurzeln, den Patienten als ganzen Menschen wahrzunehmen. Manchmal entsteht jedoch der Verdacht, dass die zu erwartende Entlastungsfunktion im Vordergrund steht. [...] Bemühungen um Spiritual Care müssen sich kritisch befragen lassen, ob sie nicht zum Instrument werden, Menschen in eine letzte Anpassungs- und Unterwerfungsbereitschaft an Therapie und Organisation zu bringen."[31] Eine ebenfalls kritische Auseinandersetzung mit dem Konzept von Spiritual Care bezogen auf die Krankenhausseelsorge liefert Isolde Karle.[32]
Auch Eckhard Frick warnt vor den Gefahren des gesundheitswissenschaftlichen Modells von Spiritual Care: Glauben, Religion und Spiritualität werden unter dem Blickwinkel der evidenzbasierten Medizin mit ihren ökonomisierenden und technischrationalen Tendenzen gesehen und dem Effizienzdenken untergeordnet. Spiritual Care muss sich einerseits zwar der diagnostischen und therapeutischen Rationalität der modernen evidenzbasierten Medizin unterordnen. Andererseits steht sie unter dem Vorbehalt des unverfügbaren Geheimnisses Mensch[33] und seiner Transzendenz.

2.3. Spiritualität und Pflege

Die letzten beiden Jahrzehnten sind in der Pflege durch sich z.T. widersprechende Entwicklungen gekennzeichnet: auf der einen Seite Professionalisierung und Akademisierung, auf der anderen Seite Ökonomisierung und demographischer Wandel, welche zu problematischen Arbeitsbedingungen und fehlender Wertschätzung führen. Dieses Defizit an Anerkennung betrifft besonders die „unsichtbaren" Bestandteile der Pflege, die zum Kern einer menschenwürdigen fürsorglichen Praxis gehören.[34]
Natürlich braucht qualitativ hochwertige Pflege fachliche Standards, entsprechende Aus- und Weiterbildungen und eine weiterführende akademische Reflexion. Zu Recht stand daher die Professionalität in der Pflege im Zentrum der Aufmerksamkeit. Die Frage der Berufung rückte, obwohl geschichtlich wirkmächtig, in den Hintergrund.[35]

31 Vgl. Heller/Heller 2009, S.11.
32 Karle 2010. Sie verweist auch darauf, dass der Glaube zwar gesundheitsfördernde Wirkung haben kann, aber trotzdem von medizinisch-therapeutischen Ansprüchen zu entlasten sei. Sie betont, dass es nicht um ein ganzheitliches Verständnis von Heil und Heilung geht, sondern um ein mehrdimensionales Verständnis von Heil und Heilung, in denen Zusammenhänge und Unterschiede klar benannt werden. Vgl. Karle 2009, S. 550f.
33 Weiher 2008.
34 Vgl. Kumbruck 2009, 2010, 2011, 2012.
35 Vgl. Fischer/Bövingloh 2012.

Obwohl die Krankenpflege historisch eng mit Religion verbunden war und noch im 19. Jahrhundert fast ausschließlich von religiösen Orden geleistet wurde, ist das Wissen um die spirituellen Wurzeln in der letzten Generation fast völlig verloren gegangen.[36] Trotzdem existiert gerade in der Pflege eine enge Verbindung zwischen professionellem Tun und einer damit verbundenen Geisteshaltung. Die Begriffe „Spiritualität" und „Professionalität" sind daher für pflegende Berufe grundlegend. Gerade konfessionelle Einrichtungen haben hier eine besondere Verantwortung, auch für die Ausbildung Pflegender in der christlichen Tradition.[37]
Forschungen zu Spiritualität und Pflege untersuchen auf der einen Seite spirituelle Bedürfnisse auf Seiten der Patienten und Pflegebedürftigen. Auf der anderen Seite werden die Pflegenden in den Blick genommen: Welche Vorstellungen verbinden sie mit dem Begriff Spiritualität, was bedeutet es für ihr berufliches Selbstverständnis, welche Bedingungen ermöglichen eine spirituelle Pflege und wie kann Spiritualität auch Ressource für die eigene Gesunderhaltung, für Selbstpflege, werden?[38] Hier sind Veröffentlichungen zu nennen, die sich mit dem Grundverständnis von Pflege und Spiritualität beschäftigen.[39] Es wird betont, dass die Berücksichtigung der spirituellen Dimension des Menschen Teil eines umfassenden Pflegeverständnisses ist und auf die ganzheitliche[40] Betreuung des Patienten ausgerichtet ist.[41]
Ebenso werden spirituelle Bildungsangebote für Pflegende entwickelt, beschrieben und auf ihre Wirkung hin evaluiert.[42]
Kritisch dazu merken Birgit und Andreas Heller an: „Die Vorstellung, dass die festgestellten spirituellen Bedürfnisse eines Kranken zu einer Kategorie in der Pflegeplanung werden, die dann bei der Dienstübergabe im Schichtwechsel zu bedienen sind, mutet eigenartig, instrumentalisierend an. Spiritual Care Pläne gehören in die Schublade, und nicht in die Kommunikation mit den Betroffenen."[43]

---

36 Koenig 2012, S. 19.
37 Fischer 2012, S. 11ff.
38 Lubatsch 2012, Hagemann 2011, 2012, Schwer 2010, Kumbruck 2012.
39 Diakonisches Werk der EKD (Hrsg.) 2010, Agoston 2010, Bürgi 2012.
40 Hier ist anzumerken, dass der Begriff der Ganzheitlichkeit ähnlich schwierig ist wie Spiritualität selbst und häufig als Containerbegriff verwendet wird, dem eher eine Wunschvorstellung und weniger eine analytische Aussagekraft zugrunde liegt.
41 In der Pflegetheorie wird im deutschsprachigen Raum immer noch auf Käppeli (2000) und auf das Modell von Krohwinkel (1986) verwiesen. Es fehlt aus pflegetheoretischer Sicht ein Modell, welches die Einbeziehung von Spiritualität über die AEDLs (Umgang mit existentiellen Erfahrungen) hinaus fördert.
42 Hier sei auf die wissenschaftliche Begleitforschung des Projektes Existentielle Kommunikation und spirituelle Ressourcen im Pflegeberuf verwiesen, die durch Tim Hagemann in diesem Band veröffentlicht wird.
43 Heller/Heller 2009, S. 11.

2.4 Spiritualität in Diakonie und Caritas – Pflegen aus der Kraft des Glaubens

In empirischen Studien zur neuen soziokulturellen Konstruktion des Ethos fürsorglicher Praxis in der Pflege – wobei hier diakonische Pflege gemeint ist – wurde Spiritualität in mehrfacher Hinsicht untersucht.[44] In einer ersten Studie wurde das traditionelle Ethos von Diakonissen und Diakonieschwestern untersucht, welches eine tiefe Fundierung der Pflegepraxis in der Spiritualität ergab.[45] In einer zweiten Studie wurden die Auswirkungen veränderter Rahmenbedingungen auf das Ethos fürsorglicher Praxis in diakonischen Einrichtungen untersucht. Als Ergebnis wurde festgehalten, dass Spiritualität nicht mehr selbstverständlich – auch von spirituell eingestellten Pflegekräften – praktiziert wurde.[46] Eine dritte Studie thematisierte besonders die inneren Kraftquellen von diakonischen Pflegekräften.[47]

Hervorgehoben sei an dieser Stelle auf alle Veröffentlichungen im Umfeld von Diakonie Care verwiesen. In Anlehnung an die bekannten Begriffe Palliative Care und Spiritual Care wurde für die Weiterbildung (120 Stunden), welche im Rahmen des Projektes Existentielle Kommunikation und spirituelle Ressourcen im Pflegeberuf entwickelt und zwischen 2010 und 2012 in der Praxis erprobt wurde, der Begriff DiakonieCare gefunden.[48] Diese Weiterbildung wurde für alle Bereiche der Kranken- und Altenpflege (ambulant wie stationär) entwickelt, während die Konzepte Palliativ- und Spiritual Care speziell die Betreuung sterbender Patienten in den Mittelpunkt stellen.

Michael Plattig definiert Spiritualität als „fortwährende Umformung eines Menschen, der antwortet auf den Ruf Gottes".[49] Spiritualität beschreibt in diesem Sinn einen „persönlichen Entwicklungs- und Umformungsprozess, der der persönlichen Zustimmung, der Einübung, der Reflexion und der Pflege bedarf [...] Die Formen sind dabei so bunt wie die Menschen, die sie vollziehen. Insofern gibt es auch nicht die Spiritualität in der Pflege, sondern die Spiritualitäten der in der Pflege tätigen Menschen. Einrichtungen und Institutionen, dazu gehören auch Krankenhäuser und Pflegeheime, können im obengenannten Sinn keine Spiritualität haben, da diese als „Menschen, die auf den Ruf Gottes antworten" beschrieben wird. Einrichtungen können fördern und helfen,

---

44 Der Projektverbund umfasst das Sozialwissenschaftliche Institut der EKD, das Forschungszentrum Nachhaltigkeit der Universität Bremen sowie die Hochschule Osnabrück, Studiengang Wirtschaftspsychologie.
45 Vgl. Kumbruck (1) 2009.
46 Vgl. Kumbruck/Rumpf/Senghaas-Knobloch 2010.
47 Vgl. Kumbruck/Derboven/Wölk 2009, Kumbruck (1) 2009, Kumbruck (2) 2009.
48 Diakonisches Werk der EKD 2012.
49 Plattig in Lewkowicz/Lob-Hüdepohl 2003, S. 13, zuerst in: Institut für Spiritualität (Hrsg.), Grundkurs Spiritualität, Stuttgart 2000, S. 10.

sie müssen dabei aber die Freiheit ihrer Mitarbeiter respektieren und es dem Wirken des Heiligen Geistes überlassen, was geschieht.[50] Sie können auch Räume schaffen, welche z.b. den Austausch über die eigene Spiritualität ermöglichen.
Spiritualität in der Pflege beschreibt vor allem eine Haltung dem Patienten oder dem Pflegebedürftigen gegenüber. Was Stefan Knobloch im Zusammenhang der Sterbebegleitung als seelsorgerliche Haltung betont, kann in abgewandelter Form auch für die Pflege gelten. In diesem Sinn ist Pflege dann Beziehung, welche mit unverstellter Offenheit und Aufmerksamkeit den anderen meint und für ihn da ist: „als eine präsente, den anderen in seiner Totalität meinende Beziehung, die ihn annimmt und in jenes Geheimnis einführt, das sein Leben schon immer ist."[51] Beate Augustyn zitiert Traugott Roser und weist darauf hin, dass sich im Da-Sein und Da-Bleiben, im Schweigen und in einer behutsamen Begleitung genauso eine spirituelle Haltung ausdrücken kann wie in einer konkreten pflegerischen Maßnahme.[52]

2.5 Mitarbeiterseelsorge und spirituelle Bildung als Personalentwicklung

Für die Caritas sind hier vor allem die Dissertation von Markus Schwer[53] und die Veröffentlichungen von Joachim Reber[54] zu nennen, die sich mit der Thematik der seelsorgerlichen Begleitung von Pflegenden und der spirituellen Bildung der Mitarbeiter beschäftigen. Reber weist auf einen wichtigen Unterschied im Rahmen der „Mitarbeiterseelsorge" in Sozialunternehmen hin, nämlich auf: die „Seelsorge *durch* Mitarbeitende" und die „Seelsorge *für* Mitarbeitende".
M. Schwer untersucht in seiner religionspädagogischen Studie das berufliche Selbstverständnis der Pflegenden in der stationären Altenpflege, ihre existentiellen Berufserfahrungen und ihre Deutung sowie die Auswirkungen dieser Deutung auf ihre Berufsspiritualität. Hintergrund dabei ist die Frage nach den Kriterien einer seelsorgerlichen Begleitung, welche eine Weiterentwicklung der beruflichen Spiritualität ermöglichen, um Pflegende *„selber mehr Mensch"* werden zu lassen.[55]

---

50 Plattig 2003, S. 32.
51 Knobloch, 1993, S. 190f.
52 Augustyn 2009, S. 160, Roser 2009, S. 45ff.
53 Schwer 2009/2010.
54 Reber 2009.
55 Schwer 2010, S. 17.

3. Spiritualität und Organisationsentwicklung

Konfessionelle Krankenhäuser, Behinderteneinrichtungen und Seniorenheime stehen in der christlich begründeten Tradition von Nächstenliebe und Barmherzigkeit. Gleichzeitig sind sie aber Unternehmen, die unter Marktbedingungen wirtschaftlich arbeiten müssen. Was bedeutet für kirchliche Träger der Prozess des ökonomisch bedingten Umbaus des Gesundheits- und Sozialwesens? Nachdem es im 20. Jahrhundert nicht nur durch Professionalisierung und Institutionalisierung, sondern auch – bedingt durch Nachwuchsmangel und gesellschaftliche Säkularisierungsprozesse – zum Rückzug der Ordensgemeinschaften aus der Pflege kam, wurde dort, wo bislang die Integration von pflegerisch- medizinischer Qualität und seelsorgerlicher Begleitung als Alleinstellungsmerkmal verstanden wurde, nun Spiritualität zunehmend als Aufgabe „des Trägers" definiert. ..."[56] Nach Jahren, in denen Professionalität, Wirtschaftlichkeit und Qualitätsmanagement im Mittelpunkt der Überlegungen stand, kommt es indessen wieder zu einer Rückbesinnung auf die sogenannte „diakonische Kernkompetenz", auf das „C" auch als Markenzeichen im Wettbewerb.[57] Da in diesem Prozess die Führungskräfte eine besondere Verantwortung haben, kommt der Führungskräfteentwicklung in der Unternehmensentwicklung eine große Bedeutung zu.[58]

Aufgabe des Managements ist es, Personalentwicklung und Organisationsentwicklung zur Entwicklung von Spiritualität für Patienten und Mitarbeitende aufeinander zu beziehen und Räume für die Ausgestaltung einer christlichen Unternehmenskultur zu schaffen.

Berührt ist davon auch die Frage nach einem geeigneten Managementverständnis in konfessionellen Einrichtungen. Die Buchreihe „Mauritzer Schriften" der St. Franziskus-Stiftung Münster, der zweitgrößten konfessionellen Krankenhausgruppe Deutschlands, stellt sich diesen Fragen.[59].

Organisationsentwicklung in Hinblick auf Spiritualität wird in dem Sammelband „Spiritualität und innovative Unternehmensführung"[60] besonders in den Beiträgen des 5. Kapitels thematisiert.[61]

Eine besondere Herausforderung für Spiritualität in der Pflege und das diakonische Profil stellt die Situation in den neuen Bundesländern dar. Hier ist die „religiöse Indifferenz" bzw. die Konfessionslosigkeit

---

56 Frick in Klein / Berth / Balck 2011, S.408: So wurde Spiritualität als berufs- und persönlichkeitsfremdes Merkmal zunehmend dem Träger und seinen offiziellen Manifestationen (Feiern, Ansprachen, Hochglanzbroschüren) überlassen.
57 Zimmerling 2010, Schoenauer 2012, Horneber/Helbich/Raschok 2010.
58 Vgl. Balzer, in: Diakonisches Werk der EKD 2012, Lubatsch 2012.
59 Fischer 2012.
60 Schoenauer 2012.
61 Hier sind u.a. in Schoenauer 2012: Manzeschke, Bilgri, Grabenstein, Assländer, Breit-Kessler, Reber, Fromm zu nennen.

der Normalzustand, das heißt die Mehrheitsgesellschaft ist nicht nur geprägt von einer großen Unkenntnis in Bezug auf Religion, sondern auch von einer latenten Kirchenfeindlichkeit. Während die Pflegebedürftigen noch kirchlich sozialisiert wurden, ist das auf Seiten der Pflegenden meist nicht der Fall. Hier geht es nicht um erfolgte „Kirchenaustritte", sondern um zwei Generationen,[62], die ohne kirchliche Sozialisation und religiöse Grundkenntnisse aufgewachsen sind. Dieser Traditionsabbruch führt oft, so die Erfahrungen aus der Praxis, zu einem Unverständnis gegenüber religiösen bzw. spirituellen Bedürfnissen der Patienten bzw. Pflegebedürftigen. Ob eine Sensibilisierung für diese Themen durch Glaubensgrundkurse zu erreichen ist, ist eher unwahrscheinlich. Bedingt durch den Fachkräftemangel werden zunehmend auch Leitungspositionen ohne Kirchenmitgliedschaft in konfessionellen Einrichtungen besetzt.[63] Was diese Entwicklung für das diakonische Profil einer Einrichtung bedeutet, ist noch nicht hinreichend untersucht worden.[64] Wichtig erscheint hier der Hinweis von Reber (bezugnehmend auf seine Erfahrungen mit Pflegenden in Berlin im Rahmen des Projektes Existenzielle Kommunikation und Spiritualität im Pflegeberuf), dass Pflegende auf die Ermutigung, „sich wichtig zu nehmen, das eigene Menschsein auch in der Arbeit als unverrechenbaren Wert zu schätzen u.ä."[65], mit Erstaunen reagiert haben. Neu erlebt haben diese, dass das christliche Menschenbild diametral in Widerspruch sowohl zu einem totalitären Welt- und Menschenbild steht, als auch zu einer Vergötzung der Arbeit bzw. der Nützlichkeit und damit der nicht selten verbundenen „Spiritualität der Selbstausbeutung".

Zusammenfassend ist festzustellen, dass, nachdem in den USA seit den 1990er Jahren ein explosionsartiger Anstieg der Publikationen zum Thema Spiritualität und Gesundheit zu verzeichnen ist, zunehmend Studien zur Bedeutung von Religion/Spiritualität für die Gesundheit auch in deutschsprachigen Ländern durchgeführt wurden. Insgesamt aber ist die Forschungslage, und das betrifft insbesondere die Forschung zu Religion/Spiritualität in der Pflege, eher lückenhaft und wenig systematisch.[66]

---

62 Während die Großeltern noch kirchlich sozialisiert und gebunden sind, trifft das auf ihre Kinder und Enkelkinder oft nicht mehr zu.
63 Zwangstaufen sind sicher nicht das geeignete Mittel, um für das diakonische Profil der Einrichtungen zu sorgen. Hier sind Sensibilität und Kommunikationsfähigkeit gefragt, um Ängste vor Missionierung zu entkräften. Bisher wird aber Konfessionslosigkeit als religionspädagogische Herausforderung nicht im Zusammenhang von Spiritualität in der Pflege, sondern meines Wissens nach nur für Familie, Gemeinde und Religionsunterricht thematisiert. Wichtig sind dabei die Wahrnehmung der Gemeinsamkeiten, aber auch der Unterschiede der Konfessionslosigkeit in Ost und West. Vgl. Domsgen 2005.
64 Tiefensee 2010, Zulehner 2012.
65 Reber, in Schoenauer 2012, S. 232.
66 Vgl. Klein in Klein/Berth/Balck 2011, S. 12.

Literatur

Augustyn, Beate, *Spiritual Care in der Pflege*, in: Frick, Eckhard / Roser, Traugott (Hrsg.), *Spiritualität und Medizin. Gemeinsame Sorge für den kranken Menschen*, Stuttgart 2009.

Balzer, Reinhold, in: Diakonisches Werk der EKD (Hrsg.), *Geistesgegenwärtig pflegen. Existentielle Kommunikation und spirituelle Ressourcen im Pflegeberuf.* (Bd.1: Grundlegungen und Werkstattberichte), Neukirchen-Vluyn 2012, S. 31-40.

Borasio, Gian Domenico, *Wie Ärzte spirituelle Bedürfnisse von leidenden Menschen wahrnehmen können*, in: Heller, Birgit / Heller, Andreas (Hrsg.), *Jahresheft Spiritualität und Spiritual Care* (Reihe Palliative Care und Organisationsethik Bd. 22) 2009, S. 32-33.

Büssing, Arndt / Kohls, Niko (Hrsg.), *Spiritualität transdiszipli när. Wissenschaftliche Grundlagen im Zusammenhang mit Gesundheit und Krankheit*, Berlin/Heidelberg 2011.

Büssing, Arndt, Die Bedeutung von Religiosität und Spiritualität für chronisch Kranke, in: Klein, Constantin / Berth, Hendrik / Balck, Friedrich (Hrsg.) *Gesundheit-Religion – Spiritualität. Konzepte, Befunde und Erklärungsansätze*. Weinheim und München 2011, S. 189-213.

Bäumer, Regina / Plattig, Michael, Beruf – Berufung – Spiritualität, in: Fischer, Michael / Dietlinde Bövingloh (Hrsg.), *Pflege aus Berufung. Spiritualität und Professionalität in der Pflegeausbildung*, Rheinbach 2012.

Domsgen, Michael (Hrsg.), *Konfessionslosigkeit – eine religionspädagogische Herausforderung. Studien am Beispiel Ostdeutschlands*, Leipzig 2005.

Feil, Ernst, *Streitfall „Religion". Diskussionen zur Bestimmung und Abgrenzung des Religionsbegriffs* (Studien zur Systematischen Theologie und Ethik, Bd. 21), München/Münster/Wien/Zürich/London 2000.

Feil, Ernst, *Religio. Die Geschichte eines neuzeitlichen Grundbegriffs im 18. und 19. Jahrhundert*, 4 Bde., Göttingen 2007.

Fischer, Michael, *Barmherzigkeit provoziert. Vom heilenden Dienst zum kirchlichen Dienstleistungsunternehmen*, Rheinbach 2012.

Fischer, Michael / Bövingloh, Dietlinde (Hrsg.), *Pflege aus Berufung. Spiritualität und Professionalität in der Pflegeausbildung*, Rheinbach 2012.

Frick, Eckhard SJ (2009a): Was ist Spiritual Care? S. 68-69 in: Heller, Birgit / Heller, Andreas (Hrsg.), *Jahresheft Spiritualität und Spiritual Care* 2009, Reihe Palliative Care und Organisationsethik Bd. 22, S. 68-69..

Frick, Eckhard, Spiritual Care in der Humanmedizin: Profilierung und Vernetzung, in: Klein, Constantin / Berth, Hendrik / Balck, Friedrich (Hrsg.) , *Gesundheit –Religion – Spiritualität. Konzepte, Befunde und Erklärungsansätze*. Weinheim und München 2011, S. 407-420.

Frick, Eckhard / Roser, Traugott (Hrsg.), *Spiritualität und Medizin. Gemeinsame Sorge für den kranken Menschen*. Stuttgart 2009.

Heller, Birgit / Heller, Andreas, (Hrsg.) *Jahresheft Spiritualität und Spiritual Care*, Reihe Palliative Care und Organisationsethik Bd. 22, 2009.

Heller, Birgit / Heller, Andreas, Spiritualität und Spiritual Care, in: *Junge Kirche* 4/2011, S.16-19.

Horneber, Markus / Helbich, Peter / Raschok, Klaus (Hrsg.), *Dynamisch Leben gestalten. Perspektiven zukunftsorientierter Unternehmen in der Sozial- und Gesundheitswirtschaft*, (Dynamisch Leben gestalten Bd. 1), Stuttgart 2010.

Institut für Spiritualität (Hrsg.), *Grundkurs Spiritualität,* Stuttgart 2000.

Karle, Isolde, *Sinnlosigkeit aushalten! Ein Plädoyer gegen die Spiritualisierung von Krankheit*, in: WzM 61/1 2009, S. 19-34.

Karle Isolde, *Kirche im Reformstress*, Gütersloh ³2011.
Karle, Isolde, *Perspektiven der Krankenhausseelsorge*, in: WzM 2010/62,6, S. 537-555.
Klein, Constantin / Berth, Hendrik / Balck, Friedrich (Hrsg.), *Gesundheit – Religion – Spiritualität. Konzepte, Befunde und Erklärungsansätze,* Weinheim und München 2011.
Klein, Constantin / Albani, Cornelia, *Religiosität/Spiritualität in somatischer Behandlung, Pflege und Psychotherapie,* in: Klein, Constantin / Berth, Hendrik / Balck, Friedrich (2011) (Hrsg.), Gesundheit – Religion – Spiritualität. Konzepte, Befunde und Erklärungsansätze. Weinheim und München 2011, S. 375-406.
Klein, Constantin / Lehr, Dirk: *Religiöses Coping,* in: Klein, Constantin / Berth, Hendrik / Balck, Friedrich (2011) (Hrsg.): Gesundheit – Religion – Spiritualität. Konzepte, Befunde und Erklärungsansätze. Weinheim und München 2011, S. 333-359.
Knobloch, Stefan, *Wieviel ist ein Mensch wert? Einzelseelsorge. Grundlagen und Skizzen,* Regensburg 1993.
Koenig, Harold A., *Spiritualität in den Gesundheitsberufen. Ein praxisorientierter Leitfaden*, Stuttgart 2012.
Kumbruck, Christel (1), *Diakonische Pflege im Wandel. Nächstenliebe unter Zeitdruck.* Berlin 2009.
Kumbruck, Christel (2), *Spiritualität in der diakonischen Pflege – quo vadis?* Forschungsbericht für das SI der EKD, Hannover 2009.
Kumbruck, Christel / Derboven, W / Wölk, M, *Innere Kraftquellen in der diakonischen Pflege.* Texte aus dem SI der EKD, Hannover 2009.
Kumbruck, Christel, *Menschenwürdigere Gestaltung von Pflege als Interaktionsarbeit,* in: Becke, Guido / Bleses, Peter / Schmidt, Sandra / Ritter, Wolfgang (Hrsg.), Decent Work. Arbeitspolitische Gestaltungsperspektive für eine globalisierte und flexibilisierte Arbeitswelt, Wiesbaden 2010.
Kumbruck, Christel / Rumpf, Mechthild / Senghaas-Knobloch, Eva (Hrsg.*), Unsichtbare Pflegearbeit. Fürsorgliche Praxis auf der Suche nach Anerkennung,* Münster 2010.
Kumbruck, Christel, *Spiritualität in der Pflege. Befunde einer Untersuchung in diakonischen Einrichtungen,* in: Fischer, Michael / Bövingloh, Dietlinde (Hrsg*.) Pflege aus Berufung: Spiritualität und Professionalität in der Pflegeausbildung.* Rheinbach 2012.
Lesch, Walter, *„Vom Gemüt herzloser Zustände" und vom „Geist einer gottlosen Welt". Ethische Zugängen zu einer Spiritualität sozialen Handelns,* in: Lewkowicz, Marina / Lob-Hüdepohl, Andreas (Hrsg.), *Spiritualität in der sozialen Arbeit*, Freiburg im Br. 2003, S. 45-68.
Lewkowicz, Marina / Lob-Hüdepohl, Andreas (Hrsg.), *Spiritualität in der sozialen Arbeit,* Freiburg im Br. 2003.
Lubatsch, Heike, *Führung macht den Unterschied. Arbeitsbedingungen diakonischer Pflege im Krankenhaus* (SI Konkret Bd. 5), Hannover 2012.
Luckmann, Thomas, *Die unsichtbare Religion,* Frankfurt a.M.1991, Erstauflage der englischen Originalausgabe The Invisible Religion 1967.
Luhmann, Niklas, Die Sinnform Religion, in: Soziale Systeme. Zeitschrift für soziologische Theorie 2/1996.
Mehnert, Anja / Höcker, Anja (2011): Religion und körperliche Gesundheit – empirische Befunde und Erklärungsansätze, in: Klein, Constantin / Berth, Hendrik / Balck, Friedrich (Hrsg.): *Gesundheit – Religion – Spiritualität. Konzepte, Befunde und Erklärungsansätze.,*Weinheim und München 2011, S. 247-257.
Peng-Keller, Simon, *Einführung in die Theologie der Spiritualität*, Darmstadt 2010.

Peng-Keller, Simon, *Geistbestimmtes Leben* (Studiengang Theologie Bd.XI), Zürich 2012.
Plattig, Michael, „Was ist Spiritualität?" In: Lewkowicz, Marina / Lob-Hüdepohl, Andreas (Hrsg.), *Spiritualität in der sozialen Arbeit*, Freiburg im Br. 2003, S. 12 – 32.
Reber, Joachim, *Spiritualität in sozialen Unternehmen. Mitarbeiterseelsorge. Spirituelle Bildung und spirituelle Unternehmenskultur*, Stuttgart 2009.
Reber, Joachim, Mitarbeiterseelsorge, spirituelle Bildung und spirituelle Kultur. Theologische Anmerkungen, in: Caritasverband der Diözese Rottenburg Stuttgart (Hrsg.): *Der Geist der Caritas trägt und bewegt*, Stuttgart 2009, S. 10-15.
Reiter, Anton / Bucher, Anton (Hrsg.), *Psychologie & Spiritualität – ein interdisziplinärer Diskurs*. Eschborn 2008
Roser, Traugott, *Spiritual Care. Ethische, organisationelle und spirituelle Aspekte der Krankenhausseelsorge. Ein praktisch-theologischer Zugang*, Stuttgart 2007.
Roser, Traugott, Vierte Säule des Gesundheitswesens. Dienstleistungen der Seelsorge im Kontext des Sterbens, in: Thomas, Günter / Karle, Isolde (Hrsg.), *Krankheitsdeutung in der postsäkularen Gesellschaft. Theologische Ansätze im interdisziplinären Gespräch*, Stuttgart 2009, S. 580-592.
Roser, Traugott, Spirituelle und existentielle Bedürfnisse Sterbender, in: Schoenauer, Hermann (Hrsg.), *Spiritualität und innovative Unternehmensführung*, (Dynamisch Leben gestalten 3), Stuttgart 2012, S. 408.
Schnell, Tatjana, *Implizite Religiosität. Zur Psychologie des Lebenssinns*, Lengerich 2009.
Schnell. Tatjana, Religiosität und Spiritualität als Quellen der Sinnerfüllung, in: Klein, Constantin / Berth, Hendrik / Balck, Friedrich (2011) (Hrsg.): *Gesundheit – Religion – Spiritualität. Konzepte, Befunde und Erklärungsansätze*, Weinheim und München 2011, S. 259-271.
Schoenauer, Hermann (Hrsg.), *Spiritualität und innovative Unternehmensführung*. (Dynamisch Leben gestalten 3), Stuttgart 2012.
Schwer, Markus, *Selber mehr Mensch sein. Diakonisch-mystagogisches Lernen in der stationären Altenpflege*. Ostfildern 2010 (Dissertation Tübingen 2009).
Stegemann, Wolfgang, Der Heilige Geist und die Sorge um sich. Zur Einordnung der paulinischen Spiritualität, in: Schoenauer, Hermann (Hrsg.), *Spiritualität und innovative Unternehmensführung*. (Dynamisch Leben gestalten 3), Stuttgart 2012, S. 90 – 107.
Tiefensee, Eberhard, Religiöse Indifferenz als interdisziplinäre Herausforderung, in: Pickel, Gert / Sammet, Kornelia (Hrsg.), *Religion und Religiosität im vereinigten Deutschland. Zwanzig Jahre nach dem Umbruch* (Veröffentlichungen der Religionssoziologie der Deutschen Gesellschaft für Soziologie), Wiesbaden 2011, S.79-101.
Thomas, Günter / Karle, Isolde (Hrsg.), *Krankheitsdeutung in der postsäkularen Gesellschaft. Theologische Ansätze im interdisziplinären Gespräch,* Stuttgart 2009.
Utsch, Michael / Klein, Constantin, Religion, Religiosität, Spiritualität. Bestimmungsversuche für komplexe Begriffe, in: Klein, Constantin / Berth, Hendrik / Balck, Friedrich (Hrsg.), *Gesundheit – Religion – Spiritualität. Konzepte, Befunde und Erklärungsansätze*, Weinheim und München 2011, S.25– 46.
Utsch, Michael, Spiritualität in psychologischer Perspektive, in: Schoenauer, Hermann (Hrsg.), *Spiritualität und innovative Unternehmensführung*, (Dynamisch Leben gestalten 3), Stuttgart 2012, S. 392-405.
Weiher, Erhard, *Das Geheimnis des Lebens berühren. Spiritualität bei Krankheit, Sterben, Tod. Eine Grammatik für Helfende*, Stuttgart 2008.
Zimmerling, Peter, *Evangelische Spiritualität. Wurzeln und Zugänge*, Göttingen ²2010.

GREGOR DÖMLING

Kennzeichen kultursensibler Pflege

Abstract:
Unter Schlagworten wie „transkulturelle Pflege", „interkulturelle Orientierung" und „Öffnung", mit anderem Fokus z. T. auch „interkulturelle" bzw. „interreligiöse Seelsorge", hat sich in den letzten zwei Jahrzehnten eine Reihe von Konzepten und Praxisempfehlungen für den Bereich der Kranken- und insbesondere Altenpflege herausgebildet, die hier unter dem Oberbegriff „kultursensible Pflege" betrachtet wird. Was heißt „kultursensible Pflege", und welche Rolle spielt sie in der aktuellen Pflegediskussion, auch im Zusammenhang mit dem Thema Spiritualität, wie es im vorliegenden Band thematisiert wird? Diesen Fragen soll im Folgenden auf der Grundlage ausgewählter theoretischer und praxisorientierter Publikationen zum Thema nachgegangen werden.

During the last decades, a set of concepts and recommendations for the practical experience concerning the field of nursing, and especially the care of elderly, has emerged, accompanied by key words like „intercultural care", „intercultural orientation" and „opening", sometimes also, with a different focus, „cross-cultural" respectively „inter-religious" spiritual guidance. These are viewed upon under the generic term „culturally sensitive care". What does „culturally sensitive care" mean, and which role does it play in the current discussion of care, considering as well the question of spirituality, being the issue of this reader? These questions are being pursued in the following on the basis of academic and practical publications.

1. Begriffsbestimmungen und Grundlagen

Kultursensible Pflege kann verstanden werden als die Ausrichtung der Pflegepraxis an der in einen jeweils spezifischen kulturellen Kontext eingebundenen Individualität des Menschen.[1] Sie zeichnet sich in hohem Maße aus durch:

---

1 Vgl. Diakonie Württemberg 2010, S. 2; Deutsches Rotes Kreuz 2004, S. 22f.

– interkulturelle Orientierung, d. h. „eine der kulturellen, weltanschaulichen und religiösen Vielfalt angemessene Haltung"[2] auf der individuellen Ebene,
– interkulturelle Öffnung, d.h. eine ebenso ausgeprägte Strategie in den Pflegeeinrichtungen und beteiligten anderen institutionellen Akteuren, sowie
– interkulturelle Kompetenz, also die (individuelle oder institutionelle) Fähigkeit, aus den genannten Positionen konkrete Handlungs- und Interaktionsformen abzuleiten.[3]

Diese drei Merkmale sind dabei nicht auf den Pflegebereich beschränkt, sondern beschreiben allgemein die Offenheit von Einzelakteuren, Institutionen und Unternehmen gegenüber einem fremden kulturellen Kontext. In vielen gesellschaftlichen Teilbereichen hat sich eine solche Offenheit bereits etabliert, z. B. in Bildung, Wissenschaft, Kunst oder Wirtschaft. Im Bereich der Politik und dem damit verbundenen Sozialstaatssystem ist diese Offenheit hingegen oftmals noch geringer ausgeprägt, da hier viele Handlungslogiken aufgrund des besonders zu legitimierenden redistributiven Charakters nach wie vor am Prinzip der Staatsbürgerschaft ausgerichtet sind, das in Deutschland traditionell eine vergleichsweise starke Komponente von ethnischer und kultureller Homogenität beinhaltet. Mit der Entwicklung Deutschlands hin zu einem Einwanderungsland steht zusammen mit dem gesamten politischen System aber auch der Sozialstaat unter Veränderungsdruck und das Prinzip der interkulturellen Öffnung setzt sich zunehmend durch. Für den Pflegebereich kann dementsprechend von der kultursensiblen Pflege als aktuellem Paradigma gesprochen werden.[4]

Nach dem Leitbild der kultursensiblen Pflege sollen die zu Pflegenden stets eine Behandlung seitens der Pflegenden genießen, wie sie ihren kulturellen Werten in jeweils individueller Ausprägung entspricht, auch wenn sich die jeweiligen kulturellen Hintergründe unterscheiden. Ausgehend von der Anerkennung individueller Werte und Kontextbedingungen soll sie vor dem Hintergrund kultureller Heterogenität auf die Bedürfnisse des hilfebedürftigen Menschen abgestimmte Pflege gewährleisten.

Somit kann kultursensible Pflege auch als Materialisierung der Menschenwürde, der individuellen Freiheit und des Rechts auf persönliche Entfaltung in einem bestimmten Lebensalter oder einer besonderen gesundheitlichen Situation aufgefasst werden und beruht dadurch direkt auf den in verbindlichen Rechtsakten (z. B. Grundgesetz, Charta der Grundrechte der Europäischen Union, Europäische Menschenrechtskonvention) geschützten Grundrechten. Aus diesen Rechtsakten ergibt

2 Diakonie Württemberg 2010, S. 2.
3 Vgl. ebd.; BAFW 2012, S. 13.
4 Arbeitskreis Charta für eine kultursensible Altenpflege 2002, S. 18.

sich natürlich auch ein allgemeiner Schutz der individuellen Freiheit von zu Pflegenden, so dass eine besondere rechtliche Stellung ihrer darin enthaltenen kulturellen Selbstbestimmung zunächst nicht erforderlich scheint. Dennoch gibt es in Deutschland erste Schritte hin zu einer gesetzlichen Verankerung der kultursensiblen Pflege, beispielsweise mit der „Charta der Rechte hilfe- und pflegebedürftiger Menschen" der Bundesministerien für Familie, Senioren, Frauen und Jugend (BMFSFJ) und für Gesundheit (BMG), die bestehende Gesetze aus verschiedenen Rechtsbereichen und -ebenen zusammenführen und als Maßnahmenkatalog und Orientierungshilfe darstellen will. In Artikel 7 der Charta heißt es: „Jeder hilfe- und pflegebedürftige Mensch hat das Recht, seiner Kultur und Weltanschauung entsprechend zu leben und seine Religion auszuüben." Insofern sind kulturelle Offenheit und Toleranz in der Pflege rechtlich nichts Neuartiges, da das Sozialrecht grundsätzlich den Anspruch des Einzelnen auf individualisierte Leistungen anerkennt. Dennoch verleiht eine explizite Anerkennung kultureller Selbstbestimmtheit und deren Berücksichtigung in der Pflegepraxis der Diskussion um kultursensible Pflege weiteren Impetus.

Dass kulturelle Sensibilität und Akzeptanz gerade auch im Pflegebereich fest verankert sein sollen, ist also unerlässlich, um hilfebedürftigen Menschen ein selbstbestimmtes Leben zu ermöglichen, das sich so an ihren gewählten und gewünschten kulturellen Werten orientiert, wie es auch nicht Hilfebedürftige führen könnten. Tatsächlich kann das Pflegewesen in dieser Hinsicht auf eine gewisse Tradition zurückblicken: Historisch betrachtet lag die Kranken- und Altenpflege im Abendland lange Zeit in den Händen religiöser oder religiös motivierter Akteure und Institutionen, von den mittelalterlichen Armen- und Krankenpflegeorden über die beginnende Professionalisierung im 17. Jahrhundert (etwa bei den Filles de la Charité) bis hin zur Pflege nach zunehmend modernen Kriterien, z. B. in der Kaiserswerther Diakonie, bei Florence Nightingale oder durch das Rote Kreuz. Hier treten in Form der Überkonfessionalität die Werte von Toleranz und Gleichbehandlung in der Pflege bereits deutlich hervor. Insofern ist es nur folgerichtig, wenn sich heute auch und gerade christlich inspirierte Pflegedienstleister zu interkultureller Toleranz, Akzeptanz und Inklusion in ihrem Aufgabenfeld bekennen.

Gerade in Pflegeeinrichtungen, die sich dem diakonischen Gedanken verpflichtet fühlen, kann kultursensible Pflege auf ein Fundament von Akzeptanz und gegenseitigem Respekt aufbauen, das auf der Vorstellung von Gottes Liebe zum Menschen beruht: Indem der Mensch in der alttestamentalichen Tradition als Ebenbild Gottes gilt, und das in seiner Ausformung sowohl als Mann und Frau wie auch in der Vielzahl der Völker,[5] erkennt das Christentum daran anknüpfend implizit eine Gleichberechtigung von geschlechtsspezifischen oder kulturellen Unterschieden an. So gilt der Gedanke der Nächstenliebe auch gegenüber

---

5 Vgl. 1. Mose 1, 27 und 10, 32.

Fremden und wendet sich gegen Ausgrenzung.[6] Dies setzt sich gerade auch in der christlichen Urgemeinde fort, die Gläubige verschiedenster Herkunft integrieren musste.[7] Doch auch weltlich geprägte Pflege ist genauso Teil dieser Wertevermittlung: Die Aufklärung führte dieses Akzeptanzgebot mit mehr oder weniger deutlichem Gottesbezug fort, etwa in der Unabhängigkeitserklärung der Vereinigten Staaten (1776) oder der Erklärung der Menschen- und Bürgerrechte (1789). In säkularisierter Form leben die göttlichen Toleranzgebote weiter in der Überzeugung von der universellen Geltung der Menschenrechte und des darin enthaltenen Diskriminierungsverbots.[8] Von Seiten des Nationalstaats sind Akzeptanz und Inklusion zuweilen massiv eingeschränkt worden, wenn es ideologisch gewünscht oder politisch (vermeintlich) erforderlich war, den homogenen Charakter des demos, der kollektiven Schicksalsgemeinschaft, hervorzuheben – gerade in Deutschland. In vielen Ländern sind die Menschenrechte noch lange nicht wirklich durchgesetzt und haben bestenfalls auf dem Papier Geltung, wieder andere Staaten stellen ihre Universalität überhaupt infrage und reklamieren für sich eine jeweils kulturspezifische Konstellation im Verhältnis von Individuum und Kollektiv. In den meisten OECD-Ländern sind die Menschenrechte heute selbstverständlicher Teil der Rechtswirklichkeit,[9] obgleich sie als anzustrebendes Ideal nach wie vor aktiven, immer neuen Einforderns bedürfen – zumal sich Werte im Zeitverlauf wandeln und individuell verschieden manifestieren.

2. Aktuelle Situation

Warum ist gerade in jüngerer Zeit besonderer Handlungsbedarf gesehen worden, die kultursensible Pflege zu einem integralen Bestandteil der

---

6 Vgl. 3. Mose 19, 33f. sowie Mt 25, 35, Mt 9, 9-13.
7 Vgl. 1. Kor 12, 13 und Gal 3, 28.
8 Vgl. Allgemeine Erklärung der Menschenrechte der Vereinten Nationen (1948), Art. 2. In der Präambel wird ein Verstoß gegen die Menschenrechte als gewissenloser Akt der Barbarei verurteilt, somit eine indirekte Verbindung zur christlichen Tradition hergestellt. Auch wenn das Gewissen aufklärerisch als „innerer Gerichtshof" betrachtet werden kann, schwingt hier immer noch insoweit die ältere, religiös bestimmte Vorstellung einer vox dei mit, als es nach wie vor als etwas Sprechendes, Externes und Unfehlbares aufgefasst wird.
9 Unter den zahlreichen Freiheits-, Demokratie- und Entwicklungsindizes listet die Carlton University eine Rangfolge der Staaten hinsichtlich der menschenrechtssituation auf. Im Spitzenfeld mit Werten unter 2 liegen im Jahr 2007 die skandinavischen und kleineren westeuropäischen Länder sowie Kanada und Neuseeland. Deutschland erreicht 2,3 hinter Italien und Frankreich (http://www4.carleton.ca/cifp/app/gdp_ranking.php). Ob in den führenden Ländern auch die Rechte hilfe- und pflegebedürftiger Menschen besonders stark gesichert sind, kann an dieser Stelle nicht beurteilt werden, ist angesichts des allgemein gut ausgebauten Sozialstaats in den nordischen Ländern jedoch nicht auszuschließen.

Kranken- und Altenpflege zu machen? Als Hauptgründe dafür gelten der demographische Wandel und die damit verbundene kulturelle Diversifizierung unter den Pflegebedürftigen.

2.1 Demographischer Wandel

In nahezu allen Publikationen zum Thema wird als wesentlicher Faktor für die zunehmende Relevanz der kultursensiblen Pflege der demographische Wandel genannt, der dazu führt, dass es in Deutschland immer mehr pflegebedürftige Menschen mit Migrationshintergrund[10] gibt, vor allem im Bereich der Altenpflege, aber selbstverständlich auch in Krankenhäusern und psychiatrischen Einrichtungen. Für den Bereich der Altenpflege gehen offizielle Stellen von 200.000 pflegebedürftigen Menschen mit Migrationshintergrund aus, was einem Anteil an der Gesamtzahl der Pflegebedürftigen von 8,2 % bis 8,6 % entspricht (2009, je nach Zählung).[11] Dieser Anteil ist proportional zum Anteil der Einwohner mit Migrationshintergrund an der gesamten Altersgruppe der über 65-Jährigen, es sind also relativ genauso viele von ihnen pflegebedürftig wie ältere Menschen überhaupt. Im Vergleich zum Anteil der Einwohner mit Migrationshintergrund überhaupt an der deutschen Bevölkerung (2011: 19,5 %)[12] ist dieser Wert unterproportional, was am niedrigeren Altersdurchschnitt dieser Personengruppe liegt oder daran, dass oftmals gesundheitlich starke Menschen den Weg der Zuwanderung wählen (healthy migrant effect). Durch den angenommenen konstanten Zuzug von Migranten und deren längeren Verbleib in Deutschland auch nach Ende ihrer Arbeitstätigkeit wird sich der Anteil der Pflegebedürftigen mit Migrationshintergrund künftig deutlich erhöhen. Verstärkt werden könnte dieser Trend dadurch, dass Migranten durch Arbeitstätigkeit oder allgemeiner sozialer Situation (z. B. unsicherer rechtlicher Status, traumatische Erlebnisse durch Flucht oder Vertreibung) oftmals stärkerer gesundheitlicher Belastung ausgesetzt sind als der Durchschnitt – dies kann die Pflegebedürftigkeit dieser Personengruppe steigern.

2.2 Soziokulturelle Effekte

Durch die feste Einbindung wachsender von Migration geprägter Bevölkerungsteile in die deutsche Gesellschaft entstehen auch neue kulturelle Milieus, die von einer Mischung aus Elementen der Ab- und Zuwande-

---

10 Hax-Schoppenhorst/Jünger 2010, S. 10: „Einen Migrationshintergrund haben Ausländer, im Ausland Geborene und nach dem 1. Januar 1950 Zugewanderte, Eingebürgerte sowie Kinder, bei denen mindestens ein Elternteil in eine der genannten Kategorien fällt."
11 Vgl. Kohls 2012.
12 Vgl. Statistisches Bundesamt, Mikrozensus 2011. In diese Kategorie fallen demnach Ausländer, Eingebürgerte, Vertriebene, Aussiedler, Spätaussiedler und Asylbewerber.

rungsgesellschaft gekennzeichnet sind. In diesem Zusammenhang kann von einer zunehmenden Verankerung nichtchristlicher Religionen in Deutschland ausgegangen werden, allen voran der Islam.[13] Gerade für diese Religion wird gegenwärtig intensiv diskutiert, inwieweit sie spezifische dauerhafte islamisch geprägte kulturelle Milieus hervorbringt und was die Konsequenzen einer solchen Milieubildung für die Gesamtgesellschaft sein könnten. Als Gegenbewegung zu einer solchen Verfestigung muss jedoch der allgemeine Trend moderner Gesellschaften zur Dynamisierung und Diversifizierung kultureller Identitäten berücksichtigt werden: Der Organisationsgrad der „neuen" Religionen ist insgesamt relativ gering und es besteht ein breites Spektrum an Untergruppen. Ein eindeutiger Befund über die Verfestigung bestimmter von Migration gekennzeichneter kultureller Milieus kann hier nicht erfolgen. Zudem nehmen nicht- oder quasireligiöse Identitäten in modernen Gesellschaften einen immer wichtigeren Stellenwert ein, auch wenn es ebenso zur Re-Traditionalisierung kommt. Der für den Pflegebereich angewandte Kulturbegriff beschreibt somit nicht ausschließlich die religiöse Identität, sondern umfasst auch weltanschauliche, philosophische oder ethnische Komponenten.[14] Ebenso wenig beschränkt sich die kulturelle Diversifizierung auf Menschen mit Migrationshintergrund, da räumliche und soziale Mobilität insgesamt variablere Orientierungen hervorbringen können: Es gibt ebenso deutsche Muslime, Buddhisten, volkskirchlich sozialisierte und retraditionalisierte Christen, Nicht-Religiöse, Anthroposophen, Rastafaris und Vegetarier beiderlei Geschlechts, die jeweils prinzipiell den gleichen Anspruch auf kultursensible Pflege haben wie ihre migrantischen Mitbürgerinnen und Mitbürger. Gerade in Ostdeutschland als stark säkularisierter Region (der Anteil der Konfessionslosen liegt dort je nach Bundesland zwischen 68 und 81 %, der allgemeine Gottglaube bei 25 %, im Westen sind diese Werte beinahe umgekehrt)[15] löst sich etwa das Muster von traditionellchristlicher Sozialisierung der älteren Bevölkerung gegenüber zugewanderter kultureller Andersartigkeit auf – Unterscheidungen werden dann eher an nichtreligiösen Charakteristiken auftreten, wie z. B. DDR-Vergangenheit, Sprache oder Essgewohnheiten.

Darüber hinaus hat kultursensible Pflege keine starre Ausrichtung eines Betreuungsverhältnisses von konventionell christlich und/oder typisch modern sozialisierten Pflegekräften zu kulturell andersartig verwurzelten Pflegebedürftigen: Gerade in einer von Zuwanderung gekennzeichneten Gesellschaft treffen genauso Pflegende mit Migrationshintergrund auf traditionelle kulturelle Orientierungen bei ihren Patienten und Kli-

---

13 Das BAMF geht für 2009 von 3,8 bis 4,3 Millionen Muslimen in Deutschland aus.
14 Vgl. Urban 2011.
15 Vgl. http://de.statista.com/statistik/daten/studie/201622/umfrage/religionszuge-hoerigkeit-der-deutschen-nach-bundeslaendern/.

enten. Es handelt sich bei kultursensibler Pflege demnach um eine dynamische Wechselbeziehung im Geben und Nehmen von Pflegeleistungen. Fest steht, dass immer mehr Menschen mit einem jeweils individuellen, lebensgeschichtlich bestimmten kulturellen Hintergrund in Deutschland leben und als gleichberechtigte Mitglieder der Gesellschaft den Pflegebereich vor neue Herausforderungen stellen: An die Pflegeanbieter werden somit spezifische Wünsche herangetragen und Anforderungen gestellt etwa hinsichtlich Ernährung, Körperpflege oder spirituellen Bedürfnissen, denen im Sinne der gesetzlich und ethisch gebotenen Gleichberechtigung und -behandlung aller hilfe- und pflegebedürftigen Menschen Rechnung zu tragen ist. Hierzu dient die kultursensible Pflege.

3. Elemente kultursensibler Pflege

Vor dem oben geschilderten Hintergrund von demographischem und kulturellem Wandel im Pflegebereich sollen Schlüsselelemente der kultursensiblen Pflege dargestellt werden, sowohl auf der individuellen Ebene der Pflegenden als auch hinsichtlich der Institutionen und Organisationen im Pflegebereich.

3.1 Individuelle Akteure

Am Ausgangspunkt für Pflege steht das persönliche Verhältnis zwischen Pflegenden und Pflegebedürftigen. Daher setzt kultursensible Pflege beim individuellen Verhalten an, will Wahrnehmungen schärfen und Handlungsroutinen anpassen. Um die von Mensch zu Mensch variierenden, kulturell spezifischen Bedürfnisse und Wünsche der Pflegebedürftigen erkennen und auf sie eingehen zu können, müssen Pflegende interkulturelle Kompetenz aufweisen, also die Fähigkeit, jene bestimmten Präferenzen und Orientierungen zu erkennen, anzuerkennen und in praktische Pflegemaßnahmen umzusetzen. Sie kann im Zusammenspiel von Wissen, Bewusstsein und Sensibilität erworben werden, wodurch sich interkulturelle Kompetenz als dynamisches Resultat präsentiert. Diese Kompetenz ist nicht gleichbedeutend mit kultureller Expertise, sondern zielt vielmehr auf ein Gespür für individuelle Bedürfnisse ab, das sich maßgeblich in Kommunikationsprozessen manifestiert.[16] Dazu ist die Überwindung von Sprachbarrieren zwischen Pflegenden und Pflegebedürftigen ganz entscheidend, so dass im Bereich der verbalen, ggf. fremdsprachlichen, und nonverbalen Verständigung angesetzt wird. Hierzu zählt der Einsatz von Dolmetschern ebenso wie die bedarfsorientierte Fremdsprachenausbildung des Pflegepersonals. Auch die Kommunikation mittels Symbolen und Ritualen stellt einen wichtigen Baustein der interkulturellen Kompetenz dar.

16 Vgl. ebd., S. 110ff.

Wissen von und Bewusstsein für fremde Kulturen müssen dabei stets situationsbedingt relativiert werden, einerseits in Hinblick auf etablierte Leitlinien professioneller Pflege, z. B. im Hygienebereich, andererseits auf die Position der einzelnen Pflegebedürftigen in ihrer lebensgeschichtlich bedingten kulturellen Orientierung. Betont werden muss bei der interkulturellen Kompetenz, dass niemand im Sinne einer falsch verstandenen affirmativen Multikulturalität auf den jeweiligen kulturellen Kontext reduziert werden darf, denn hier stößt man rasch auf diskriminierende Stereotype: So ist es nicht angemessen, christliche Pflegebedürftige systematisch zum Gottesdienst zu bringen, muslimische Patienten penetrant an die Fastengebote des Ramadan zu erinnern, jüdischen Pflegebedürftigen die Menora auf den Tisch zu stellen und für Sinti und Roma fröhliche Fanfar-Musik aufzulegen, wenn sie den Wunsch dazu nicht deutlich machen. Aber auch Pflegebedürftige sollten dazu bereit sein, einen flexiblen, situativen und reflektierten Umgang mit kulturbedingten Sichtweisen und Handlungen zu üben. Interkulturelle Kompetenz charakterisiert sich in diesem Lichte also in erster Linie durch Aufmerksamkeit, Augenmaß und gegenseitige Lern- und Anpassungsprozesse.

3.2 Institutionen und Organisationen

Individuelles Handeln ist Teil eines übergeordneten Zusammenhangs und wird von den gesellschaftlichen Institutionen leitplankenartig beeinflusst. Wenn Kultursensibilität fest im Pflegebereich verankert werden soll, können Wandlungsprozesse nicht auf die Praxis der einzelnen Pflegekräfte beschränkt bleiben, sondern müssen auch die Pflegeeinrichtungen insgesamt sowie die für den Pflegebereich relevanten Teile des Gesundheitssystems erfassen. Durch Globalisierung, Transnationalisierung und Individualisierung kommt es zu größerer kultureller Heterogenität in Organisationen wie in der Gesamtgesellschaft, was auf die Veränderung institutioneller Funktionsmechanismen hinwirkt.[17] Die Anerkennung und Integration kulturell bedingter andersartiger Handlungslogiken kann je nach strategischer Ausrichtung als „interkulturelle Öffnung" oder Diversity Management bezeichnet werden.
Interkulturelle Öffnung bezieht sich auf strukturelle Aspekte von institutionellem Handeln und verfolgt das Ziel, darin verborgene kulturbedingte Asymmetrien aufzuzeigen und zu reduzieren. Genauer umfasst dies:
– Verwirklichung des gesetzlichen Gleichbehandlungs- und Gerechtigkeitspostulats und Anerkennung von Gleichheit und Verschiedenheit in der multi- bzw. transkulturellen Gesellschaft,
– kritische Reflexion des Machtgefälles zwischen Organisations- bzw. Verwaltungskulturen und den unterschiedlichen kulturellen Lebenswelten der Nutzer, Reduzierung dieses Ungleichgewichts,

---

17 Vgl. Diakonisches Werk 2008, S. 5.

- Perspektivwechsel, so dass die kulturelle Vielfalt von Menschen mit Migrationshintergrund nicht mehr als vorwiegend problematisch, sondern als wertvolle Ressourcen und Chancen gesehen wird,
- Abbau von Hemmschwellen für den Zugang zu Einrichtungen und Dienststellen, Bekämpfung benachteiligender Ethnisierungsprozesse, Diversifizierung durch Personal mit Migrationshintergrund in allen Bereichen, Funktionen und Positionen,
- prozessorientierte Stärkung interkultureller Kompetenz durch Wissensvermittlung und Sensibilisierung für kulturelle Pluralität.

Im Pflegebereich heißt das, dass Anbieter von Pflegeleistungen, Krankenkassen, Behörden etc. ihre Funktionsweisen mit Handlungsanforderungen rückkoppeln müssen, die an sie von kulturell diversifizierten Pflegebedürftigen gestellt werden. Sie sollten bereit sein, gewohnte Wahrnehmungen und standardisierte Verfahren auf den interkulturellen Prüfstand zu stellen, um dadurch möglichst individuell abgestimmte Pflegeleistungen anbieten zu können. Insofern es bei interkultureller Öffnung im Pflegebereich um den erleichterten Zugang zu Institutionen und Leistungen des Pflegesystems, die allgemeine Stärkung gesellschaftlicher Teilhabe und letztlich die Durchsetzung gleicher Rechte für bislang benachteiligte Bevölkerungsgruppen geht, kommt ihr eine wesentliche Integrationsfunktion zu und sie spielt hinsichtlich der Legitimierung des staatlichen Gemeinwesens eine wichtige Rolle. Als Kritik an dieser Strategie kann gelten, dass sie bei Umsetzung auf erhebliches institutionelles Beharrungsvermögen stoßen wird und nur durch erhöhten Ressourceneinsatz Wandel initiieren kann; Flexibilität und bedarfsorientierte Lösungen sind dementsprechend schwieriger zu erreichen.

Während interkulturelle Öffnung eine eher politisch-emanzipatorische Stoßrichtung hat, verfolgt Diversity Management als eine zweite Reaktionsstrategie einen unternehmerisch-kreativen Ansatz, indem es
- kulturelle Heterogenität innerhalb eines Unternehmens oder einer Organisation als schöpferisches Produktivpotenzial begreift,
- innovativen Umgang mit sozialer Komplexität als Unternehmensziel und -strategie postuliert,
- Diversität als Wettbewerbsvorteil aktiviert und nutzt,
- Effektivität, Synergien und gegenseitiges Lernen nach innen fördert,
- Markterweiterung, Wettbewerbsvorteile, Arbeitskräftegewinnung und Profit nach außen anstrebt.

Nach dieser Strategie können Pflegedienstleister die Forderungen nach kultursensibler Pflege als Spezialisierungsanreiz begreifen und diese Marktnische mit maßgeschneiderten Angeboten besetzen. Da es sich bei migrantischen Pflegebedürftigen um einen sehr heterogenen Kundenkreis handelt, haben hier flexible Anbieter eine gute Ausgangsposition. Durch eine solche nachfrageorientierte Dynamik stellt sich ein routinierter, professioneller Umgang mit kultureller Andersartigkeit ein. Zusätzlich wird dieses Modell dem demographischen Wandel doppelt gerecht, indem es nicht nur auf die Bedürfnisse der immer zahlreicheren Pflegebedürftigen mit Migrationshintergrund eingeht, sondern auch interkulturell kompetenten Pflegekräften eine nachhaltige Beschäftigungsperspektive bieten kann. Dem kann entgegengehalten werden, dass es sich bei der Etablierung kultursensibler Pflege um einen tiefgreifenden, allumfassenden, transparenten Anpassungsprozess an neue Gegebenheiten handelt und nicht lediglich um ein Zusatzangebot an eine neue Klientel.

Während interkulturelle Öffnung als eher staats- und institutionenzentrierter Ansatz Vielfalt als Selbstzweck begreift und normativ deren Gleichberechtigung zur Erhöhung von Inklusion und Legitimität anstrebt, sieht Diversity Management als marktorientierter Ansatz hier eine Chance für pragmatisches Handeln, aus dem sich gegenseitige Vorteile für Anbieter und Kunden ergeben. Beiden Strategien gemeinsam ist die Schlüsselrolle, die der Personal- und Organisationsentwicklung bei der Zielerreichung zukommt.

4. Schlussbetrachtung: Kultursensible Pflege und Spiritualität

Zusammen mit der Entwicklung hin zu Multikulturalität und Pluralität kann auch im Bereich von Religion und Spiritualität eine anhaltende Diversifizierung beobachtet werden. Wenn beide Elemente früher tendenziell deckungsgleich waren und sich gemeinsam im Spannungsfeld von Tradition und Moderne befanden, hat sich Spiritualität heute oftmals von klassischen religiösen Kontexten gelöst und ist eine spezielle Erscheinungsform von allgemeineren kulturellen Zusammenhängen geworden. Wenn wir davon ausgehen, dass das menschliche Bedürfnis nach Transzendenz und Spiritualität nicht abgenommen, im Gegenteil in Zeiten anhaltender wahrgenommenen Krisenhaftigkeit womöglich sogar noch zugenommen hat, dann deutet das bei rückläufiger traditioneller Verankerung auf neue Sinnquellen hin, die nicht notwendigerweise religiöser Natur sein müssen im Sinne eines kohärenten, mehr oder weniger verbindlichen dogmatischen Bedeutungszusammenhangs, sondern eher baukastenartig zusammengefügte Elemente unterschiedlicher Herkunft beinhalten, die dem Zweck der individuellen Sinngebung dienen. Diese Elemente können durchaus profaner Natur sein, wie z. B. der Glaube an körperliche Fitness, an die Überlegenheit von biologisch erzeugten Lebensmitteln oder an bestimmte „alternative" Heilmethoden einschließlich gewisser psychotherapeutischer Schulen oder Bewegungen. Migration hat diese Diversifizierungs- und Individualisierungsprozesse noch verstärkt, ohne damit letztlich völlig neuartige Entwicklungen anzustoßen. Durch den demographischen Wandel werden die Auswirkungen dieser Wandlungsprozesse auf den Pflegebereich sichtbar, indem die zunehmend individualisierten spirituellen Bedürfnisse einer steigenden Zahl von immer älter werdenden Menschen in Pflegekonzeption und -umsetzung berücksichtigt werden müssen. Dazu kann kultursensible Pflege einen wertvollen Beitrag leisten, gerade weil sie einhergeht mit wechselseitigen Lern- und Anpassungsprozessen auf individueller wie institutioneller Ebene. Vor diesem Hintergrund haben diakonische Einrichtungen insofern ein großes Potenzial, kultursensible Pflege aktiv mitzugestalten, als sie hinsichtlich Akzeptanz des Individuums und Erkennen seiner Bedürfnisse auf eine lange Tradition und erprobte Praxis zurückgreifen können.

Literatur

Arbeitskreis Charta für eine kultursensible Altenpflege/Kuratorium Deutsche Altershilfe, *Für eine kultursensible Altenpflege*. Eine Handreichung, Köln 2002.

Balikci, Asiye, *Kultursensible Altenarbeit bei Migranten mit Demenz: Das Herz vergisst nicht*, in: Pflegezeitschrift, Jg. 64, Heft 8 / 2011, S. 464-467.

Balikci, Asiye, *Kultursensible Pflege am Lebensende: Eine zerstückelte Leber oder wenn die Seele am Boden liegt*, in: Pflegezeitschrift, Jg. 63, Heft 12 / 2010, S. 720-723.

Baric-Büdel, Dragica / Springer, André, *Interkulturelle Öffnung der Altenhilfe: Good-practice-Beispiele der AWO*, in: Theorie und Praxis der Sozialen Arbeit, Nr. 3 / 2011.

Baureithel, Ulrike, *„Wir bemühen uns um kuluradäquate Pflege"*, in: epd sozial, Nr. 18 / 2010, S. 4-5.

Behrens, Britta, *Interkulturelle Öffnung im Gesundheitswesen: Überblick, Strategie, Praxis*, Oldenburg 2011.

Bernhardt, Reinhold, *Glauben Juden, Christen und Muslime an den gleichen Gott?*, in: Deutsches Pfarrerblatt, Heft 5 / 2011, S. 236-240.

Budzinski, Manfred, *Interkulturelle Öffnung in öffentlichen Verwaltungen und Wohlfahrtsverbänden*, Dokumentation einer Tagung der Evangelischen Akademie Bad Boll 22./23.11.2007, in Zusammenarbeit mit: Bundesamt für Migration und Flüchtlinge, Diakonie Württemberg, Integrationsbeauftragter der Landesregierung Baden-Württemberg, Städtetag Baden-Württemberg Bundesarbeitsgemeinschaft der Freien Wohlfahrtspflege e. V. Bad Boll, Evangelische Akademie 2008.

BAFW, *Nationaler Aktionsplan Integration – Bericht der Freien Wohlfahrtspflege*, Berlin 2012.

Bundesministerium für Familie, Senioren, Frauen und Jugend/Bundesministerium für Gesundheit, *Charta der Rechte hilfe- und pflegebedürftiger Menschen*, Berlin 2005.

Deutsches Rotes Kreuz, *Kampagne für eine kultursensible Altenhilfe*, Dokumentation der Auftaktveranstaltung am 1.10.2004 in Berlin.

Diakonie Württemberg, *Interkulturelle Orientierung als diakonische Qualität*, Stuttgart, Diakonisches Werk der evangelischen Kirche in Württemberg e. V, Stuttgart 2010.

Diakonisches Werk Berlin-Brandenburg-schlesische Oberlausitz e. V., *Diakonie ist Vielfalt – Interkulturelle Öffnungsprozesse gestalten und unterstützen*, Berlin 2011.

Diakonisches Werk der Evangelischen Kirche in Deutschland e. V *Interkulturelle*

Öffnung, Zusammenstellung von Stellungnahmen und Arbeitshilfen, Diakonie Texte 02.2010.
Diakonisches Werk der Evangelischen Kirche in Deutschland e. V., *Interkulturelle Öffnung in den Arbeitsfeldern der Diakonie*, Diakonie Texte 13.2008.
Falkenroth, Anemone, *Interkulturelle Öffnung von Pflegeeinrichtungen: Respektvolles Miteinander*, in: Pflegezeitschrift, Jg. 63, Heft 12 / 2010, S. 724-726.
Fringer, André / Schnepp, Wilfried, *Mehrsprachigkeit und Pflege. Sprache als Voraussetzung für eine kultursensible Pflege*, in: Pflegezeitschrift, Jg. 63, Heft 12 / 2010, S. 734-737.
Hax-Schoppenhorst, Thomas / Jünger, Stefan, *Neugier wagen, Fremdheit überwinden*, in: Pflegezeitschrift, Jg. 62, Heft 12 / 2009, S. 718-721.
Hax-Schoppenhorst, Thomas / Jünger, Stefan, *Seelische Gesundheit von Menschen mit Migrationshintergrund*, Stuttgart 2010.
Heinemeyer, Christian, *Klinikum am Urban setzt auf interdisziplinäre Migrationsarbeitergruppe – Multikulti in der Psychiatrie*, in: Pflegezeitschrift, Jg. 64, Heft 8 / 2011, S. 476-477.
Messer, Melanie, *Kulturelle und religiöse Bedürfnisse von Patienten berücksichtigen*, in: Pflegezeitschrift, Jg. 62, Heft 12 / 2009, S. 754-755.
Messer, Melanie, *Kultursensibel pflegen*, in: Pflegezeitschrift, Jg. 63, Heft 12 / 2010, S. 758-759.
Kohls, Martin, *Pflegebedürftigkeit und Nachfrage nach Pflegeleistungen von Migrantinnen und Migranten im demographischen Wandel*, Forschungsbericht 12, Bundesamt für Migration und Flüchtlinge, Nürnberg 2012.
Mummenhoff, Ulrike, *Interreligiöse Seelsorge im Arbeitsfeld Krankenhaus*, in: Weiß, Helmut / Federschmidt, Karl / Temme, Klaus (Hg.), Handbuch Interreligiöse Seelsorge, Neukirchen-Vluyn 2010, S. 245-254.
Reuter, Bärbel / Voigt, Gaby, *Herausforderung an eine Trans-Kulturelle Verständigung*, in: Pflegezeitschrift, Jg. 62, Heft 12 / 2009, S. 722-725.
Scheven, Claus, *Miteinander neue Wege entdecken*, in: Weiß, Helmut / Federschmidt, Karl / Temme, Klaus (Hg.), Handbuch Interreligiöse Seelsorge, Neukirchen-Vluyn 2010, S. 255-262.
Schimany, Peter, *Migration und demographischer Wandel*, Forschungsbericht 5, Bundesamt für Migration und Flüchtlinge, Nürnberg 2007.
Schröer, Hubertus, *Interkulturelle Öffnung und Diversity Management. Ein Vergleich der Strategien*, Institut – Interkulturelle Qualitätsentwicklung München o.J.
Treibel, Annette, *Migration in modernen Gesellschaften. Soziale Folgen von Einwanderung, Gastarbeit und Flucht*, Weinheim/München 2008.
Urban, Elke, *Transkulturelle Pflege am Lebensende. Umgang mit Sterbenden und Verstorbenen unterschiedlicher Religionen und Kulturen*, Stuttgart 2011.
Weiß, Helmut / Federschmidt, Karl / Temme, Klaus (Hg.), *Handbuch Interreligiöse Seelsorge*, Neukirchen-Vluyn Jahr 2010
Werner, Sylke, *Kultursensible Pflege in Pflegeeinrichtungen. „Heimat ist dort, wo das Herz und die Seele sich wohlfühlen"*, in: Pflegezeitschrift, Jg. 63, Heft 12 / 2010, S. 727-729.
Zarft, Christine/Meyer, *Diversity Management: Hype oder unverzichtbar?* in: epd sozial, Nr. 41 2009, S. 14-15.

Internetseiten

http://de.statista.com/statistik/daten/studie/201622/umfrage/religionszugehoerigkeit-der-deutschen-nach-bundeslaendern/ (Daten zur Konfessionszugehörigkeit in Deutschland).

http://www.bamf.de/SharedDocs/Anlagen/DE/Publikationen/Forschungsberichte/fb12-pflegebeduerftigkeit-pflegeleistungen.pdf?__blob=publicationFile (Bundesamt für Migration und Flüchtlinge).

http://www4.carleton.ca/cifp/app/gdp_ranking.php (Ranking der Menschenrechtssituation im weltweiten Vergleich).

https://www.destatis.de/DE/Publikationen/Thematisch/Bevoelkerung/MigrationIntegration/Migrationshintergrund2010220117004.pdf?__blob=publicationFile (Statistisches Bundesamt, Mikrozensus 2011).

http://www.kultursensiblepflege.de (Berufsausbildungszentrum Selbelang e. V.).

http://www.kultursensible-altenhilfe.de (Forum für eine kultur-sensible Altenhilfe).

http://www.pflege-charta.de/die-pflege-charta/hintergrund.html.

MAGDALENA KOSSATZ

Gendergerechte Pflege unter besonderer Berücksichtigung männlicher/weiblicher Spiritualität

Abstract:
So sehr auch die Genderdebatte in die einzelnen Gesellschaftsfelder Einzug gehalten hat – im Pflegebereich wurde das Thema weitestgehend ignoriert. Um die Pflege von ihrer weiblichen Zuordnung zu trennen, die Identität von männlichen Pflegern zu stärken und die Attraktivität des Berufsfeldes insbesondere für Männer zu steigern, bedarf es dringend einer Professionalisierung innerhalb des Arbeitsbereiches: Fürsorglichkeit und ähnliche Zuschreibungen sollten vom Geschlecht getrennt als berufliche Kompetenzmerkmale gehandhabt werden, welche zum klaren Anforderungsprofil zusammengefasst ein geschlechtsneutrales Berufsbild entwerfen würden.

Much as the gender discussion has entered the particular fields of society, in the field of care the subject has been ignored widely. In order to separate the care from its female correlation, to strengthen the identity of male care persons, and to increase the attractiveness of the profession especially for men, an increase of professionalism within the working field is needed urgently: Solicitousness and similar attributions should be treated as a professional attribute of competence, separated from gender, and combined in a clear competence profile, which would create a gender-neutral description of the profession.

1. Gender und Gendergerechtigkeit

Der Begriff Gender ist heutzutage in aller Munde und in den Wissenschaften gewissermaßen zur Pflicht geworden, sobald es um das Verhältnis von weiblichem und männlichem Geschlecht geht. Was hat zu einer solchen Entwicklung geführt? Gender als das soziale Geschlecht ist als Begriff eingeführt worden, um eine Abgrenzung zum – kulturell als natürlich verstandenen – biologischen Geschlecht zu schaffen. Gender weist darauf hin, dass das Geschlecht als soziale Kategorie kulturell und historisch geprägt ist und im Alltag durch soziale und symbolische Zuschreibungen (re-) konstruiert wird. Infolge dieser Zuschreibungen werden die beiden biologischen Geschlechter in ein komplementäres Verhältnis zueinander gesetzt. In diesem Zusammenhang wird von Geschlechterverhältnissen gesprochen.[1] Neben der Globalisierung, Digitalisierung und neoliberalen Umstrukturierung der Erwerbsarbeit sind die Umbrüche in den Geschlechterverhältnissen die zentralen Dynamiken im Prozess des beschleunigten sozialen Wandels.[2] Ein wichtiges Stichwort in der Genderdebatte ist die Geschlechtergerechtigkeit. Mit den Veränderungen im Wertesystem wird die Vormachtstellung des männlichen Geschlechts nicht länger fraglos hingenommen.[3] „Geschlechtergerechtigkeit ist dann erreicht, wenn Frauen und Männer über gleich viel Geld, Macht, bezahlte wie unbezahlte Arbeit, Gesundheit und Zeit verfügen können und gleich viel Anerkennung für geleistete gesellschaftlich notwendige Arbeit bekommen."[4] Eine gezielte positive Diskriminierung von Frauen soll dahin führen, dass die stereotypen weiblichen Rollenbilder aufgelöst und gleichberechtigte Zugangschancen zu allen gesellschaftlichen Bereichen hergestellt werden.[5] Eine Veränderung gesellschaftlicher Strukturen, welche Geschlechtergerechtigkeit als Ziel hat, setzt die Auseinandersetzung mit den darunterliegenden traditionellen Geschlechterkonzepten voraus.

2. Gender und Pflege

So sehr auch die Genderdebatte in die einzelnen Gesellschaftsfelder Einzug gehalten hat – im Pflegebereich wurde das Thema weitestgehend ignoriert. Im Männerpflegebericht für Deutschland der Studiengruppe für Sozialforschung e.V. benennt Professor Albrecht Goeschel Gender und Pflege als zwei Politikthemen, die dringend miteinander in Beziehung gesetzt werden müssen.[6] Die bisherigen Versäumnisse bringt er folgendermaßen auf den Punkt: Im Gesundheitsbericht für Deutschland werden im Kapitel Pflege Männer lediglich in einem Halbsatz thematisiert. Im Frauengesundheitsbericht für Deutschland kommt wiederum das Thema Pflege nicht vor. Einen Männergesundheitsbericht für Deutschland gibt es nicht und im Altenbericht für Deutschland wird auf die Geschlechterdimension nicht eingegangen.[7]
Der Tonfall Goeschels ist mahnend und drastisch, wenn er vom Pflegedrama spricht, welches sich im Stillen und Dunklen abspielt und sich in Richtung einer Pflegekatastrophe entwickelt.[8] Grund hierfür sind der

1 Vgl. Backes/Amrhein /Wolfinger 2008, S. 23.
2 Vgl. Meuser 2012, S. 17.
3 Vgl. ebd., S. 23.
4 Evangelische Frauen in Deutschland e.V. und Männerarbeit der EKD, Für eine geschlechtergerechte Zukunft der Pflege. Entwurf zur Diskussion beim nichtöffentlichen Hearing am 15.12.2010 im Stephansstift Hannover, S. 5.
5 Vgl. El Mafaalani 2010, S. 340.
6 Vgl. Goeschel 2007, S. 1.
7 Vgl. Goeschel 2007, S. 1.
8 Ebd.

demografische Wandel, der einen steilen Anstieg der Pflegebedürftigen zur Folge hat, und die Veränderung in den Geschlechterverhältnissen, welche die bisherigen, überwiegend häuslich von Frauen getätigten Pflegestrukturen ins Wanken bringen. Auch die von der Friedrich-Ebert-Stiftung an das Zentrum Altern und Gesellschaft (ZAG) in Auftrag gegebene Expertise zu Geschlechterstrukturen bilanziert den Forschungsstand zu Geschlecht und Pflege als „deskriptiv, nicht ausreichend tiefgründig und von blinden Flecken geprägt".[9] Zwar ist es in sozialwissenschaftlichen Untersuchungen Standard, Forschungsergebnisse nach Geschlechtszugehörigkeit getrennt aufzuführen und mit weiteren Untersuchungskategorien in Bezug zu setzen, eine tiefergehende Analyse von Geschlechterverhältnissen bleibt jedoch aus.[10]

Im Folgenden wird versucht, den unterschiedlichen Aspekten, die Gender in der Pflege einnimmt, gerecht zu werden. Der erste Gesichtspunkt ist die Thematisierung der Geschlechtszugehörigkeit der/des Gepflegten, unter Bezugnahme auf genderrelevante Themen in der spezifischen Situation der Pflegebedürftigkeit. Anschließend werden die geschlechtsspezifischen Verteilungen im Tätigkeitsfeld der Pflege sowohl im professionellen wie im häuslichen Bereich näher betrachtet. Im weiteren Verlauf dieses Literaturberichtes wird das Untersuchungsfeld der gendergerechten Pflege um die Dimension der Spiritualität erweitert, wobei eine Unterscheidung von männlicher und weiblicher Spiritualität vorgenommen wird. Abschließend wird punktuell aufgezeigt, wo konkreter Handlungsbedarf besteht, um Geschlechtergerechtigkeit und Spiritualität in der Pflege zu verankern.

2.1 Gendergerechte Pflege ist gendersensible Pflege

Im Umgang mit Pflegebedürftigen wird Gender als ein junges Thema zur Herausforderung, sind doch die zu pflegenden Personen in überwiegenden Fällen alte Menschen, die vom Wandel der Geschlechterverhältnisse wenig berührt worden sind. Hier gilt es weniger, festgeschriebene Rollenzuweisungen zu überwinden oder flächendeckend gleichgeschlechtliche Pflegekräfte zu gewährleisten. Vielmehr geht es darum, sich auf die sozialisationsbedingt geschlechtsspezifischen Bedürfnisse und Ängste der gepflegten Person einzulassen.[11]

---

9 Backes/Amrhein/Wolfinger 2008, S. 5. Hervorgehoben wird u.a., dass lediglich 8 von 262 Veröffentlichungen zur Altenpflege in Deutschland die Kategorie „Geschlecht" in die Untersuchungen einbeziehen.
10 Vgl. ebd., S. 21f.
11 Vgl. Diakonie Bundesverband, Stellungnahme. Empfehlung des Diakonischen Werkes der EKD und des DEVAP für eine geschlechtersensible Pflege in Einrichtungen der stationären Altenhilfe, Berlin, 9.12.2009, S. 2.

2.1.1 Pflegebedürftige Frauen

„Das Alter ist weiblich."[12] Nähert man sich dem Alter unter dem Aspekt des Geschlechtes, findet man nahezu nur Frauen als Untersuchungsgegenstand. Sie bilden mit einem Anteil von 68 % den Großteil der Pflegebedürftigen.[13] Altersforscher Eckart Hammer spricht von einer weiblichen Altersgesellschaft, einem feminisierten Senioren- und Altenhilfeangebot. Frauen sind häufiger von Altersarmut und Vereinsamung im Alter betroffen.[14] Gründe hierfür sind die durchschnittlich längere Lebenszeit und das häufig jüngere Alter beim Eintritt in die Ehe, welche sie den Partner überleben lassen. Speziell in der Pflegesituation kommt das traditionelle weibliche Rollenmuster, niemandem zur Last zu fallen, zum Tragen. Waren es in der Regel die Frauen, welche innerhalb der Familie Versorgungs- und Pflegetätigkeiten übernahmen, können sie selbst diese Form der Hilfeleistung nur schwer annehmen. Der Verein evangelischer Frauen in Deutschland fordert innerhalb der kirchlichen Frauenarbeit die Schärfung des Bewusstseins für ein Recht auf menschenwürdige Pflege. Eng daran geknüpft ist die Entkopplung des weiblichen Selbstwertes von seiner Nützlichkeit für Mitmenschen.[15]

2.1.2 Pflegebedürftige Männer – Der alte Mann als „das unsichtbare Wesen in der Pflege"[16]

Alte Männer sind in der Pflege also zahlenmäßig unterrepräsentiert und weitestgehend unter sexuellen und gesundheitlichen Aspekten aus dem pharmazeutischen Blickwinkel, in ihren männerspezifischen Bedürfnissen jedoch kaum erfasst worden.[17] In seiner Eröffnungsrede zum Kongress: „Neue Männer – muss das sein? Über den männlichen Umgang mit Gefühlen" spricht Professor Matthias Franz von der großen Resonanz, auf die das Thema stößt. In den Sozialwissenschaften ist man sich mittlerweile einig, dass Männer, nach jahrelanger einseitiger Auseinandersetzung mit der Frauenbewegung, nun ebenfalls in den Fokus der gesellschaftlichen Wahrnehmung gehören.[18]
Männer sind die stärkeren Raucher und Trinker, erliegen fünfmal häufiger dem Herztod, begehen dreimal häufiger Suizid[19] und leben durch-

---

12 Hammer 2009, S. 16.
13 Vgl. Backes/Amrhein/Wolfinger 2008, S. 19.
14 Vgl. Hammer 2009, S. 17.
15 Vgl. Evangelische Frauen in Deutschland e.V. und Männerarbeit der EKD 2010, S. 7f.
16 „Ist der alte Mann im Allgemeinen schon das unbekannte Wesen der Sozialforschung, so wird er im Kontext Pflege vollends unsichtbar." Hammer 2009, S. 22.
17 Hammer 2009, S. 16.
18 Vgl. www.maennerkongress2010.de/download/eroeffnung.pdf.
19 Andere Quellen nennen noch höhere Zahlen zu männlichen Suiziden, vgl. hierzu

schnittlich fünf Jahre kürzer. Trotz der größeren Anfälligkeit für gesundheitliche Probleme ist die Abwehr gegen die eigene Pflegebedürftigkeit bei Männern größer. Gründe hierfür liegen in der fehlenden väterlichen Vorbildfunktion der vergangenen Generationen. Verunsichert in ihrer männlichen Identität, fällt es Männern schwer, Hilfe anzunehmen oder Abhängigkeiten zu ertragen.[20] Zudem sind Männer geprägt von historischen Männlichkeitsbildern, die Aspekte wie Risikobereitschaft, Härte, Heldentum einseitig akzentuieren und einen krankheitsfördernden Habitus hervorbringen.[21] Das Bild vom starken Geschlecht hält die irrige Vorstellung vom gesunden, leistungsfähigen Mann aufrecht, sodass Krankheitssymptome ignoriert werden. Desweiteren ist die tradierte Männerrolle stark an der beruflichen Tätigkeit ausgerichtet. Mit dem Übergang ins Rentenalter entfällt dieses Feld der „Selbstbetätigung und Selbstbestätigung"[22] und macht den Mann krisenanfällig.

Eine nicht zu unterschätzende Rolle spielen in der heutigen Altengeneration Kriegstraumatisierungen, welche bedingt durch den Ruhestand oder altersbedingte Ohnmachtserfahrungen ins Bewusstsein aufsteigen.[23] Häufig sind Männer an eine Versorgung durch Frauen im Alltag gewöhnt und wehren sich gegen eine Inanspruchnahme von Pflegediensten.[24] Die Männerarbeit der EKD richtet ihre Ziele im Umgang mit pflegebedürftigen Männern an einer Abkehr von den veralteten Männlichkeitsidealen aus: Die Integration von Abhängigkeit in das Selbstbild des Mannes steht an oberster Stelle, sodass professionelle Unterstützung im Pflegefall angenommen werden kann.[25] Ein dahingehendes Engagement von Pflegekräften würde bereits einen entscheidenden Beitrag zur gendersensiblen Pflege von Männern leisten.

2.2 Gendergerechtigkeit in der Pflege

„Wie in allen anderen gesellschaftlichen Bereichen ist bei der Care-Arbeit die Herstellung von Geschlechtergerechtigkeit ethisch geboten. Sie

---

Prof. Hollstein, Der entwertete Mann, www.maennerkongress2010.de/download/mk_hollstein.pdf.
20 Vgl. Franz, Matthias, So groß ist der Vaterhunger, herzzerreißend, Interview in der taz, 19.2.2010. Franz geht auf die frühkindliche Erfahrung weiblicher Dominanz ein, die der abwesende Vater verursacht, und überträgt dieses Erleben auf die Ablehnung der als weiblichen Domäne erlebten Pflege.
21 Vgl. Dinges, Martin, Hoffnungen für den neuen Mann? – Alternativen aus der Geschichte, www.maennerkongress2010.de/download/mk_dinges.pdf.
22 Vgl. Hurrelmann, Klaus, Leistungs- und Kompetenzdefizite bei jungen Männern. Warum wir dringend eine stärkere Jungenförderung benötigen, www.maennerkongress2010.de/download/mk_hurrelmann.pdf, S. 7.
23 Vgl. Hammer 2009, S. 17.
24 Evangelische Frauen in Deutschland e.V. und Männerarbeit der EKD 2010, S. 7.
25 Vgl. ebd., S.8.

ist zudem geboten, damit Männer und Frauen im gesellschaftlich notwendigen Maße bereit sind, familiäre Pflegeaufgaben zu übernehmen."[26] Die Pflege im gesellschaftlichen Bewusstsein gilt als „weibliche Tätigkeit". Gründe liegen mitunter in der stereotypen Zuordnung der erforderlichen Fähigkeiten als biologisch weibliche Qualitäten. Das Einnehmen der Pflegerolle durch die Frau im Privatbereich gilt als Selbstverständlichkeit, wohingegen Männer für die Übernahme von Betreuungstätigkeiten ein höheres Maß an Anerkennung und Wertschätzung entgegengebracht wird.

Das Lohnniveau in der Pflege ist wie in allen Sozialberufen, die als typisch weiblich gelten, auffallend niedrig im Vergleich zu anderen Berufsfeldern. Zusätzlich verdienen Frauen im Pflegeberuf durchschnittlich weniger als Männer.[27] Weitere Ausdrucksformen der Diskriminierung, wie sie bei Frauen zugeordneten Beschäftigungen üblich ist, sind die extreme Belastung (körperlicher Einsatz und Rund-um-die-Uhr-Betreuung), Teilzeitarbeit, prekäre Beschäftigungsverhältnisse und ein hoher Migrantinnenanteil sowie Schwarzarbeit.[28]

2.2.1 Gendergerechtigkeit in der häuslichen Pflege

Das Feld der häuslichen Pflege ist statistisch kaum erfasst, Hochrechnungen zufolge lässt der Umfang der in die private Pflege investierten Zeit sich in 3,2 Millionen Erwerbsarbeitsplätze in Vollzeit umrechnen. Der Sektor der häuslichen Pflege ist demnach dreimal so groß wie der Bereich der professionellen Pflege.[29] Dieses enorme Arbeitspensum wird überwiegend unbezahlt von Frauen verrichtet, die häufig ihre bisherige Erwerbsarbeit aufgeben, um die Rolle der Hauptpflegenden ausfüllen zu können.

Zunehmend lassen sich Veränderungen dieser tradierten Rollenverteilung beobachten: In der Pressemitteilung zu ihrer Studie zur Männerentwicklung der letzten 10 Jahre stellen Altbischof Wolfgang Huber und Ludwig Schick fest, dass aus den Männern im Aufbruch Männer in Bewegung geworden sind.

Geschlechtsstereotype Zuordnungen, wie die männliche Berufsrolle im Gegensatz zur weiblichen Familienrolle, sind keine Leitbilder mehr.[30] Doch obwohl die männliche Bereitschaft zur Übernahme von Verantwortung im Haushalt und bei der Kindererziehung steigt, trifft die Entwicklung nicht auf die Bereitschaft zur Pflege alter und kranker Familienangehöriger zu.[31] Als Hauptpflegende waren Männer bisher so

---

26 Ebd., S. 5.
27 Vgl. El Mafaalani 2010, S. 341f.
28 Vgl. Backes/Amrhein/Wolfinger 2008, S. 4.
29 Vgl. ebd., S. 3 und S. 43.
30 Vgl. Huber, Wolfgang/ Schick, Ludwig (Hrsg.), Statements bei der Vorstellung der repräsentativen Studie „Männer in Bewegung. Zehn Jahre Männerentwicklung in Deutschland" in Berlin, 18.3.2009, S. 1.
31 Vgl. ebd., S. 2.

gut wie nicht vorhanden. Ein Blick in detailliertere Statistiken verrät jedoch eine nicht irrelevante Zahl von Männern als Mitpfleger.[32] Auch ist eine Zunahme von Männern als Hauptpflegenden zu verzeichnen, welche als Tendenz hin zu einer geschlechtlich gleichberechtigen Aufteilung von Pflegearbeit in Familien gedeutet werden kann.[33] „Männer in der häuslichen Pflege sind eine relevante Gruppe mit einer hohen geschlechtsspezifischen Eignung für diese Arbeit", postuliert Hammer und hebt als Eignungsqualitäten der Männer hohe Belastbarkeit, klares Abgrenzungsvermögen und organisatorisches Geschick hervor. Es gilt also, diese Männer in eine Vorbild- und Ermutigungsfunktion zu rücken, um stereotype Rollenzuschreibungen im häuslichen Pflegebereich gänzlich zu überwinden.[34]

2.2.2 Gendergerechtigkeit in der professionellen Pflege

Im professionellen Pflegebereich bildet sich die tradierte Vorstellung ab, dass der Bereich der körperlichen Pflege ein weibliches Betätigungsfeld ist, Männer hingegen eine „natürliche Begabung" für leitende Positionen innehaben: 75 % der Pflegekräfte in Deutschland sind Frauen, der Anteil der weiblichen Führungskräfte hingegen liegt Schätzungen zufolge unter 25 %.[35] Die Expertise zu Gender in der Pflege schätzt den statistisch nicht erhobenen Anteil des männlichen Leitungspersonals sogar auf 90 %.[36] Studien der Diakoniewissenschaften zum europäischen Vergleich weisen ähnliche Zahlenrelationen in anderen europäischen Ländern auf.[37]

Nach Einschätzung der deutschen Wohlfahrtsverbände besteht die Gefahr, dass die Zahl der in der Pflege beschäftigten Männer in Deutschland weiter sinken wird. Als Begründung hierfür wird die Abschaffung des Zivildienstes genannt. 12 % aller Zivildienstleistenden blieben entgegen ihrer vorher geäußerten Berufswünsche im sozialen Bereich. Diakonie-Präsident Stockmeier sprach in dem Zusammenhang vom Klebeeffekt.[38]

Um die Pflege von ihrer weiblichen Zuordnung zu trennen, die Identität von männlichen Pflegern zu stärken und die Attraktivität des Berufsfeldes insbesondere für Männer zu steigern, bedarf es dringend einer Professionalisierung innerhalb des Arbeitsbereiches: Fürsorglichkeit und ähnliche Zuschreibungen sollten vom Geschlecht getrennt als berufliche Kompetenzmerkmale gehandhabt werden, welche zum klaren Anforderungsprofil zusammengefasst ein geschlechtsneutrales Berufsbild entwerfen würden. Die Vermittlung eines solchen Berufsbildes

---

32 Vgl. Hammer 2009, S. 22.
33 Vgl. Backes/Amrhein/Wolfinger 2008, S. 46f.
34 Hammer 2009, S. 23 f.
35 Coenen-Marx 2010, S. 335.
36 Vgl. Backes/Amrhein/Wolfinger 2008, S. 48.
37 Vgl. Edgardh 2011, S. 198-213.
38 Vgl. kfr, Weniger Männer in sozialen Berufen, in epd sozial, Nr. 13, 1.4.2011, S. 18.

nach außen sowie als Leitbild innerhalb der beruflichen Qualifizierung könnte eine Aufwertung der Pflegearbeit für Männer bedeuten. Ein weiterer Aspekt der Professionalisierung wäre mit der Schaffung höherer Qualifizierungsmöglichkeiten im Pflegebereich, wie durch Hochschulstudiengänge und berufsbegleitende Weitbildungs- und Schulungsangebote, erreicht. Ein weiterer richtungsweisender Schritt sind Projekte wie „Neue Wege für Jungs", welche, initiiert vom Bundesministerium für Familie, Senioren, Frauen und Jugend, Jungen auf bisher als typisch weiblich geltende Berufsfelder aufmerksam machen.[39] Auf diesem Weg geförderte Initiativen wie „Boys'Days" geben Jungen die Möglichkeit, Einblicke in pflegerische Berufsfelder zu erlangen.

3. Die spirituelle Dimension der Pflege

Unberechtigt sorgte man sich im Übergang der diakonischen Schwesternstationen zu ambulanten Diensten um das religiöse Fundament der Pflege: Mittlerweile ist Spiritualität als eine Qualitätsdimension im Gesundheitswesen allgemein anerkannt.[40]
„Spiritualität ist die Wahrnehmung einer anderen Wirklichkeitsdimension, die sich weniger auf den Begriff bringen als erfahren lässt. Diese Erfahrungsorientierung ist offen für unterschiedliche Traditionen, Praktiken und Rituale, für heilige Orte und Pilgerwege verschiedener Religionen und Konfessionen. Ähnlich wie in den mystischen Erfahrungen einer Mechthild von Magdeburg oder Hildegard von Bingen oder auch bei Meister Eckhardt geht es um ein gesteigertes Gottes- und Selbstbewusstsein, eine Wahrnehmung von Einheit, die die Grenzen zwischen Leib und Seele, Gott und Mensch, Geist und Natur überschreitet."[41]

Die Definition der Oberkirchenrätin Cornelia Coenen-Marx lässt die weitläufigen Dimensionen des Spiritualitätsbegriffes erahnen, welcher sich einer eindeutigen Einordnung entzieht. Diese Spiritualitätsauffassung deutet auf ein neues, ganzheitliches Gesundheitsbewusstsein hin, auf welches im folgenden Abschnitt zur weiblichen Spiritualität stärker eingegangen wird. Pflege, die auf einer solchen spirituellen Grundlage aufbaut, ist immer eine umfassende Pflege, welche einen ganzheitlichen Blick auf den Pflegebedürftigen hat. Offenheit und Achtsamkeit sind die Schlüsselbegriffe zum Wahrnehmen und Einbringen der oben im Zitat erwähnten anderen Wirklichkeitsdimensionen.[42]
Dennoch kommt diese Dimension im Zuge der Professionalisierung der Pflege nicht ausreichend zum Tragen: Der Charakter der Pflege

---

39 http://www.neue-wege-fuer-jungs.de.
40 Vgl. Coenen-Marx 2010, S. 331.
41 Ebd., S. 330.
42 Ebd., S. 338.

als Dienstleistung lässt spirituelle Ansätze in den Hintergrund rücken, Zeiteffizienz und Funktionalität lassen kaum Zeit für menschliche Begegnungen im Pflegealltag. Doch die Bedeutung der Spiritualität als Stresspuffer[43] für die Pflegekräfte selbst und ihren Umgang mit den Pflegebedürftigen wird zunehmend erkannt und gefördert. So werden beispielsweise in der diakonischen Pflege Kurse zur existenziellen Kommunikation und Spiritualität angeboten. In erster Linie richtet sich das Kursangebot an berufliche Pflegekräfte. Selbstpflege ist in diesem Zusammenhang das Stichwort, welches Überlastungserscheinungen und Stress erst gar nicht aufkommen lassen soll. Spirituelle Ressourcen wie Gebet, Meditation und eine innere Ausrichtung auf Gott geben den Pflegenden Kraft, das hohe Arbeitspensum zu bewältigen sowie dem täglichen Umgang mit Leid gewachsen zu sein. Eine solche Integration von Spiritualität in den Berufsalltag kann den Pflegebedürftigen eine spirituelle Lebensweise über die Vorbildfunktion nahe bringen.

3.1 Weibliche Spiritualität in der Pflege

Spiritualität im Sinne eines unmittelbaren religiösen Erlebens wurde in den vergangenen Jahrzehnten überwiegend von Frauen angestrebt, da sie ihnen die Möglichkeit bot, sich unter Beibehaltung ihrer Religiosität von patriarchalen Dogmen und Strukturen zu lösen. In der weiblichen Religiosität im Allgemeinen, unter den Diakonissen im Speziellen, herrschte eine Auffassung von demütiger Unterwerfung, welche sich nach wie vor auf den Berufsstand des überwiegend weiblichen Pflegepersonals auswirkt.[44] Die Begriffswandlung von Geistlichkeit zu Spiritualität deutet eine Abkehr von patriarchal geprägter Religiosität und ihrer Forderung nach selbstverleugnender Demut an: Die Trennung von Körper und Seele wird aufgehoben (beziehungsweise die Hierarchisierung von Geist über Körper), die Ganzheitlichkeit, Gleichwertigkeit und das Integrative rücken in den Vordergrund.[45] Christliche Gebete und fernöstliche Entspannungstechniken schließen sich in der Pflege unter dem Oberbegriff Spiritualität nicht aus, im Vordergrund steht das körperliche, geistige und seelische Wohlergehen der Pflegebedürftigen.

„Diakonische Spiritualität hat eine andere Sprache als sie im Gottesdienst gesprochen wird – sie hat mit dem Leib und allen Sinnen zu tun, mit der Gestaltung von gastfreundlichen Orten, mit (besonderen) Zeiten und Rhythmen, mit Grenzerfahrungen, Gesten und Ritualen. Diakonische Spiritualität ist ungeteilte Aufmerksamkeit und damit der Mystik nah. Nicht alles, was dabei geschieht, kann in Worte gefasst werden – und dennoch haben die Bilder und Gesten eine Grammatik, die sich auf biblische Geschichten und Texte bezieht. Diakonische Spiritualität ist

---

43 Ebd., S. 332.
44 Vgl. Coenen-Marx 2010, S.331.
45 Vgl. ebd., S. 330.

erfahrungsorientierte Theologie. Es braucht einen neuen Dialog zwischen Berufsgruppen, um ihre Schätze zu heben und, wo möglich, neu in Worte, Bilder und Rituale zu fassen."[46] Bislang wurde eine solche spirituelle Praxis weiblich zugeschriebenen Eigenschaften wie Empathie und damit Frauen selbst zugeordnet. Die Ausführungen zu Gender haben deutlich gemacht, dass diese Zuschreibungen soziale Konstruktionen sind, die wir im Zuge der Wieder- und Neuentdeckung spiritueller Werte in der Pflege getrost hinter uns lassen können. In der spirituellen Öffnung liegt zudem die Chance zum Bruch mit den problematischen Aspekten des tradierten diakonischen Selbstverständnisses, welches Unterwerfung, Demut und Selbstaufopferung als religiöse weibliche Tugenden begreift.

3.2 Männliche Spiritualität in der Pflege

Der These der Feminisierung der Kirche zum Trotz[47] lässt sich ein Anstieg der der Kirchenverbundenheit und eine größere Offenheit gegenüber religiösen und spirituellen Themen von Seiten der Männer beobachten als noch vor zehn Jahren.[48] Altbischof Huber spricht von der Männerentwicklung als der Suche nach neuen Handlungsspielräumen jenseits starrer Geschlechterstereotype und einengender Rollenerwartungen und dem Einsatz für mehr Geschlechtergerechtigkeit und betont ihre spirituelle Dimension.[49] Der Prozess läuft im Vergleich zur Frauenbewegung langsamer ab und weist eine stärkere Pluralisierung hinsichtlich des Bildes vom Mann auf. Angestrebt wird, die vielfältigen männlichen Ausdrucksformen von Spiritualität mit der Pflegetätigkeit zu vereinen. Hierfür gibt es keine traditionellen Vorläufer.[50] Das mag auf den ersten Augenschein den spirituellen Zugang erschweren, birgt jedoch auf den zweiten Blick das Potenzial, welches in der Freiheit liegt, die Schätze zu heben und individuell nach geeigneten Ausdrucksmöglichkeiten zu suchen.

---

46 Ebd., S. 342.
47 In allen Bereichen des Gemeindelebens liegt der Frauenanteil bei über 70 %. Vgl. Reimann 2011, S. 69.
48 Vgl. ebd., S. 71 und Huber/Schick 2009, S. 2.
49 Vgl. ebd., S. 3.
50 Auch die Diakonie bildete die bestehende Ordnung der Geschlechterverhältnisse ab: Diakonissen waren überwiegend im Pflegebereich beschäftigt, der Anteil an Diakonen blieb in diesem Bereich unter 30 %. Seit 1968 werden Frauen in den Diakonenstand aufgenommen, ein Zugang von Männern ins Pflegefeld blieb weitestgehend aus. Vgl. hierzu Häusler, Michael, Können Männer pflegen? Das Berufsbild des Diakons und der soziale Frauenberuf, in: Kaiser, Jochen-Christoph / Scheepers, Rajah (Hrsg.), Dienerinnen des Herrn, Leipzig 2010, S. 72-82.

4. Fazit: Es besteht Handlungsbedarf.[51]

Und der Handlungsbedarf besteht auf allen Ebenen:
Die Frauen- und Männerverbände der evangelischen Kirche betonen die gesamtgesellschaftliche Verantwortung bei der Schaffung von Geschlechtergerechtigkeit in der Pflege.[52]

– Erste Ansätze zur öffentlichen Diskussion von Geschlechtergerechtigkeit in der Pflege wurden eingeleitet. Eine Vertiefung der Debatte, insbesondere zum Wandel der Männerrolle im Pflegebereich, muss sich in nächster Zeit verstärkt entwickeln, um entsprechende Veränderungen zu fördern. Ein ganzheitliches, spirituelles Verständnis der Pflegetätigkeit mag zu ihrer allgemeinen Aufwertung innerhalb der Gesellschaft, weg von der Rollenzuschreibung einer weiblichen Tätigkeit führen. Initiativen wie die oben erwähnten „Boys' Days" leisten hierzu einen wertvollen Beitrag. Gendersensibilität und damit Genderkompetenz sollten in die Ausbildung integriert werden und zur weiteren Dekonstruktion geschlechterstereotyper Rollenzuweisung im Berufsfeld führen. „Der Zeitpunkt, um den Anteil der Männer in der Pflege zu steigern, scheint günstig zu sein."[53] Nachdem die Vaterrolle im wissenschaftlichen Diskurs zunehmend an Bedeutung gewann, rückt nun der Mann in sozialen Berufen in den Betrachtungsfokus. Die positive Entwicklung der Männerperspektive auf Gendergerechtigkeit und spirituelles Interesse im vergangenen Jahrzehnt lässt einen optimistischen Blick auf zukünftige Entwicklungen in der Pflege zu.
– Appelliert wird desweiteren an die politische Entscheidungsebene, rechtzeitig Gesetze zu entwerfen und neue Strukturen zu formen, welche den Wandel in den Geschlechterverhältnissen auch im Bereich der Pflege abbilden.[54] Unter diese strukturellen Optimierungen fallen Dienstleistungs-, Betreuungs- und Beratungsangebote, die bezahlbar sind und die pflegende Familie entlasten. Eine stärkere Vernetzung der vorhandenen Stellen wird ebenfalls gefordert. Das am 1. Juli 2008 in Kraft getretene Pflege-Weiterentwicklungsgesetz (§ 44 a SGB XI) hat zu einer besseren Entwicklung der Infrastruktur die Weichen gelegt: Zur Stärkung der häuslichen Versorgung von Pflegebedürftigen sollen wohnortnahe Pflegestützpunkte über pflegerische, medizinische und soziale Betreuungsangebote bedarfsgerecht informieren. Eine stärkere Koordination und Vermittlung haushaltsnaher Dienstleistungen dieser Stützpunkte,

---

51 „In Zukunft wird angesichts der demografischen Entwicklung die Beanspruchung von Familienangehörigen im Erwerbsalter durch die Pflege älterer Menschen zunehmen. Es besteht Handlungsbedarf." NDV, Erziehung und Betreuung, Dezember 2009, S. 517.
52 Vgl. Evangelische Frauen in Deutschland e.V. und Männerarbeit der EKD, Geschlechtergerechte Zukunft der häuslichen Pflege, Hannover, Mai 2011.
53 Ebd., S. 24.
54 Vgl. Backes/Amrhein/Wolfinger 2008, S. 4.

Familienzentren mit Betreuungsmöglichkeiten für Kinder und Alte und Mehrgenerationenprojekte wären wünschenswert.[55] Die Expertise zu Gender in der Pflege geht längerfristig von einer Abnahme der privaten Pflegebereitschaft aus. Das Pflege-Weiterentwicklungsgesetz von 2008 macht in überwiegenden Fällen die Existenz einer Hauptpflegeperson nötig.[56] Nur durch adäquate Unterstützung lässt sich gewährleisten, dass innerhalb von Familien nicht das stereotype Rollenmodell des männlichen Ernährers in Vollzeitbeschäftigung und der weiblichen Pflegerin reproduziert wird. Auch schafft das Pflegegeld keinen adäquaten Ausgleich zum Zeitaufwand und den Belastungen der Pflegesituation und kompensiert nicht den Verzicht auf die Berufstätigkeit zugunsten der Pflege.[57] Eine Angleichung in Richtung Elterngeld und Rentenansprüche für Pflegezeit wären ein sinnvoller Schritt für eine adäquate finanzielle Honorierung sowie die Anerkennung der gesellschaftlichen Leistung, welche die Pflegeperson aufbringt.[58]

– Von Arbeitgeberseite wäre eine Flexibilisierung der Arbeitszeiten und ein höheres Maß an Zeitsouveränität für die Pflegepersonen erforderlich, um ebenfalls einer Aufgabe der Erwerbstätigkeit der Geringerverdienenden innerhalb einer Familie, also mehrheitlich der Frauen, vorzubeugen.[59]
– Im Pflegeberuf selbst ist die bereits angesprochene Professionalisierung vonnöten. Stichworte für eine solche Debatte wären die Einführung eines Mindestlohns und eine Akademisierung der Pflege, um das Klischee des Frauenberufes endgültig abzustreifen.
– Ein flächendeckendes Schulungsangebot für Pflegekräfte, wie es von der Diakonie bereits angeboten wird, würde gewährleisten, dass die Pflegenden bei der Integration und dem Erhalt spiritueller Ressourcen bei ihrer Berufsausübung unterstützt werden. Auf diesem Weg wäre eine Verankerung der Spiritualität im Pflegebereich möglich, die ihre Bedeutung weit über eine ideelle Randständigkeit erheben würde.

Literatur

Arbeitsgemeinschaft Missionarische Dienste, Brennpunkt Gemeinde (5), Stuttgart 2008.
Backes, Gertrud M. / Amrhein, Ludwig / Wolfinger, Martina, *Gender in der Pflege. Herausforderung für die Politik,* Bonn 2008.
Coakley, Sarah, *Macht und Unterwerfung. Spiritualität von Frauen zwischen Hingabe und Unterdrückung,* Gütersloh 2007.

---

55 Vgl. NDV 2009, S. 517.
56 Vgl. Backes/Amrhein/Wolfinger 2008, S. 47.
57 Vgl. ebd., S. 12.
58 Vgl. Evangelische Frauen in Deutschland e.V. und Männerarbeit der EKD 2010, S. 11f.
59 Vgl. NDV 2009, S. 520.

Coenen-Marx, Cornelia, *Weibliche Diakonische Spiritualität. Beobachtungen und Reflexionen zur Pflegediakonie,* in: Kaiser, Jochen-Christoph / Scheepers, Rajah (Hrsg.), Dienerinnen des Herrn, Leipzig 2010, S. 326-343.

Diakonie Bundesverband, *Stellungnahme Empfehlung des Diakonischen Werkes der EKD und des DEVAP für eine geschlechtersensible Pflege in Einrichtungen der stationären Altenhilfe,* Berlin, 9.12.2009.

Edgardh, Ninna, *Gender and the Study of Christian Social Practice,* in: Welfare and Religion in 21st Century Europe, volume 2, Mai 2011, S. 198-213.

El Mafaalani, Aladin, *Soziale Ungleichheit und Geschlecht,* in: Theorie und Praxis der Sozialen Arbeit, Jg. 61, Nr. 5/2010, S. 340-345.

Evangelische Frauen in Deutschland e.V. und Männerarbeit der EKD, *Für eine geschlechtergerechte Zukunft der Pflege.* Entwurf zur Diskussion beim nichtöffentlichen Hearing am 15.12.2010 im Stephansstift Hannover.

Franz, Matthias, *So groß ist der Vaterhunger, herzzerreißend,* Interview in der taz, 19.2.2010.

Gesterkamp, Thomas, *Vielfalt der Geschlechterrollen,* in: Aus Politik und Zeitgeschichte 41/2009, S.7-12.

Goeschel, Albrecht, *Männer-Pflegebericht für Deutschland,* Berlin 2007.

Hammer, Eckart, *Männer altern anders. Eine Gebrauchsanweisung,* Freiburg 2007.

Hammer, Eckart, *Männer und Alter(n),* in: Sozialmagazin 34, Juli-August 2009, S. 16-21.

Hammer, Eckart, *Männer – Alter – Pflege, Sozialmagazin 34,* Juli-August 2009, S. 22-29.

Häusler, Michael, *Können Männer pflegen? Das Berufsbild des Diakons und der soziale Frauenberuf,* in: Kaiser, Jochen-Christoph / Scheepers, Rajah (Hrsg.), Dienerinnen des Herrn, Leipzig 2010, S. 72-82.

Huber, Wolfgang / Schick, Ludwig (Hrsg.), *Statements bei der Vorstellung der repräsentativen Studie „Männer in Bewegung. Zehn Jahre Männerentwicklung in Deutschland",* Berlin, 18.3.2009.

iwd, *Forschung – Frauen kommen voran,* 4. Februar 2010, S. 7.

Kada, Olivia / Brunner, Eva (Hrsg.), *Maskulinität und Feminität in Selbst- und Idealbildern diplomierter Gesundheits- und Krankenschwestern,* in: Pflegezeitschrift 2010, Jg. 63, Heft 8, S. 490-495.

kfr, *Weniger Männer in sozialen Berufen,* in: epd sozial, Nr. 13, 1.4.2011.

Meuser, Michael, *Entgrenzungsdynamiken: Geschlechterverhältnisse im Umbruch,* in: Aus Politik und Zeitgeschichte 40/2012, S. 17-24.

NDV, *Erziehung und Betreuung,* Dezember 2009, S. 515-522.

Reimann, Axel, *Die Männer und die Gretchenfrage,* in: chrismon, 06/2011, S. 68-71.

Studiengruppe für Sozialforschung e.V., *Männer – Pflegebericht für Deutschland,* Datensammlung, Berlin 2007.

Internetquellen

www.maennerkongress2010.de/download/eroeffnung.pdf (zuletzt aufgerufen am 30.1.2013).

www.maennerkongress2010.de/download/mk_hollstein.pdf (zuletzt aufgerufen am 30.1.2013).

www.maennerkongress2010.de/download/mk_dinges.pdf (zuletzt aufgerufen am 30.1.2013).

www.maennerkongress2010.de/download/mk_hurrelmann.pdf (zuletzt aufgerufen am 30.1.2013).

www.neue-wege-fuer-jungs.de (zuletzt aufgerufen am 31.1.2013).

Frank Grossheimann

Betriebliches Gesundheitsmanagement und Selbstsorge in der Pflege

Abstract
Investitionen in die Gesundheit von Mitarbeitenden gehören in Zeiten eines wachsenden Fachkräftemangels und alternder Belegschaften in immer mehr Branchen zum Alltag. Auch für die Gruppe der Pflegeberufe besteht hier ein akuter Handlungsbedarf. Die Berücksichtigung der spezifischen Merkmale von Pflegeberufen ist für die Dienstgeber ebenso wichtig wie eine systematische Herangehensweise beim Aufbau eines betrieblichen Gesundheitsmanagements (BGM). Der folgende Text zeigt auf, welche Aspekte bedacht und welche Instrumente entwickelt werden müssen, wenn ein BGM aufgebaut wird. Auf der Basis aktueller Erkenntnisse insbesondere zu stressbedingten Erkrankungen von Pflegekräften geht es im Weiteren um die Frage, welche Angebote speziell die psychische Gesundheit von Pflegekräften stärken können.

In times of absence of specialists and aging staffs employers investments into health of their employees can be labeled as daily routines in many lines of business. Especially the group of nurses has an urgent need for action. Special characteristics and demands of people working as nurses must be noticed, as well as a systematic proceeding and planning in the development of occupational health management. The following text shows, which aspects have to be considered and which instruments have to be developed at the starting point of occupational health management. Based on actual findings, especially about sickness as consequence of stress for the group of nurses the following text deals with the question which offers are able to boost the psychical health of nurses.

1. Rahmenbedingungen von Pflegearbeit

Arbeitsverdichtung, Bürokratisierung, Fachkräftemangel, demografischer Wandel – die Rahmenbedingungen, unter denen Pflege geleistet wird, sind herausfordernd.[1] Dienstgeber sind immer häufiger und in immer kürzeren Intervallen gefordert, unter diesen Umständen Konzepte zu entwickeln, wie gesunde Pflegearbeit gelingen kann. Dieser Rahmen

---

1 Vgl. DNBGF, 2011, S. 7.

birgt zahlreiche Herausforderungen, sowohl für den Dienstgeber als auch für die Pflegekraft. Auf der einen Seite gilt es, für den Dienstgeber zum Beispiel professionelle Pflege zu gewährleisten, Pflegestandards anzupassen beziehungsweise zu entwickeln, Mitarbeitende weiter zu qualifizieren und nicht zuletzt dafür zu sorgen, dass die Einrichtung gut belegt ist und auch unter dem engen Refinanzierungsrahmen wirtschaftlich erfolgreich ist. Auf der anderen Seite sind Pflegekräfte von umfassenden Veränderungen ihrer Arbeitsschwerpunkte betroffen, indem sie beispielsweise immer mehr Zeit für Dokumentationen aufwenden müssen, während ihnen immer weniger Zeit für ihre Pflegearbeit bleibt. Auch die zunehmende Auseinandersetzung mit dementiell erkrankten Patientinnen und Patienten stellt Pflegekräfte vor neue Herausforderungen. Fehlender Berufsnachwuchs und fehlende Fachkräfte im Pflegeberuf sind weitere Aspekte, die den Alltag von Pflegekräften bestimmen. Dies gilt umso mehr, da das Durchschnittsalter vieler Belegschaften unter den Bedingungen des demografischen Wandels kontinuierlich steigt.[2] Die Notwendigkeit, unter den dargestellten Bedingungen in die Gesundheit der Mitarbeitenden zu investieren, wird überdeutlich. Hierzu bietet das Betriebliche Gesundheitsmanagement (BGM) den notwendigen Rahmen. Bestehende Angebote externer Partner reichern den BGM-Prozess in seinem Verlaufe an. Zuvor geht es jedoch darum, BGM systematisch zu planen und zu entwickeln.

2. Planung und Entwicklung eines BGM in einer Pflegeeinrichtung

Betriebliches Gesundheitsmanagement (BMG) für Pflegekräfte und Pflegeeinrichtungen gibt es nicht von der Stange. Es ist bei der Planung unbedingt erforderlich, die individuelle Situation und die Struktur des Unternehmens und seiner Mitarbeitenden in den Blick zu nehmen. Zentrale Aspekte sind dabei zu beachten, wie zum Beispiel:

- die Größe des Unternehmens
- die regionale Aufstellung des Unternehmens (ländliche und-/oder städtische Struktur)
- die dezentrale-/zentrale Struktur des Unternehmens sowie die Zahl der Standorte
- die Altersstruktur der Mitarbeiterschaft
- die regional unterschiedliche Lage bei der Gewinnung von Fachkräften
- die Anzahl von Unternehmensfeldern neben der Pflege (z.B. Jugendhilfe, Behindertenhilfe).

---

2   Vgl. Wagner, Franz, in: Gesundheit und Gesellschaft, Ausgabe 9/09.

Im nächsten Schritt geht es um die möglichst exakte Erhebung der Ist-Situation. Wie steht es um die Gesundheit der Pflegekräfte im Unternehmen? Liegen Kennzahlen vor, an denen die Verantwortlichen sich ein Bild vom Gesundheitszustand der Mitarbeitenden im Unternehmen machen können (Arbeitsunfähigkeitsstatistik)? In den jetzt notwendigen Schritten gilt es, die relevanten Themengebiete systematisch zu erschließen. Dazu stehen etablierte Instrumente zur Verfügung:

1. Analyse von AU-Daten
2. Gefährdungsbeurteilung
3. Arbeitssituationsanalyse
4. Gesundheitszirkel
5. Mitarbeiterbefragungen
6. Mitarbeitergespräche. [3]

Jeder einzelne Baustein hilft dabei, die Ist-Situation im Unternehmen möglichst exakt zu erheben. Dies ist wiederum die Voraussetzung dafür, dass bei der Entwicklung des BGM-Prozesses möglichst bedarfsgerechte Konzepte und Angebote entwickelt und etabliert werden können.

3. Gesundheit im Pflegeberuf

Die Arbeit in einem Pflegeberuf gehört zu den stark belastenden Tätigkeiten. Die Analyse der durchschnittlichen Arbeitsunfähigkeitstage (AU-Tage) für die Gruppe der Mitarbeitenden in Berufen des Gesundheits- und Sozialwesens im Jahr 2011 zeigt dies ganz deutlich. Der durchschnittliche Wert in 2011 liegt hier bei 15,5 AU-Tagen je Beschäftigtem und ist deutlich höher als beispielsweise in der Gruppe der Menschen in Dienstleistungsberufen, im Handel oder in der Metallverarbeitung. Beim Vergleich aller Berufe landet die Gruppe der Helferinnen und Helfer in der Krankenpflege mit durchschnittlich 24,1 AU-Tagen auf dem zweiten Platz. Lediglich die Gruppe der Raumpfleger erreicht in 2011 mit 25,6 AU-Tagen noch höhere Werte. Die Analyse der AU-Daten nach Berufsgruppe und Krankheitsart zeigt einen weiteren Punkt, der im BGM für Pflegeberufe besonders zu beachten ist. In der Gruppe der Berufe mit den meisten krankheitsbedingten Fehlzeiten ist der ermittelte Wert der AU-Tage aufgrund psychischer Störungen nirgends höher als bei den Helferinnen und Helfern in der Krankenpflege.[4] Die Frage nach der Ursache für diese Ergebnisse und die Frage nach Instrumenten im Umgang mit diesen Ergebnissen bildet den Schwerpunkt des weiteren Textes. Folgende psychosoziale Risikofaktoren sind für die Mitarbeitenden in Pflegeberufen relevant:

3 Vgl. Schambortski 2008, S. 185 ff.
4 Vgl. BKK Gesundheitsreport 2012.

- hohe Arbeitsintensität bei geringen Handlungsspielräumen
- Zeitdruck, Überstunden, fehlende Pausen, Schichtarbeit
- Regelmäßige Konfrontation mit Leid/Krankheit
- mangelnde Wertschätzung und Belohnung
- Probleme bei der Vereinbarkeit von Berufe und Familie
- Widerspruch zwischen hohen eigenen Ansprüchen an sich selbst und realen Arbeitsbedingungen, z. B. Zeitknappheit
- fehlende Anerkennung
- Konflikte mit Kolleginnen und Kollegen, Patienten oder Angehörigen.[5]

4. Burnout in der Pflege

Burnout bezeichnet eine kumulative Rückzugsreaktion auf chronisch-stressreiche Anforderungen am Arbeitsplatz bei Personen, die ihre berufliche Tätigkeit ursprünglich mit viel Engagement und Idealismus begonnen haben. Dies gilt insbesondere für Helferberufe, z.B. Pflegekräfte. Betroffene Mitarbeitende entwickeln in der Folge eine zunehmende distanzierte Einstellung gegenüber ihren Patienten.[6] „Ich liebe meinen Beruf, aber er macht mich kaputt. Er bringt mich an meine körperlichen, vor allem aber an meine seelischen Grenzen", so eine Krankenschwester, die sich selbst das Helfersyndrom bescheinigt. Pflegekräfte wollen alles hundertzehnprozentig machen und übernehmen sich regelmäßig.[7] Sie sind häufig intrinsisch motiviert und bringen Leidenschaft für ihre Aufgabe mit. Um den Arbeitsalltag mit seinen unterschiedlichen und schwer zu kalkulierenden Herausforderungen zu bewältigen, gehen viele Mitarbeitenden an die Grenzen ihrer Leistungsfähigkeit. Sie erleben dann häufig über einen längeren Zeitraum, dass sie trotz des teilweise enormen Energieaufwandes dem phasenweise extrem verdichteten Arbeitsalltag nicht gewachsen sind. Nach anfänglichem Enthusiasmus für die eigene Aufgabe, der häufig das Ausmaß einer wirklichkeitsfernen Begeisterung erreicht, stellt sich typischerweise eine Phase der Desillusionierung bzw. Ernüchterung ein. Vermehrte Anstrengungen werden in der darauf folgenden Phase nicht zum Erfolg führen, sofern die eigenen Ansprüche nicht an die realen Bedingungen, das heißt an das realistisch Machbare angepasst werden. In einer einsetzenden Abwärtsspirale stellen sich Gefühle von Niedergeschlagenheit bzw. Hoffnungslosigkeit ein, die häufig mit einer erhöhten Infektanfälligkeit einhergehen. Die Leistungsfähigkeit sowie die Lebensenergie sinken kontinuierlich, Teilnahmslosigkeit und eine Phase der Depersonalisierung münden am Ende der Abwärtsspirale in Depressivität, das Gefühl der Sinnlosigkeit und

---

5 Vgl. Schambortski 2008, S. 87 ff.
6 Vgl. Leppin 2003, S. 143.
7 Vgl. Schminke, Polly, in: Gesundheit und Gesellschaft, Ausgabe 9/09.

der absoluten Verzweiflung. Die dann eintretende Erschöpfung erstreckt sich nicht allein auf die Arbeitswelt sondern auch auf alle privaten Lebensbereiche der/des Betroffenen[8]. Die Entwicklung der Krankheitstage durch Erschöpfungszustände in den vergangenen Jahren verdient eine besondere Beachtung. Seit der Einführung des ICD-Codes Z 73 im Jahr 2004, der in der Regel zur Bescheinigung von Burnout-Syndromen verwendet wird, hat sich auf diesem Feld eine rasante Entwicklung ergeben. Wurden in 2004 zunächst durchschnittlich 4,6 AU-Tage je 1000 Mitgliedern ermittelt, liegt dieser Wert im Jahr 2011 bereits bei 86,9 Tagen. Mit einer durchschnittlichen Krankheitsdauer von 34,5 Tagen pro Fall ist die Falldauer bei Burnout mehr als doppelt so lang wie bei Rückenschmerzen. Valide Daten zur Entwicklung der Krankschreibungen aufgrund des Burnout-Syndroms zu ermitteln, ist wegen der fehlenden Krankheitsidentität des Burnout-Syndroms jedoch allein mit dem ICD-Code Z 73 nicht möglich. Weitere ICD-Codes mit im Vergleich zum ICD-Code Z 73 ähnlichen Diagnosen müssen dem Grunde nach ebenfalls berücksichtigt werden, wodurch die Zahl der Krankheitstage deutlich höher liegen dürfte.

Literatur

Bertelsmann Stiftung / BKK Bundesverband, Enterprise for Health, Guide to Best Practice, *Unternehmenskultur und betriebliche Gesundheitspolitik:* Erfolgsfaktoren für Business Excellence, Bielefeld 2006.
BKK Gesundheitsreport 2012. BKK Bundesverband, Essen 2012.
Bödeker, Wolfgang / Barthelmes, Ina, *iga.Report 22, Arbeitsbedingte Gesundheitsgefahren und Berufe mit hoher Krankheitslast in Deutschland* , Essen 2011.
Braun, Bernard / Müller, Rolf, *Arbeitsbelastungen und Berufsausstieg bei Krankenschwestern,* in: Pflege und Gesellschaft, 10/2005.
Coenen-Marx, Cornelia, *Wir sind es wert – Vom Wert der Pflege,* in: Stockmeier, Johannes / Giebel, Astrid / Lubatsch, Heike (Hg.): Geistesgegenwärtig pflegen Bd. 1, Neukirchen-Vluyn 2012, S. 21-30.
DNBGF, *Gesunde Beschäftigte in einem gesunden Gesundheitswesen,* Positionspapier Forum Gesundheitswesen und Wohlfahrtspflege, Essen 2011.
Gerstner, Alexandra, *Gesundheitsfördernd führen,* in: Schambortski, Heike (Hg.), Mitarbeitergesundheit und Arbeitsschutz, Gesundheitsförderung als Führungsaufgabe, München 2008.
Hagemann, Tim*, Das Verhältnis von Spiritualität, Arbeit und Gesundheit in diakonischen Einrichtungen,* in: Stockmeier, Johannes / Giebel, Astrid / Lubatsch, Heike (Hg.): Geistesgegenwärtig pflegen Bd. 1, Neukirchen-Vluyn 2012, S. 21-30.
Hemmerich, Fritz Helmut, *wendepunkt BURNOUT*, Anleitung für die Praxis, das Salutogenese-Konzept, Augsburg 2011.
Leppin, A., *Burnout,* in: Badura, Bernhard / Hehlmann, Thomas (Hg.), Betriebliche Gesundheitspolitik. Der Weg zur gesunden Organisation, Berlin/Heidelberg 2003.
Quernheim, German, *Nicht ärgern – ändern! Raus aus dem Burnout,* Berlin 2010.

---

8 Vgl. Hemmerich 2011, S. 95 ff.

Sander, Christel, *Resilienz – ein sperriger Begriff macht Karriere*, in: DGP-Informationen, Heft 62, Berlin, September 2012.
Schambortski, Heike / Dohm, Sandra / Gerstner, Alexandra / Wilhelm, Matthias, *Mitarbeitergesundheit und Arbeitsschutz, Gesundheitsförderung als Führungsaufgabe*, München 2008.
Schmincke, Polly: *Erste Hilfe für die Helfer,* Gesundheit und Gesellschaft, Ausgabe 9/09, Berlin 2009.
Zentrum für Qualität in der Pflege, *Pressemitteilung Januar 2013*, Berlin 2013.

PETER WEBER

Intergenerative Kommunikation –
Eine Literaturstudie

Abstract
Im Sozial- und Gesundheitswesen kommuniziert häufig medizinisches und pflegerisches Fachpersonal mit Menschen, deren Kommunikationsmöglichkeiten eingeschränkt sind. Statt der Weitergabe des Wissens an eine neue Generation dominiert in diesem Feld die Herausforderung, sich respektvoll, eindeutig und zu beiderseitigem Vorteil zu verständigen. Dies entspricht dem Miteinander-Kommunizieren. Metakommunikation ist ein kostbares Lernfeld für alle professionell Tätigen. Denn sie verbessert Effizienz und Effektivität aller anderen Kommunikationsformen.

In the social and public health sector, medical and care professionals frequently interact with people, whose communication abilities are limited. Instead of knowledge transfer towards a new generation, this field is dominated by the challenge to communicate respectfully, distinctly, and with the aim of mutual advantage. This is in accordance with a joint communication. Meta-Communication is a precious learning field for all professionals, as it improves efficiency and all other communication forms.

1. Begriffsdefinitionen

Wie selbstverständlich wird der Terminus Intergenerative Kommunikation in vielen Publikationen verwendet. Gelegentlich findet sich in der Literatur die Variante *intergenerationelle* Kommunikation.[1] Es darf angenommen werden, dass beide Varianten synonym verwendet werden können.
Die Suche nach einer präzisen Definition verläuft allerdings (nahezu) erfolglos. Der Duden in seiner aktuellen Online-Variante[2] und psychologische Fachwörterbücher führen bereits das Adjektiv „intergenera-

---

1 So z.B. Fiehler 2012.
2 www.duden.de/suchen/dudenonline/intergenerativ, Abruf am 17.08.2012, 10.30 Uhr.

tiv" nicht auf. Verwendende dieses Terminus gehen vermutlich davon aus, dass sich das Begriffsverständnis aus den Bestandteilen (inter = zwischen, Generation, Kommunikation) eindeutig zusammensetzen lässt:

1.1 Generation

Die lateinische Herkunft (generatio) ist mit Zeugung(-sfähigkeit) zu übersetzen. Der Begriff wird auch analog für die Übergabe und Weitergabe (traditio) verwendet.
Eine Generation versteht sich laut Duden u. a. als die „Gesamtheit der Menschen ungefähr gleicher Altersstufe [mit ähnlicher sozialer Orientierung und Lebensauffassung]".[3] Als Beispiele für ähnliche Orientierungen oder Auffassungen werden *Generation @, Golf, X, Null Bock, No Future, Lost* angeführt. Angehörige einer Generation unterscheiden sich in charakteristischen Verhaltensmustern von Mitgliedern anderer Altersgruppen, häufig aber auch von Gleichaltrigen früherer Zeiten.
Zur selben Zeit Geborene weisen eine „verwandte Lagerung" und „ähnliche Erlebnisschichtung" auf.[4] Während eine Generation nach klassischem Verständnis 30 Lebensjahre umfasst, werden gegenwärtig 10 bis 15 Jahre für den Generationenzusammenhang verwendet. Falls die gesellschaftlichen und kommunikationstechnischen Entwicklungen mit ähnlich hoher Geschwindigkeit fortschreiten, ist denkbar, dass die Zahl der Lebensaltersjahrgänge pro Generationenmerkmal sich weiter reduziert. Damit würden sich die beiden Generations-Begriffsverständnisse „ähnliche Lebensaltersstufe" und „verwandte Lagerung" weiter entkoppeln.[5]

1.2 Kommunikation

Aus der Vielzahl von Definitionen sind hier zwei hilfreiche herausgegriffen:
Kommunikation (lat. *communicatio* Verbindung, Mitteilung), die wichtigste Form sozialer Interaktion, der Prozess der Informationsübertragung mit den Komponenten: Kommunikator und Kommunikant (die einseitig oder wechselseitig einwirken), den Kommunikationsmitteln (die als sprachliche oder nichtsprachliche Zeichen auftreten), den Kommunikationskanälen und den Kommunikationsinhalten aller Art. Die unilaterale und bilaterale (*face-to-face*) Kommunikation geschieht durch Sprache, Blick, Mimik, Gestik, Schrift usw. Es ist dem Menschen in der Interaktion unmöglich, nicht zu kommunizieren.[6]

---

3 www.duden.de/rechtschreibung/Generation, Abruf am 17.08.2012, 10.50 Uhr.
4 Mannheim 1964, in: Abicht und Miritz 2011, S. 365.
5 Vgl. Seitz 2004, S. 35.
6 Häcker und Stapf 2009, S. 526.

Der Sender übermittelt eine kodierte Botschaft an einen Empfänger. Jede Botschaft enthält Anteile einer Sachinformation, der Selbstoffenbarung, der Beziehungsbeschreibung und eines Lenkungswunsches.[7]

1.3 Intergenerationale Kommunikation

Intergenerationale Kommunikation findet also bereits statt, wenn Menschen unterschiedlicher Altersstufen Botschaften austauschen. Diesem sehr weiten Begriffsverständnis soll eine der wenigen engen Definitionen gegenüber gestellt werden:
Intergenerative Kommunikation ist die Synthese von Information, Mitteilung und Verstehen (zwischen Personen mit Bewusstsein), die die Funktion erfüllt, die Autopoiesis der Gesellschaft angesichts des biologisch/biografisch bedingten Wechsels der Generationen zu sichern, […] die aber keineswegs mit dieser Intention initiiert sein muss wie im Falle von Erziehung.[8]
Gilgemann stellt mit seiner Definition den Anschluss zum intergenerativen Lernen her, denn nach seinem Verständnis dient intergenerative Kommunikation (ausschließlich) dem Ziel des Überlebens.

1.4 Intergeneratives Lernen

Deutlich häufiger als über intergenerative Kommunikation finden sich Veröffentlichungen und Definitionen zum intergenerativen Lernen. Dieser Terminus beschreibt einen speziellen Typ des intergenerativen Kommunizierens, bei dem Zweck und Ziel vorgegeben sind: das Lernen. Auch wenn Forschung, Modelle und Konzepte für intergeneratives Lernen sich gegenwärtig noch in der Entwicklungsphase befinden,[9] sind Ausführungen zu diesem Begriff gewinnbringend für die intergenerative Kommunikation nutzbar.
Das Europäische Netzwerk für intergeneratives Lernen (enil) definiert dieses wie folgt:
Intergenerationales Lernen (IGL) ist ein Weg, auf welchem Menschen aller Altersgruppen voneinander und miteinander lernen können. Generationenübergreifendes Lernen ist ein wichtiger Teil lebenslangen Lernens, wonach Generationen zum Erhalt von Wissen, dem Erwerb von Fähigkeiten sowie der Wertevermittlung zusammenarbeiten. Neben dem Transfer von Wissen fördert IGL das gegenseitige Lernen zwischen verschiedenen Generationen und hilft soziales Kapital sowie Zusammenhalt in unserer alternden Gesellschaft zu entwickeln. IGL ist eine Möglichkeit, auf wesentliche demographische Veränderungen einzuge-

---

7 Vgl. Schulz v. Thun 2002, S. 25f.
8 Vgl. Gilgemann 1988, S. 6.
9 Vgl. Süssmuth 2011, S. 138.

hen und, stärkt generationenübergreifende Solidarität durch generationenübergreifende Praxis.[10]
Konfessionelle Träger in Baden-Württemberg haben sich zu einem Modellprojekt „intergenerationales Lernen" (IGELE) zusammengeschlossen, um den Dialog der Generationen zu initiieren und zu fördern.[11] Insbesondere sollen Einrichtungen der Erwachsenenbildung mit dem Bezug zur Zielgruppe Ältere Menschen mit Kinder- und Jugendinstitutionen kooperieren.
Intergeneratives Lernen kann als Beitrag zur Reflexion eigener generationstypischer Anschauungen verstanden werden, welcher das Verständnis für die jeweils andere Generation und deren Deutungsmuster fördern will.[12] Es sind drei Ausprägungen möglich:
Beim *Voneinander-Lernen* wird der Wissensschatz einer (meist der älteren) Generation an die andere (nachkommende) weitergegeben. Hier handelt es sich um eine fest in der Sozialisation verankerte, einseitige Form des Lernens, die auch in Bildungskonzepten aufgegriffen wird.
Das *Miteinander-Lernen* entsteht in einer generationengemischten Lerngruppe, die sich gemeinsam neues Wissen erschließt. Ein typisches Beispiel ist der gemischte Sprachkurs an einer Volkshochschule.
Das *Übereinander-Lernen* bezeichnet eine Meta-Ebene, auf der die Beteiligten verschiedener Generationen ihre Erfahrungen und Deutungsmuster in der Begegnung mit der jeweils anderen Generation reflektieren, austauschen und dadurch gegenseitigen Erkenntnisgewinn generieren.[13]
In traditionellen Gesellschaften mit wenig Wandel lernen die Jüngeren von den Älteren. Diese dienen als vollendetes Modell und verfügen über alles notwendige Wissen. Mead nennt dies eine postfigurative Kultur.[14]
In Kulturen schnellen Wandels (präfigurativ) kennen die Älteren die Zukunft der Jüngeren nicht. Kinder leben in einer für die (Groß-)Eltern fremden Welt; Erwachsene schauen mit dem Blick auf das kindliche Tun nicht mehr in die eigene Vergangenheit zurück.[15] Das einseitige Voneinander-Lernen verliert daher in präfigurativen Kulturen an Bedeutung.
Die drei Ausprägungen des intergenerationalen Lernens bieten sich an, um induktiv die Formen intergenerationaler Kommunikation auszudifferenzieren:
Füreinander kommunizieren: Einseitiges Senden zum (überwiegenden) Vorteil des Empfängers;
Miteinander kommunizieren: Kommunikationspartner/innen verschiedener Generationen tauschen Botschaften zu einem gemeinsamen Thema aus;

10 www.emil-network.eu/about/what-is-intergenerational-learning.
11 www.igele.info/.
12 Vgl. Schmidt et al. 2009, S. 146.
13 Vgl. Schmidt et al. 2008, S. 147.
14 Vgl. Mead 2007. S. 27.
15 Vgl. Seitz 2000, S. 42.

Metakommunizieren: Die Unterschiedlichkeit der Kommunikationspartner/innen wird thematisiert, um daraus Erkenntnisgewinn für alle Beteiligten zu generieren.
Weitere Variablen bieten sich für die Differenzierung intergenerativer Kommunikation an. Im Rahmen dieser Literaturstudie wird dies jedoch nur kurz angedeutet und nicht detaillierter ausgeführt:

Variable	**Ausprägung**	
Veranlassung	Zufall	Absicht
Gewinn	einseitig	beidseitig
Kommunikationsrollen	symmetrisch	komplementär
Personenzahl	Individuum	Gruppe
Rahmenbedingungen	formell	informell
Status der Parteien	professionell	Laie/privat
Zeitrahmen	einmalig	prozesshaft

Tabelle 1: Differenzierungsformen intergenerativer Kommunikation

2. Füreinander kommunizieren

2.1 In der Arbeitswelt

Typischerweise wird hier absichtlich, zu ein- oder beidseitigem Vorteil, zwischen Individuen, formell, professionell und prozesshaft kommuniziert.
Das Thema „Weitergabe berufsspezifischen Wissens am Arbeitsplatz zwischen Generationen" nimmt in der Literatur einen breiten Raum ein. Dies ist naheliegend, da es sich um den wirtschaftlich interessantesten Aspekt intergenerationaler Kommunikation handelt. Auch deswegen finden sich viele Unternehmen als Kooperationspartner für empirische Studien bereit.
Der Anteil jüngerer Menschen an der arbeitenden Bevölkerung sinkt auf Grund der demografischen Entwicklung. Die Personalentwicklung ist gefordert, Alters-Diversity-Konzepte zu entwickeln, die den Transfer von Wissen und Erfahrungen generationenübergreifend managen.[16]
Die Zuordnung der Beschäftigten zu Generationen ist branchenabhängig. Während in der Softwareentwicklung Personen über 30 schon als alt gelten, rechnet die Verwaltung erst Beschäftigte über 55 Jahren dieser Personengruppe zu.[17]

---

16 Vgl. Abicht und Miritz 2011, S. 362.
17 Vgl. Seitz 2004, S. 15.

Die Konkurrenzsituation in der Arbeitswelt kann dazu führen, dass ältere Beschäftigte ihr Wissen zurückhalten und intergenerativen Austausch meiden, um nicht ihren letzten Vorteil gegenüber der jüngeren Generation zu verspielen.[18] Daher sollte ein intergenerativ erfolgreicher Ansatz der unternehmensinternen Kommunikation so aufgebaut werden, dass das Neue seine Chance bekommt und das Alte seine Anerkennung.[19] Wissenstransfer findet nicht nur von alt zu jung statt: Die jüngere Generation (unter 30) verfügt über einen Vorteil in der Anwendung moderner Kommunikationstechniken, eine raschere Auffassungsgabe und bessere sensomotorische Fähigkeiten. Führungserfahrung und handwerkliches Geschick sind hingegen die typischen Stärken der älteren Generation (über 50), die gelassener in komplexen Anforderungssituationen reagiert und informelle Wege der Informationsbeschaffung ausnutzt. Die Angehörigen der mittleren Generation (30 bis 50) sehen sich als Leistungsträger. In der Regel sind sie besser qualifiziert als die Älteren, müssen aber ihren Kompetenzanspruch gegen die Jüngeren verteidigen.[20] Diese Unterschiedlichkeiten muss ein betrieblicher, intergenerativer Wissenstransfer gewinnbringend nutzen. Er sollte arbeitsplatzbezogen (beobachtend und in direkter Kommunikation) erfolgen. Unterschiedliches Lernverhalten der Generationen muss hierbei Berücksichtigung finden.[21]
Neben Austauschformen in (größeren) Gruppen sind Dyaden das ideale Format für den intergenerationalen Wissenstransfer im Betrieb und damit ein Instrument für die Personalentwicklung. Patenschaften, Mentoring, Coaching und Tandems sind unterschiedliche Formate von Lern-Dyaden.[22]

2.1.1 Patenschaften

Eine ältere Beschäftigte begleitet über einen definierten Zeitraum einen jüngeren Mitarbeitenden (häufig ein Unternehmensneuling). Vorrangig profitiert der Jüngere vom Erfahrungs- und Unternehmenswissen der Älteren. Aber auch für die Seniorin stellt der Einblick in die Welt und in die Sichtweisen eines Juniors einen hilfreichen Erkenntnisgewinn dar. Gelegentlich vertauschen sich die Generationen in den Patenrollen: So unterstützen typischerweise lebensjunge Betriebszugehörige ältere Kolleginnen und Kollegen bei der Einführung neuer EDV-Systeme. Patenschaften werden in der Regel durch Personalverantwortliche organisiert, finden sich aber auch informell.[23]

---

18 Ebd., S. 134.
19 Ebd., S. 183.
20 Vgl. Abicht und Miritz 2011, S. 366f.
21 Ebd., S. 368.
22 Siehe auch Janasz und Sullivan 2004, S. 270f.
23 Vgl. Seitz 2004, S. 170.

2.1.2 Mentoring

Im Unterschied zu Patenschaften ist der Mentor oder die Mentorin eine Person, welche mindestens eine Hierarchieebene über der begleiteten Person (Mentee) steht und keine direkte Weisungsbefugnis ausübt.[24] In der Praxis wird allerdings häufig nicht zwischen Mentoring und Patenschaft unterschieden, so dass sich viele Paten (erfahrene Kollegen der gleichen Ebene) auch Mentoren nennen. Seitz sieht die Patenrolle stärker bei der Vermittlung von Fachwissen und die Mentorenrolle bei der Persönlichkeitsentwicklung verortet.[25]

In der Wirtschaft wird Mentoring überwiegend zur Förderung von Nachwuchsführungskräften oder von wichtigen Spezialisten eingesetzt und begleitet daher eine Rollenübernahme. Der einflussreiche Mentor oder die einflussreiche Mentorin nimmt den „Schützling" in das eigene, meist weit ausgefächerte Netzwerk mit hinein. Neben dem durch das Unternehmen organisierten formellen Mentoring finden sich viele informelle, selbstgewählte Mentoring-Beziehungen. Erstaunlicherweise ist das informelle Mentoring in der Wirksamkeit erfolgreicher als das formelle Mentoring.[26]

Patenschaften und Mentoring wären falsch verstanden, wenn der oder die Erfahrene ausschließlich in Form von Einbahnkommunikation Wissen weitergeben würde. Der oder die Begleitende soll sich mittelfristig überflüssig machen. „Hilfe zur Selbsthilfe" oder „Führen durch Fragen" sind daher zwei wesentliche Arbeitsprinzipien für diese Formate.

Mentoren und Mentorinnen geben als Gewinn an, den sie selber aus dem Mentoring ziehen:
- Befriedigung, Wissen und Erfahrung weitergeben zu können
- Verbesserung eigener beruflicher Leistung
- Loyalität des Mentees
- Anerkennung durch zukünftige Erfolge des Mentees
- Gefühl von Generativität (das eigene Leben noch einmal leben können)
- ein Hauch von Unsterblichkeit.[27]

Auch außerhalb der Wirtschaft haben sich in den letzten Jahren vielfältige Formen von Mentoring oder Patenschaften entwickelt. Die Begleitung eines jungen Menschen durch das Schulleben oder durch die Berufsausbildung geschieht durch eine ältere Person ohne materielle Interessen. Häufig stammen die Mentees oder „Patenkinder" aus benachteiligten sozialen Schichten, z. B. Migrantenfamilien. Senioren unterstützen Schüler und Schülerinnen bei schulischen Themen und Problemen des Alltags.[28] Auch die Mentoren und Mentorinnen profitieren: Sie

---

24 Vgl. Weber 2004, S. 16.
25 Vgl. Seitz 2004, S. 172.
26 Vgl. Blickle 2000, S. 176.
27 Ebd., S. 172f.
28 www.zeit.de/2012/18/C-Schule-Senioren, abgerufen am 16.10.2012, 16.15 Uhr.

beschreiben, wie sich ihnen neue Welten öffnen, Hinweise zum Umgang mit dem Handy oder anderen digitalen Kommunikationsmitteln nehmen sie dankbar auf.

Von Mentoren und Mentorinnen werden überdurchschnittliche kommunikative, soziale und fachliche Kompetenzen erwartet und durch Weiterbildungen ausgebaut. Im Sozial- und Gesundheitswesen spezialisieren sich Mitarbeitende auf die Anleitung und Begleitung unerfahrener Kolleginnen und Kollegen, zunehmend sogar durch eine akademische Qualifikation.[29]

2.1.3 Coaching

Wenn ein professionell ausgebildeter Prozessberater eine Person in vertraulichem Rahmen bei der beruflichen Entwicklung mit einem formalen Auftrag begleitet, nennt sich dies seit einigen Jahrzehnten Coaching. Dieser Coach kann extern verpflichtet werden oder einer unternehmenseigenen Stabsstelle angehören. Inzwischen hat sich eingebürgert, auch ein entwicklungsförderndes Vorgesetztenverhalten als Coaching zu bezeichnen. Ob dies angesichts der dadurch entstehenden Begriffsdiffusion hilfreich ist, bleibt dahingestellt. Seitz verwendet den Coachingbegriff auch für ältere Beschäftigte (kurz vor dem Ruhestand), die ihr Wissen an Neulinge weitergeben.[30] Unklar bleibt, wie sich dies dann vom Mentoring- oder Patenkonzept unterscheidet.

2.1.4 Tandems

Beim gemeinsamen Lernen jüngerer und älterer Fachkräfte profitieren beide durch die Kernkompetenzen der jeweils anderen Person bzw. Generation. Dieses Lernformat eignet sich besonders gut für (begrenzte) Projektaufgaben.[31] Beispielsweise arbeiten in der Deutschen Bank je ein junger und ein erfahrener Mitarbeitender gemeinsam in Kompetenz-Tandems an einem Projekt.[32]

2.2 Im Privatleben

Im privaten Bereich findet das kommunikative Geschehen eher absichtlich, ein- oder beidseitig, zwischen Individuen oder Gruppen, informell, privat und einmalig oder prozesshaft statt.

---

29 Die Fachhochschule der Diakonie bietet z. B. einen Bachelorstudiengang zur Qualifizierung als Mentor/in im Sozial- und Gesundheitswesen an. Näheres unter www.fh-diakonie.de/.cms/Studienangebote/Mentoring/111.
30 Seitz 2004, S. 173.
31 Ebd., S. 174.
32 Ebd., S. 69.

Eine Schulklasse oder eine Kindergartengruppe, die (regelmäßig) Bewohnerinnen und Bewohner einer Senioreneinrichtung besucht, ist der am häufigsten zu beobachtende Fall eines intergenerativen Begegnungs- und Integrationsprojektes. Für die Kinder werden positive Einstellungsänderungen gegenüber älteren Menschen und dem Älterwerden berichtet.[33] Der Nutzen für die Älteren wird überwiegend in der Ausübung von Generativität, der Förderung von kognitiven sowie physischen Aktivitäten und im Erleben sozialer Beziehungen gesehen. Eine Studie mit österreichischen Seniorenheimbewohnern kommt jedoch zu einem überraschenden Ergebnis bezüglich der Wünsche und der Akzeptanz dieser intergenerativen Begegnungen durch die ältere Generation: Nur wenige der überwiegend gebrechlichen Bewohnerinnen und Bewohner wünschen regelmäßige Kontakte außerhalb ihres familiären Umfeldes. Insbesondere bei Begegnungen mit jüngeren Kindern unter sieben Jahren befürchten die Betroffenen eine zu schnelle Ermüdung und eine zu starke Beanspruchung. Die stärkste positive Zustimmung aus einer Auswahlliste mit 14 Aktivitäten erhielt die freie Unterhaltung mit Kindern zwischen sieben und zehn Jahren.[34] Treffen sollten allerdings nicht häufiger als alle drei Wochen stattfinden und nicht länger als eine Stunde dauern. Die Identitätsentwicklungsphasen nach Erikson könnten eine Erklärung für diese niedrigen Werte liefern: Im hohen Alter wird die Phase der Generativität durch die Integrität abgelöst. Der Mensch bereitet sich auf sein Ende vor und reflektiert seinen gesamten Lebensverlauf. Innere Aktivitäten sind hier wichtiger als Auseinandersetzungen mit anderen. Kombiniert mit dem Wunsch nach (gelegentlicher) freier Unterhaltung könnten Integrationsprojekte so umgestaltet werden, dass sie die Selbstreflexion und die Erinnerungsarbeit unterstützen.[35]

Für die rüstige ältere Generation steckt Potenzial in der Möglichkeit, in Kindergärten oder Schulen als Zeitzeugen zu fungieren. Hierfür bieten sich insbesondere die Fächer Geschichte, Deutsch oder Religion an.[36]

Der älteren Generation wird eine besondere Verantwortung für das Erschließen naturbezogener Erfahrungsräume und Lerngelegenheiten zugesprochen, da bei Kindern im Schulalter Vorkenntnisse zu diesen Themenfeldern rapide abgenommen haben und das Schulsystem dies nur begrenzt substituieren kann.[37]

Auch Mentoring oder Coaching durch Ältere zur Unterstützung beruflicher Qualifikation Jüngerer etabliert sich und wird beispielsweise durch Volkshochschulen gefördert.[38]

Patenfunktionen mit komplementärer Rollenverteilung werden natürlich

---

33 Vgl. Gaderer und Baumann 2008 S. 244.
34 Ebd., S. 250.
35 Ebd., S. 255.
36 Vgl. Fiehler 2012, S. 4.
37 Vgl. Kandler 2011, S. 182.
38 Vgl. Süssmuth 2009, S. 142.

ebenfalls berichtet: Junge Menschen helfen mehr oder weniger stark gebrechlichen Senioren im Lebensalltag oder besuchen diese „nur" als regelmäßige Gesprächspartner/innen.

3. Miteinander kommunizieren

In dieser Variante wird eine generationsgemischte Zusammensetzung der Kommunizierenden geduldet, ist zufällig oder sogar gewollt. Es besteht kein unmittelbarer Zusammenhang zwischen der Zugehörigkeit zu einer Generation und einer Kommunikationsrolle. Thema und Inhalt der Kommunikation sind keine Generationsspezifika, sondern etwas Drittes. Der typische Ort ist die Alltagskommunikation, die Standardform ist das normale Gespräch. Situationsabhängig können die Kommunikationsrollen symmetrisch oder komplementär sein. Häufig reden die Beteiligten miteinander auf Augenhöhe. Die Kommunikation ist eher informell und nicht professionell.

3.1 Die Alltagskommunikation

Eine ausführliche Repräsentativstudie zur alltäglichen Kommunikation innerhalb und zwischen den Generationen liefert die Allensbach-Studie aus dem Jahr 2009.[39]
In den Feldern der Familie, der Nachbarschaft, des Geschäfts- und Berufslebens stellen Kommunikationskontakte mit Angehörigen einer anderen Generation den Normalfall dar. Nach einer Repräsentativbefragung führen 38% aller jungen Menschen (14-19 Jahre) täglich intensive Gespräche. Bei den Über-60-Jährigen sinkt dieser Anteil auf 17%.[40] Generationenübergreifend sind die beliebtesten Gesprächsthemen Neuigkeiten aus dem Bekanntenkreis (73%), Preise und Preisentwicklungen (68%) sowie Alltagsgeschehen und persönliches Befinden (66%).[41]
Typischerweise redet man mit Angehörigen der gleichen Altersgruppe: 85% der 14-19-Jährigen reden häufig intensiv mit Gleichaltrigen und nur 8% reden häufig mit Über-65-Jährigen. Bei den Über-55-Jährigen kommunizieren 3% häufig mit Gleichaltrigen und 14% mit 14-17-Jährigen. Insbesondere Kinderlose verfügen selten über Gesprächskontakt zur jüngeren Generation.[42]
Dennoch werden Gespräche mit einer anderen Generation überwiegend positiv bewertet: Bei den Unter-30-Jährigen schätzen 65% an Gesprächen mit der Eltern- und Großeltern-Generation vor allem, dass sie von

---

39 Institut für Demoskopie, *Gesprächskultur: Austausch unter den Generationen*, Allensbach 2009, abgekürzt: Allensbach.
40 Ebd., S. 23.
41 Ebd., S. 30.
42 Ebd., S. 49f.

den Erfahrungen und dem Wissen dieser Generation profitieren. 49% finden gut, dass sie ganz andere Sichtweisen und Standpunkte kennenlernen.[43]
Die ältere Generation (über 55) schätzt an Gesprächen mit Jugendlichen, dass sie ihnen helfen, die junge Generation besser zu verstehen, und dass sie mit Themen in Kontakt kommen, mit denen sie sich sonst nie beschäftigt hätten.[44] Gespräche bleiben jedoch eher oberflächlich: 85% der jungen Menschen (unter 20) führen in die Tiefe gehende Gespräche häufiger in der eigenen Generation, nur 28% mit der Eltern-Generation. In der mittleren Generation (30 bis 55) führen 68% Prozent ernste Gespräche vor allem mit der eigenen Altersgruppe, 37% mit älteren Menschen und nur 21% mit Jugendlichen.[45] Erstaunlich: Jeweils nur 14% der Jüngeren (bis 29) und der Älteren (über 55) wünschen sich häufigere Gespräche mit Angehörigen der jeweils anderen Generation.[46] Aus der Perspektive der Älteren systematisiert Fiehler (2012) die Alltagskommunikation mit jüngeren Generationen, indem er nach (körperlichgeistiger) Verfassung und Kommunikationstyp differenziert:

Altersstufe (Verfassung)	Situationstyp der Kommunikation	Mittlere Generation	Jugend
rüstig	institutionell	Einkauf Arzt Behörden	Seniorenstudium
	familiär	Kinder deren Freunde	Enkel (Kinderbetreuung)
	frei	?	? Konflikte (Straßenbahn)
gebrechlich (Heim)	institutionell	Pflegepersonal Arzt	?
	familiär	Kinderbesuch	Enkelbesuch
	frei	?	?

Tabelle 2: *Kommunikationskonstellationen im Alter (nach: Fiehler, 2012, angepasst)*

Die rüstigen Alten sind also noch relativ gut in Kommunikation mit anderen Generationen eingebunden, wobei freie, zufällige Kontakte zu jungen Menschen (außerhalb der Familie) eher selten und relativ häufig negativ besetzt sind. Gebrechliche Menschen erleben Kommunikation zu Kindern oder Jugendlichen nahezu ausschließlich im familiären

43 Ebd., S. 48.
44 Ebd., S. 47.
45 Ebd., S. 49.
46 Ebd., S. 51.

Kontext. Die institutionelle Kommunikation (Pflege-Kontext) beinhaltet ein großes Konfliktpotenzial. Auch physische Beeinträchtigungen beeinflussen die Kommunikationsqualität negativ: Verstehens- und Artikulationsschwierigkeiten führen zu Missverständnissen und Reduktion der Kommunikationshäufigkeit. Die Immobilität verhindert das Erschließen neuer Erfahrungsräume und bestärkt die Tendenz, von früher zu reden.[47] Aus Mangel an Alternativen ersetzt die Medienkonsumation (TV und Radio) die interpersonelle Kommunikation. Fiehler benennt drei Erschwernisse für die intergenerative Kommunikation:[48]

1. Kategoriale Behandlung
Stereotype Vorannahmen über das (kommunikative) Verhalten einer Person aus der anderen Generation führen in Form der *self-fulfilling-prophecy* zu einem eigenen proaktiven Verhalten, welches die erwartete Reaktion des Kommunikationspartners provoziert (z. B. Beschränkung auf bestimmte Gesprächsthemen oder lautes Sprechen).

2. Selbstdarstellung als alt
Senioren stellen sich im Gespräch als alt dar, indem sie sich so bezeichnen („in meinem Alter"), altersbezogenen Phänomene in den Vordergrund rücken (Vergesslichkeit) oder überwiegend aus der Vergangenheitsperspektive erzählen.

3. Unterschiedliche Kommunikationsstile
Quantitative und qualitative Veränderungen im Ausdruck älterer Menschen sind wissenschaftlich noch nicht gut beforscht. Es darf angenommen werden, dass sie sich ausführlicher ausdrücken und gegenüber noch älteren Menschen durch Betonung eigener Kompetenzen abgrenzen wollen. Daraus lassen sich drei Empfehlungen für eine angemessene Generationenkommunikation ableiten:
– das eigene Gesprächsverhalten aus der vermuteten Sicht des Gesprächspartners bewerten (Perspektivwechsel)
– das Alter nicht ohne notwendigen Grund zum Thema machen
– Toleranz gegenüber unterschiedlichen Vorstellungen über gelungene Kommunikation und angemessene Kommunikationsstile entwickeln und den eigenen Absolutheitsanspruch aufgeben.[49]

3.2 Digitale Kommunikation

In einer Folgestudie aus dem Jahr 2010 befasst sich Allensbach mit der Besonderheit digitaler Kommunikationsformen (auch) in Abhängigkeit von der Generationszugehörigkeit.
Die Frage nach einem idealen Ort für gute Gespräche beantworten jun-

---

[47] Vgl. Fiehler 2012, S. 5.
[48] Ebd., S. 7.
[49] Ebd., S. 11f.

ge und ältere Menschen ähnlich. Beide Altersgruppen bevorzugen das die eigene oder eine andere Wohnung (14 bis 17 Jahre: 92%, über 60 Jahre: 88%). An zweiter Stelle steht der Spaziergang (14 bis 17 Jahre: 58%; über 60 Jahre: 67%).[50] Nur bei der Bewertung der Online-Kommunikation gibt es deutliche Unterschiede: 46% der 14-17-Jährigen glauben, dass man gute Gespräche auch über das Internet führen kann, ohne den Gesprächspartner zu sehen. Von den Über-60-Jähringen teilen nur 4% diese Ansicht.[51] Der Augenkontakt wird von den Senioren als sehr angenehm erlebt (67%), während die 14-17-Jährigen dies nur zu 42% angeben.[52] Dass der Austausch über das Internet genau so intensiv und emotional sein kann wie ein persönliches Gespräch, glauben allerdings auch nur 37% der Jugendlichen (Senioren: 6%).[53] Personen über 60 Jahre nutzen das Internet vor allem zur Terminvereinbarung (41%), zur Mitteilung der aktuellen Befindlichkeit und für die eigene Familie (33%). Bei den 14-17-Jährigen gibt es eine sehr umfangreiche und differenzierte Nutzung. An der Spitze stehen die Mitteilung der aktuellen Befindlichkeit (78%), Terminvereinbarungen (75%) und Infos zu Arbeit, Schule oder Beruf (74%).[54] Eine hohe Übereinstimmung gibt es bei der Bewertung, dass das Attribut „offene, ehrliche Gespräche" eher auf persönliche Gespräche als auf Online-Kommunikation zutrifft (Jugendliche: 66%, Senioren: 72%).[55] Während sich 82% der 14-17-Jährigen mehrmals pro Woche privat mit anderen über das Internet austauschen, sind dies bei den Über-60-Jährigen nur 8%.[56] Als Kommunikationsplattformen nutzen Ältere fast nur die E-Mails (16%), während Jugendliche Chatten (61%), Mails (58%) und soziale Plattformen (45%) bevorzugen.[57] Dass sich jemand während eines Gespräches mit seinem Handy beschäftigt, finden 44% der Jugendlichen und nur 8% der Senioren akzeptabel.[58] Überwiegend tauschen sich die Befragten im Internet mit Personen aus, zu den auch sonst guter Kontakt besteht (14-17: 80%, über 60: 76%),[59] jedoch finden junge Menschen häufig auch neue Kontakte über das Internet (55%), während dies bei Senioren fast nie passiert (14%).[60] Online-Erstkontakte führen häufig zu persönlichen Treffen (14-17: 59%, über 60: 55%).[61]

50   Allensbach 2010, S. 10.
51   Ebd., S. 11.
52   Ebd., S. 13.
53   Ebd., S. 14.
54   Ebd., S. 20.
55   Ebd., S. 31.
56   Ebd., S. 35.
57   Ebd., S. 39.
58   Ebd., S. 46.
59   Ebd., S. 56.
60   Ebd., S. 57.
61   Ebd., S. 61.

3.3 Bildung und Lernen

Im Unterschied zum generationshomogenen Lernen im Pflichtschulsystem sind Volkshochschulen ein idealer Ort für intergenerative Kommunikation, da sich deren Angebote nach ihrem Selbstverständnis an verschiedene Generationen richten. Jedoch hängt es von der didaktischen Gestaltung der Angebote ab, ob ein wirkliches Miteinander in der Kommunikation und im Lernen zwischen den Generationen geschieht.[62] Das Interesse am intergenerativen Lernen ist bei der älteren Generation allerdings deutlich ausgeprägter als bei jüngeren Menschen.[63]
In einem Forschungsprojekt zum Bildungsverständnis und Bildungsverhalten älterer Menschen[64] äußern 80% der Befragten zwischen 45 und 80 Jahren, die eine Weiterbildung planen, dass ein intergenerativer Austausch in der Weiterbildung für sie wichtig oder sehr wichtig wäre. Ausgehend von spontanen Reaktionen beim Betreten eines altersgemischten Vortragsraums ermitteln Schmidt et al. drei Typologien der älteren Lernwilligen:[65]
Zurückhaltende haben keine Ängste gegenüber gemeinsamem Lernen, möchten dies jedoch themenabhängig tun. Die subjektiv geeigneten Themen differieren stark. An nur für Ältere konzipierten Bildungsangeboten zeigt dieser Personenkreis kein Interesse.
Skeptiker und Skeptikerinnen/innen sind in der Regel lernentwöhnt und zeigen Versagensängste im gemeinsamen Lernen mit Jüngeren. Die Befürchtung eines zu hohen Lerntempos und der Ausgrenzung aus der Gruppe erschwert ihnen die Entscheidung zu Teilnahme. Dennoch überwiegt der Antrieb, zumindest einen Versuch zu starten. Trotz aller Ängste steht auch diese Gruppe dem Austausch zwischen Generationen positiv gegenüber.
Enthusiasten und Enthusiastinnen sind zumeist den Umgang mit jungen Menschen gewohnt. In dieser Gruppe finden sich überwiegend Akademiker und Akademikerinnen und (früher) selbst in der Lehre tätige Personen. Die Enthusiasten sehen ihre eigenen Ressourcen und den Gewinn, den sie für Jüngere darstellen können. Aus ihrer Sicht gelingt der Dialog, wenn und weil gegenseitige Akzeptanz und Toleranz vorhanden sind. Die Aufgeschlossenheit gegenüber intergenerationellem Lernen korreliert mit der Häufigkeit von Bildungsaktivitäten sowie mit der Höhe des Bildungsabschlusses der älteren Generation.[66]

---

62 Vgl. Süssmuth 2008, S. 141.
63 Vgl. Schmidt et al. 2009, S. 152.
64 Tippelt et al. 2008.
65 Schmidt et al. 2008, S. 152ff.
66 Vgl. Schmidt et al. 2008, S. 155.

3.4 Die Pflege

Funktionsbedingt treffen in der Pflege Angehörige verschiedener Generationen aufeinander, für die eine möglichst eindeutige Verständigung Grundbedingungen der Aufgabenerfüllung ist. Die Kommunikation zwischen (professionell) Pflegenden und Gepflegten dient (vorrangig) der Unterstützung der Pflegetätigkeit. Ihr Gelingen ist eine der wesentlichsten Voraussetzungen für einen erfolgreichen Pflegeprozess.[67] Thema der Kommunikation ist etwas Drittes, nämlich die angemessene Versorgung; daher handelt es sich um ein „Miteinander kommunizieren". Die Situation der Pflegenden (Zeitdruck) und der Patienten/innen (körperliche oder geistige Beeinträchtigungen) sowie die Generationenunterschiede erschweren die Kommunikation.

Der Praxisratgeber der Initiative Neue Qualität der Arbeit „Kommunikation und Interaktion in der Pflege" (INQA) aus dem Jahr 2010 führt viele Pflegeprobleme auf Kommunikationsfehler zurück. Wie in einem Labyrinth geraten Pflegende durch Mehrdeutigkeiten, Mängel bei (gegenseitiger) Wertschätzung, fehlende Zuhörbereitschaft oder bei Stimmungsschwankungen in Sackgassen.[68] Erfahrene Pflegefachleute empfehlen als hilfreiches Kommunikationsverhalten:[69]

– Positive Grundstimmung: Diese strahlt auf Patienten/innen aus und erhöht die Kooperationsbereitschaft. Auch eine gute Stimmung innerhalb der Organisation ist wichtig (Arbeitsklima).
– Einfache, klare Sprache: Der medizinische Jargon sollte durch einfache Beschreibungen ersetzt werden. Einfachheit ist der wichtigste „Verständlichmacher" der Kommunikation.
– Ausgeglichenes Hören und Sprechen: ausreden lassen, Verständniskontrolle durch Nachfragen und ungefähr gleich große Gesprächsanteile führen zur Ausgeglichenheit.
– Aufgeschlossenheit gegenüber Kritik: Statt einer Abwehrhaltung oder sofortiger Rechtfertigung wird versucht, das Anliegen der kritisierenden Person zu verstehen. Dieses verbirgt sich häufig hinter überzogen wirkenden Formulierungen.
– Gegenseitige Wertschätzung: Die häufige Anrede mit dem Namen, erkennbares Interesse daran, was den anderen beschäftigt, und die Anerkennung von (kleinen) Fortschritten sind drei Ausdrucksformen der Wertschätzung.
– Klarheit über die Motive der Beteiligten: In Beratungssituationen (auch mit Angehörigen) werden häufig „Schattenmotive" genannt, welche das eigentliche Anliegen oder eine Sorge überdecken. Zurückspiegeln und Hinterfragen hilft, dies freizulegen und zu verstehen.

---

67 Vgl. INQA 2010, S. 3.
68 Ebd., S. 7.
69 Ebd., S. 8ff.

- Die richtigen Fragen stellen: Offene Frageformulierungen ermöglichen den Befragten alle Antwortmöglichkeiten; geschlossene Fragen „denken vor", engen ein und nehmen den anderen u. U. nicht ernst. Bislang nicht ausgesprochene Befürchtungen können durch die Pflegenden vorsichtig in Form offener Fragen angesprochen werden.
- Die Wirkungen von Sprache beachten: *Ich, Sie* und *Wir* in den Aussagen wird korrekt und konsequent unterschieden. Das *Wir* ist (nur) gefragt, wenn gemeinsame Positionen entwickelt werden sollen. Manche Redewendungen oder Floskeln können herabwürdigend oder verletzend wirken.

3.5 Die Arbeitswelt

Die Auswirkungen des demografischen Wandels bilden die Rahmenbedingungen für die intergenerative Wissenskommunikation in Betrieben. Der Anteil von Erwerbstätigen über 55 Jahren steigt deutlich an; die Zahl qualifizierter, jüngerer Arbeitnehmer und Arbeitnehmerinnen nimmt stark ab. Eine Kommunikation zwischen den Generationen im Betrieb dient daher nicht nur der Weitergabe des Wissens vor dem Ausscheiden (d. h. dem Füreinander-Kommunizieren). Da Jung und Alt in der Zusammenarbeit immer mehr aufeinander angewiesen sind, soll die intergenerative Kommunikation auch die Organisationskultur und die Leistungsfähigkeit heterogener Teams positiv beeinflussen.[70] Sie wird damit ein Teil des Diversity-Managements.

Die Leistungsfähigkeit altersheterogener Gruppen wurde in der Forschung bislang eher negativ eingeschätzt. Demgegenüber fanden Roth, Wegge und Schmidt[71] heraus, dass die Negativeffekte sogar ins Positive gedreht werden können: Dazu sind insbesondere die Wertschätzung der Heterogenität (durch Gruppenmitglieder und das Umfeld) sowie die Entwicklung gemeinsamer, identitätsstiftender mentaler Modelle erforderlich. Ein ähnliches Bild findet sich bei der Bewertung der Nachhaltigkeit von Diversity-Management: Ein Training von Perspektivenübernahmen und selbstkritischen Reflexionen führt hier zu signifikanten Verbesserungen.[72]

Die Bearbeitung komplexer, nicht detailliert planbarer Arbeitsaufgaben gewinnt an Bedeutung. Hier ist ein Erfahrungswissen gefragt, über das insbesondere ältere Arbeitnehmende mit langer Betriebszugehörigkeit verfügen.[73]

---

70 Vgl. Gerstenmaier und Mandl 2011, S. 125.
71 Vgl. Roth, Wegge und Schmidt 2007, S. 108f.
72 Vgl. Krings, Bollmann und Palazzo 2009, S. 35f.
73 Vgl. Abicht und Miritz 2011, S. 362.

4. Metakommunizieren

Die anspruchsvollste Form intergenerationaler Kommunikation thematisiert und reflektiert sich selber, also die intergenerationale Kommunikation. Voraussetzungen sind ein Erfahrungsraum, in dem diese Kommunikation praktiziert und erlebt wurde, sowie ein Reflexionsraum, in dem die Beteiligten sich austauschen, gegenseitig anregen, voneinander und miteinander lernen sowie diese gemeinsamen Lernprozesse ebenfalls beobachten und analysieren. Erfahrungsräume können alle weiter oben beschriebenen Orte darstellen, von der Alltagskommunikation über den Betrieb bis hin zur Pflege. Die Anforderungen an die Reflexionsräume sind jedoch sehr hoch: Die Beteiligten benötigen eine hoch ausgeprägte Kommunikations- und Sozialkompetenz. Die Rahmenbedingungen (Regeln, Zeit, Ort etc.) müssen den gemeinsamen Denkprozess ermöglichen und fördern.

Es existiert eine Gesprächsform, welche die intergenerationale Metakommunikation ideal unterstützt: Der DIALOG realisiert ein Miteinander- und Voneinander-Lernen auf höchstem Niveau. Für Peter Senge ist der Dialog ein unverzichtbares Prinzip und die ideale Methode einer lernenden Organisation.[74]

4.1 Der Dialog

Zwei wesentliche Voraussetzungen für das Gelingen intergenerationaler Kommunikation sind Wesensbestandteile des Dialogs: radikaler Respekt gegenüber anderen Beteiligten und die konsequente Aufhebung von Vor-Urteilen.

Das jahrtausendealte Kommunikationsformat des Dialogs wurde von Buber,[75] Bohm[76] und Senge[77] für die Gegenwart wiederentdeckt und angepasst. Der Dialog will einen gemeinsamen Denkraum herstellen, in dem vorurteilsfrei vorhandenes Wissen ausgetauscht und neue Erkenntnisse erschaffen werden. Eigene Wahrnehmungen, Denkprozesse und Vor-Annahmen werden „in den Raum gestellt" und gemeinsam betrachtet. Zu den Prinzipien gehört, eigene Annahmen offenzulegen und Standpunkte anderer neugierig zu hinterfragen. Jeder Teilnehmende sollte ein Gleichgewicht zwischen produktivem Plädieren und aktivem Zuhören (Erkunden) anstreben. Durch Hilfsmittel (Redestab) und Regeln wird der Gesprächsprozess entschleunigt. Respekt vor allen anderen Teilnehmenden und Offenheit für Neues sind zwei konstitutive Haltungen, ohne die ein Dialog nicht gelingen kann.

Grundhaltungen und Ziele des Dialogs lassen diesen als ideales Format

---

74 Vgl. Senge 2011.
75 Buber 1998.
76 Bohm 1999.
77 Senge 2011.

für intergenerative Kommunikation in und zwischen Gruppen erscheinen. Allerdings ist er methodisch sehr anspruchsvoll und setzt eine intensive Vorbereitung voraus. Daher eignet sich der Dialog vor allem für innerbetrieblich intergenerative Gespräche. Personen, die in Haltungen und Methoden des Dialogs geschult sind, können diese Kompetenzen erfolgreich auch einseitig einsetzen, also beispielsweise als Pflegende mit gebrechlichen Senioren kommunizieren.

4.2 Der Dialog in der Arbeitswelt

Voraussetzung für eine dialogische Kommunikation zwischen Generationen ist ein Beobachtungslernen durch längere Zusammenarbeit im Team.[78] Der Austausch untereinander entspricht einem Grundprinzip der lernenden Organisation. Seitz[79] führt unter Berufung auf Knopf[80] folgende Elemente eines betrieblichen intergenerativen Dialoges auf:
- Herstellen eines gemeinsamen Erfahrungsraumes
- Finden einer gemeinsamen Sprache
- Reflexion der Berufserfahrungen (durch Story Telling)
- Erinnern der Unternehmensgeschichte
- Aufdecken von Vorurteilen und Denkmustern zwischen alt und jung
- Ursachen eigener Gedanken und Einsicht grundlegender Ansichten der anderen
- Entwicklung gemeinsamer Strategien
- Rollentausch
- Einüben von Teamentwicklung.

5. Fazit

Die intergenerative Kommunikation fungiert als Oberbegriff für ein breites Spektrum unterschiedlicher Anlässe und Formen, die von einer zufälligen Alltagsbegegnung bis zu einem höchst anspruchsvollen Austausch auf der Metaebene reichen. In der Literatur wird sie überwiegend unter dem Aspekt des intergenerationellen Lernens abgehandelt. Alle am Lernprozess Beteiligten versprechen sich hiervon einen Vorteil; andernfalls würde die Motivation fehlen, sich auf diesen Prozess einzulassen. Der Idealtypus einer dyadischen Beziehung (bezieht sich auf zwei Teilnehmende) ist das Mentoring. Dort werden Wissen und Lebenserfahrungen von alt zu jung übertragen – zum Vorteil beider Beteiligter. Mentoringkompetenz kann systematisch auf- und ausgebaut werden. Gute Mentorinnen und Mentoren sind Vorbilder für gelingende intergenerative Kommunikation. Der Idealtypus für Gespräche in

---

78 Vgl. Seitz 2004, S. 136.
79 Ebd., S. 155.
80 Knopf 1995, S. 225.

oder zwischen Gruppen ist der Dialog. Hier werden Generationenunterschiede zum Thema, Antrieb und Gewinn des Gesprächs. Der Dialog ist ein äußerst anspruchsvolles Format, welches von allen Beteiligten hohe intellektuelle, kommunikative Fähigkeiten und Selbstdisziplin verlangt. Daher eignet er sich nur für einen begrenzten Teil der intergenerativ kommunizierenden Menschen. Personen mit Dialog-Kompetenz können diese gewinnbringend in anderen Kommunikationssituationen einsetzen und damit beispielsweise alle Empfehlungen für gute Kommunikation in der Pflege erfüllen.

Im Sozial- und Gesundheitswesen kommuniziert häufig medizinisches und pflegerisches Fachpersonal mit Menschen, deren Kommunikationsmöglichkeiten eingeschränkt sind. Statt der Weitergabe des Wissens an eine neue Generation dominiert in diesem Feld die Herausforderung, sich respektvoll, eindeutig und zu beiderseitigem Vorteil zu verständigen. Dies entspricht dem Miteinander-Kommunizieren (siehe 2. Teil). Metakommunikation ist ein kostbares Lernfeld für alle professionell Tätigen. Denn sie verbessert Effizienz und Effektivität aller anderen Kommunikationsformen.

Literatur

Abicht, Lothar / Miritz, Sandro, L. und Miritz, *Verschiedene Generationen aus der Perspektive der Personal-Entwicklung*, in: T. Eckert et al. (Hrsg.), Bildung der Generationen, Wiesbaden 2001.

Allensbach, Institut für Demoskopie (2009). *Gesprächskultur: Austausch unter den Generationen.*

Allensbach, Institut für Demoskopie (2010). *Gesprächskultur 2.0: Wie die digitale Welt unser Kommunikationsverhalten verändert. Ergebnisse einer bevölkerungsrepräsentativen Studie zur Nutzung und Bewertung von Online-Kommunikation.*

Blickle, Gerhard, *Mentor-Protégé-Beziehungen in Organisationen.* Zeitschrift für Arbeits- und Organisationspsychologie, Göttingen 4 / 2000, S. 168-178.

Bohm, David, *Der Dialog – das offene Gespräch am Ende der Diskussion*, Stuttgart 1998.

Buber, Martin, *Das dialogische Prinzip: Ich und Du. Zwiesprache. Die Frage an den Einzelnen. Elemente des Zwischenmenschlichen. Zur Geschichte des dialogischen Prinzips,* Gütersloh 1999.

Fiehler, Reinhard, *Kommen wir ins Gespräch! Kommunikation als Voraussetzung für einen (gelungenen) Dialog zwischen den Generationen.* http://www.fes.de/ forumpug/inhalt/documents/VortragProfessor Reinhard Fiehler.pdf (abgerufen am 24.08.2012, 16.15 Uhr).

Gaderer, Elisabeth / Baumann, Urs, *Intergenerative Integrationsprojekte. Eine Studie zur Generationensolidarität*, in: Zeitschrift für Gerontopsychologie und -psychiatrie, Jg. 21, 4 / 2008 (4), S. 243-258.

Gerstenmaier, Jochen / Mandl, Heinz, *Intergenerative Wissenskommunikation in Betrieben und Organisationen,* in: Eckert, Thomas (Hrsg.), Bildung der Generationen, Wiesbaden 2011.

Gilgenmann, Klaus, *Die zunehmende Unwahrscheinlichkeit der intergenerativen*

Kommunikation. Osnabrücker sozialwissenschaftliche Manuskripte 1988, Band 88.

Häcker, Hartmut / Stapf, Kurt H. (Hrsg.), *Psychologisches Wörterbuch,* Bern ¹⁵2009.

Initiative Neue Qualität der Arbeit (INQA) (Hrsg.), *Kommunikation und Interaktion in der Pflege,* Dortmund.2010.

Janasz, S. C. de / Sullivan, Sherry. E., *Multiple mentoring in academie: Developing the professional network.* Journal of Vocational behavior 64, S. 263-283.

Kandler, Maya, *Bildung für künftige Generationen – Bildung für nachhaltige Entwicklung,* in: Eckert, Thomas (Hrsg.), Bildung der Generationen. Wiesbaden 2011.

Krings, Franciska / Bollmann, Gregoire / Palazzo, Bettina, *Diversity „spielerisch" trainieren".* In Zeitschrift für Arbeits- und Organisationspsychologie, 1 / 2009, S. 33-38.

Kuehne, Valerie. S., *Making What Difference? How Intergenerational Programs Help Children and Families,* Viktoria 2005. http://tarc.aecf.org/initiatives/mc/readingroom/documents/Kuehn e.pdf (abgerufen am 16.08.2012).

Mead, Margaret, *Der Konflikt der Generationen. Jugend ohne Vorbild,* Eschborn 2000.

Schmidt, Bernhard / Schnurr, Simone / Tippelt, Rudolf, *Intergeneratives Lernen,* in: Tippelt, Rudolf et al. (Hrsg.), Bildung Älterer, Bielefeld 2009.

Schulz v. Thun, Friedemann, *Miteinander reden. Störungen und Klärungen,* Hamburg ³⁷2002.

Seitz, Cornelia, *Generationenbeziehungen in der Arbeitswelt. Zur Gestaltung intergenerativer Lern- und Arbeitsstrukturen in Organisationen.* Dissertation zur Erlangung des Dr. rer. soc. des Fachbereichs Sozial- und Kulturwissenschaften der Justus- Liebig-Universität, Giessen 2004.

Senge, Peter M., *Die fünfte Diziplin. Kunst und Praxis der lernenden Organisation,* Stuttgart 2011.

Süssmuth, Rita, *Intergeneratives Lernen an Volkshochschulen.* in: Eckert, Thomas et al. (Hrsg.), Bildung der Generationen, Wiesbaden 2011.

Tippelt, Rudolf / Schmidt, Bernhard / Schnurr, Simone / Sinner, Simone und Theisen, Catharina (Hrsg.), *Bildung Älterer. Chancen im demokratischen Wandel,* Bielefeld 2009.

Weber, Peter, *Business-Mentoring – Manager als interne Berater in turbulenten Zeiten,* Herdecke 2004.

V. Nachwuchskräfte in der Pflege

STEFANIE JOERES

DiakonieCare für Nachwuchskräfte

Abstract

Nächstenliebe motiviert junge Menschen in der Pflege. Sie fordern damit ein diakonisches Prinzip ein, das die Professionalität der Pflege leiten soll. Mit der Weiterbildung DiakonieCare rücken ethische und spirituelle Ansätze auch in der christlichen Pflegeausbildung wieder in den Fokus.

Young people working in the care are motivated by charity. In this way, they claim a diaconic principle which is supposed to guide professionalism in the care. With the qualification DiakonieCare, ethical and diaconic values once again approach the focus of Christian care education.

Einleitung

Spiritualität, Geistesgegenwart, Begeisterung ... – viel davon ist bei Kranken- und Gesundheitspflegenden wie Mitarbeitenden in der Altenpflege nicht (mehr) vorhanden. Zu einer sinnhaften und befriedigenden Arbeit gehört die Einbeziehung, das Zulassen dieser Eigenschaften. Warum DiakonieCare ein essentieller Bestandteil der Weiterbildung in den Pflegeberufen sein sollte, zeigte sich besonders auf dem 3. Kongress des Deutschen Evangelischen Krankenhausverbandes (DEKV) „zukunft: pflegen + begleiten" in Berlin. Vom 25.-27. Juni 2012 formulierten dort über 1.000 Schüler/innen und Studierende in Pflege und Assistenz ganz deutlich, wie sie in ihrem Beruf arbeiten wollen. Sie erarbeiteten ihre Vorstellungen in drei Open Space Foren. Eines stand unter der Überschrift „Ora et Labora – unsere Arbeit und was sonst noch vom Himmel fällt". Besonders hier bestärkten sich die Teilnehmenden in ihrer Motivation, dass Spiritualität als sinnstiftendes Element wieder Einzug in ihr Arbeitsumfeld halten soll. Die erarbeiteten Vorschläge der Nachwuchskräfte sind richtungsweisend und müssten von Diakonie, den Einrichtungen und Diensten aufgenommen werden und darüber hinaus in das Curriculum der Ausbildung einfließen. Die Autorin beobachtet kritisch, dass die intrinsische Motivation und spirituelle Orientierung, die die jungen Menschen für die Pflegeberufe mitbringen, in der Ausbildung nicht weiterentwickelt werden, sogar zum Teil durch eine gottesferne Praxis für die Patienten, Bewohner und Einrichtungen verloren gehen.

1. Ein außergewöhnlicher Kongress

Der zum 3. Mal stattfindende Kongress „zukunft: pflegen + begleiten" ist stets ein inspirierendes Event für die Nachwuchskräfte. Auch im Juni 2012 wurde intensiv diskutiert und gelacht, gefeiert und getanzt. Themen wurden erarbeitet und politische Aktionen gestartet. Voller Energie und mit klarem Blick für die politischen Rahmenbedingungen und ihre Ausbildungssituation vor Ort erarbeiteten die Teilnehmenden an den folgenden Tagen in drei Open-Space Foren ein Manifest. Sie formulierten in neun Leitsätzen ihre Forderungen an Politik, Verbände und Träger. So forderten sie, mit bestehenden Tabus zu brechen, mehr Zeit für die professionelle Ausübung des Berufes zu haben, mehr Verantwortung und bessere Aus- wie Weiterbildungsbedingungen zu erhalten. Gleichzeitig betonen sie die Bedeutung von Vor-Bildern und die Zusammenarbeit auf Augenhöhe in generationsübergreifenden Teams. Die Wertigkeit der Arbeit in den Pflegeberufen müsse sich sowohl monetär als auch durch familienfreundliche Arbeitszeiten niederschlagen. Politisch kristallisiert sich der deutliche Ruf nach einer Pflegekammer heraus. In den Fragerunden drängten die Nachwuchskräfte Experten und Expertinnen aus Politik, Wissenschaft, Medien und Einrichtungen selbstbewusst zu verbindlichen Antworten und eindeutigen Positionen. Die Themen Nächstenliebe, diakonischer Auftrag und die intrinsische Motivation von jungen Menschen zogen sich in allen drei Foren wie ein roter Faden durch den gesamten Kongress. Doch in dem Forum „Ora et Labora – unsere Arbeit und was sonst noch vom Himmel fällt" standen sie besonders im Fokus. Mit ihrem spirituellen Verständnis von Pflege und Begleitung setzten sich die jungen Nachwuchskräfte mit den Angeboten und den Anforderungen diakonischer Einrichtungen kritisch auseinander. Der Erfahrungsaustausch war für die Teilnehmenden sehr intensiv und ihre Vorschläge und Wünsche für DiakonieCare für Nachwuchskräfte gehaltvoll. Die Diskussionsergebnisse werden daher wertfrei, einzelnen Fragen und Themenkomplexen folgend, aufgeführt.

2. Spirituelle Dimensionen am Arbeitsplatz

Die spirituelle Dimension wird mit gelebter Nächstenliebe gleichgesetzt. Diese Dimension beschreiben die Nachwuchskräfte als diakonisches Prinzip, das jeden Mitarbeitenden im Umgang mit Kollegen, Patienten und Angehörigen leiten und in seiner Tätigkeit begleiten sollte. Hierbei steht den Nachwuchskräften auch ihre Individualität vor Augen, die sie durch Freiräume gewahrt wissen wollen. Diese bezieht sich auf eine autarke Religionsfreiheit und drückt sich in einem hohen Respekt vor Menschen mit unterschiedlichen Kulturen, Religionen und Fähigkeiten aus. Gerade in diakonischen Einrichtungen suchen jungen Menschen Antworten auf das WIE einer transkulturellen Pflege. Die junge Generation versteht ihr professionelles Selbstverständnis auch in einer hohen Bereitschaft, sich ganz in den Pflegeberufen einzubringen. Als Person wollen sie gesehen und respektiert werden. Vom Arbeitgeber wird deutlich gefordert, mit ihren Kräften verantwortungsvoll umzugehen, ihre Kompetenzen zu fördern und der Individualität im gemeinsamen diakonischen Auftrag Raum zu geben. Von der Führung werden zudem klare und starke Vorbilder für den diakonischen Auftrag gewünscht.

3. Erwartungen an Vorgesetzte und Arbeitgeber

Für Auszubildende sind die Praxisanleiter die direkten Vorgesetzten. Sie haben Vorbildfunktionen – an ihnen messen sie sich. Als Motivation erwarten sie von der Praxisanleitung positive Rückmeldung, konstruktive Kritik und Respekt. Dies sollte in Feedbackbögen ebenso bewertet werden können wie der tatsächliche zeitliche Aufwand der praktischen Begleitung. Junge Menschen benötigen in einer Zeit, in der sie am untersten Ende einer Organisation stehen, Mentoren mit Engagement. Zu häufig müssen sie erleben, dass sie von den examinierten Pflegefachkräften nicht auf Augenhöhe angesprochen werden und über ihren Kopf hinweg entschieden wird. Sei es bei tagtäglichen Begebenheiten und Absprachen oder in strukturellen Fragen. Sie sehen sich keinem oder einem nur unzureichenden Wissenstransfer ausgesetzt. Änderungen in eingefahrenen Abläufen sind nicht erwünscht. In den Augen der Nachwuchskräfte haben Vorgesetzte nur dann Vorbildcharakter, wenn sie über fachliche wie emotionale Kompetenz verfügen. Politik wie Träger sind hier in der Pflicht, die Rahmenbedingungen für eine qualitative, praktische Ausbildung zu sichern. Dieser Teil der Ausbildung dürfe nicht zur Deckung von Vakanzen im Fachkräftepool missbraucht werden. Die praktische Ausbildung ist eine prägende Zeit, hier können die Weichen für eine empathische und sinnstiftende Pflege gelegt werden.

4. Mit Herz und Seele im Berufsleben

Für die Kongressteilnehmenden stellt die Nächstenliebe ihre Arbeitsgrundlage in der Pflege dar. Mit Herz und Seele zu pflegen ist ihr Paradigma. Von diesem lassen sie sich leiten. Es hat sogar erheblichen Einfluss auf ihre Berufswahl. Auf dem Kongress konnten die zukünftigen Pflegefachkräfte ein starkes Wir-Gefühl dazu entwickeln. Eine Netzwerk oder eine Gemeinschaft ermöglicht es, sich immer wieder an die ursprüngliche Motivation zu erinnern. Pflege ist eine Profession mit vielen Facetten, in der stärker als das Arbeitsverständnis das Selbstwertgefühl für die Nachwuchskräfte im Vordergrund steht. In der Praxis vermissen sie häufig einen adäquaten Umgang unter den Kollegen und mit den Patienten. Die Diskrepanz zwischen dem, „was alles nicht sein darf", und der Absurdität des Systems, verletzt sie und kann bis hin zur inneren Kündigung der Berufung führen. Eine Gemeinschaft könnte sie darin stärken, sich den Menschen, die Hilfe brauchen, so zuzuwenden, wie sie es im Herzen fühlen.

5. Vereinbarkeit von beruflichen und spirituellen Anforderungen

Die Balance zwischen Beruf und Privatleben spielt in der Zeit der Ausbildung noch keine so große Rolle, sofern keine familiären Verpflichtungen vorliegen. Auszubildende werden angesichts der ständig zunehmenden Personalknappheit überhäuft mit zahllosen Arbeitsaufträgen, die weder Ausbildungsinhalten noch einer Ausbildungsstruktur folgen. Dies geht zu Lasten der Ausbildungsqualität, aber auch einer Patientinnen und Patienten wie Pflegeschülerinnen und Pflegeschüler zufriedenstellenden Pflegepraxis. Das Gefühl, „keine Zeit für das Wesentliche zu haben", macht Auszubildende in Pflegeberufen besonders unzufrieden. Aus ihrer Sicht müssten Prioritäten festgelegt oder im Team abgesprochen werden. Vorstellbar wäre es für sie auch, dass Aufgaben nach Kompetenzen und Belastbarkeiten verteilt werden. Mit Blick auf eine flexible Handhabung möchten sie hier einen aktiven Part übernehmen. Für die Selbstpflege werden Supervision und geregelte Pausenzeiten für alle gewünscht. Auszubildende sehen sich derzeit nicht in der Lage, spirituellen Anforderungen im Pflegealltag zu entsprechen. In ihrer Ausbildung fehlen Möglichkeiten zur Reflexion, wie spirituelle Kompetenzen in den pflegerischen Alltag integriert werden können.

6. Emotionen bei der Arbeit

Ängste und Mut, Trauer und Freude, Hingabe und Wut gehören zu jedem beruflichen Alltag hinzu, insbesondere im pflegerischen Alltag, wo Geburt und Sterben, Leben und Krankheit so nah beieinander liegen. Hierfür braucht es eine Kommunikationskultur, die Emotionen einen Schutzraum bietet und situativ aufarbeitet. Nach Ansprechpersonen gefragt, werden zuerst Lehrkräfte aus den Pflegeschulen und Mitarbeitende aus den Teams genannt, aber auch Ärzte und Ärztinnen gesucht. Begrüßt wird auch die Unterstützung von Seelsorgenden im Pflegealltag. Auffällig ist, dass ein besonders hoher Bedarf an psychisch gesundheitsfördernden Maßnahmen angemeldet wird. Die regelmäßig kurzen Auszeiten der Raucher und Raucherinnen sind Konfliktpotential und werden als „ungerechte Benachteiligung" der Nichtrauchenden erlebt. Insgesamt werden zahlreiche Maßnahmen für die Verarbeitung von existentiellen Fragen und Situation genannt: Räume für den Rückzug, auf das Arbeitsfeld bezogene Andachten oder Supervision der Teams.

Diese und weitere gesundheitsfördernden Leistungen sollten vom Arbeitgeber angeboten werden. Ebenso müssen ihrer Ansicht nach Pflegeplanung, Gespräche mit Angehörigen und Biografie-Arbeit stärker innerhalb der Pflegemaßnahmen berücksichtigt werden. Auch die Themenkomplexe Gewalt und Aggressionen sollten nicht tabuisiert werden. Und grundsätzlich soll Offenheit darüber bestehen, Emotionen zu thematisieren und eine Gesprächskultur zu entwickeln, die dies erlaubt. Der theoretische Unterricht und die Neutralität der Lehrkräfte bieten große Chancen, Emotionen aufzuarbeiten und die Kommunikation hierzu zu schulen. In der Praxis fehlt es an solcher Unterstützung und Zusammenarbeit, nicht zuletzt, weil in den Teams diese Kompetenzen nicht geweckt und gefördert werden.

7. Umgang mit Grenzen

Junge Menschen wollen in ihrer Arbeit die Patientinnen und Patienten, Bewohnerinnen und Bewohner achten und respektieren. Sie möchten sie als Person würdigen und ihnen in ihrem Leid beistehen. Hierfür bedarf es Kompetenzen und Erfahrungen, die in Fallbesprechungen gewonnen werden und in denen eigene Betroffenheit verarbeitet werden könnte. In der Praxis stehen junge Menschen existentiellen Situationen gegenüber, in denen sie gerne empathischer handeln würden, als es ihnen möglich ist. Besonders die Situationen des Abschiednehmen im Sterben, bei Tod und Trauer empfinden Pflegeschülerinnen und -schüler als neuralgisch; hier wünschten sich viele eine ruhigere Atmosphäre und Möglichkeiten, von Erfahrungen anderer lernen zu können. Eine Unterstützung an dieser Stelle könnte ein mobiles bzw. ambulantes Hopizteam leisten, um einer individuellen und achtsamen Sterbekultur auch in den Krankenhäusern Raum zu geben. Ein Arbeitsklima, das von einem respektvollen, bedürfnisorientierten Umgang mit Patienten, Bewohnerinnen und Sterbenden geprägt ist, wird als spirituell erlebt und als „diakonisch" gedeutet. Zu häufig aber sehen sich die Nachwuchskräfte einer „Satt- und-Sauber-Kultur" gegenüber, die nicht nur einem geringen Stellenschlüssel geschuldet ist. Anstelle von Empathie und wertschätzender Haltung treten Routine, geregelte Abläufe und Dienst nach Vorschrift in den Vordergrund. Vielfach kommt es zur Anwendung freiheitsentziehender Maßnahmen, die von den jungen und motivierten Menschen als grenzüberschreitend empfunden und abgelehnt werden. Auch hier wird innerer Rückzug und eine Abspaltung negativer Erfahrungen und Emotionen im Arbeitsprozess beobachtet.

8. Professionelle Pflege

Junge Menschen verstehen professionelle Pflege als Beziehung, die sie zu den Patienten und Bewohnern aufbauen. Die individuellen Bedürfnisse stehen hier im Vordergrund. Sie wünschen eine menschennahe Organisation der Abläufe, in der es vor allem wenig Reibungsverluste im Team oder durch allzu starre Vorgaben gibt. Das etablierte System, dem sie gegenüberstehen, zeichnet sich aus ihrer Sicht insbesondere durch Missachtung und Missbrauch von Positionen aus. Aufklärung und teamorientierte Beratung könnten eine große Chance sein, das unter Störungen leidende System zu verbessern. Als professionell Pflegende wollen sie Ressourcen beachten und fördern. Hierbei könnten schon seit langem etablierte Pflegekonzepte wie Kinästhetik oder Bobath als unterstützende Kommunikation Hilfestellung geben. Die neue Generation der Fachkräfte ist offen für die Bezugspflege und bereit, mehr Verantwortung zu übernehmen. Dies beinhaltet auch, die Teamarbeit aktiv mitzugestalten und Verbesserungsvorschläge einzubringen. „Steter Tropfen höhlt den Stein" ist ihr Credo.

9. DiakonieCare für Nachwuchskräfte

Junge Menschen haben zu Beginn ihrer Berufstätigkeit ein sehr empathisches und spirituell gegründetes Pflegeverständnis. „Göttlicher Widerschein" findet Ausdruck in der Aussage von Pflegeschülerinnen und -schülern: „… mit Nächstenliebe geht dein Herz auf!" Dieses Pflegeverständnis ist weder durch eine professionalisierte Handlungsfähigkeit gefestigt noch als entsprechendes spirituelles Empfinden in die Pflegehandlung integriert. Auszubildende sind aber sehr gut in der Lage, ihr Verständnis mit der vorfindlichen Pflegepraxis in diakonischen Einrichtungen abzugleichen. Sie haben auf dem 3. DEKV Kongress „zukunft: pflegen + begleiten" vom 25. bis 27. Juni 2012 in Berlin das kongressgewirkte Gemeinschaftsgefühl genutzt, klar Defizite in diakonischen Einrichtungen zu benennen und Verbesserungsvorschläge zu konkretisieren. Den diakonischen Auftrag und die spirituelle Dimension von Pflege sehen sie tagtäglich durch Sparmaßnahmen verletzt. Zum einen wird die Qualität von Pflege und Begleitung gravierend gemindert, zum anderen greifen Überlastungsreaktionen, aber auch Mobbing um sich. Die Identifikation mit Patienten oder Bewohnern ist sehr hoch. Geringschätzung der auf Hilfe angewiesenen Menschen weckt Zorn, wirkt aber auch ansteckend. Auszubildende brauchen Authentizität von anleitenden Pflegekräften und einen individuellen, personenzentrierten Ansatz in der Begleitung von kranken und alten Menschen. Überbordende und unflexible Pflegedokumentations- bzw. Organisationsysteme entsprechen nicht ihrem spirituellen Verständnis von Pflege und Diakonie.
Obwohl viele Themen diskutiert und im Kongress transportiert wurden,

fokussierte das Gespräch mit den Experten sich auf die Loyalitätsrichtlinien im Arbeitsvertrag. Die geforderte Kirchenzugehörigkeit der Mitarbeitenden erleben Auszubildende als einseitig erfüllt und wünschen sich vielmehr eine gelebte Dienstgemeinschaft, in der Regeln und Werte für alle gleichermaßen gelten, um den diakonischen Auftrag gemeinsam zu erfüllen. Von ihrem diakonischen Verständnis aus wünschen sich Nachwuchskräfte einen zeitgemäßen Umgang mit dieser Frage und zugleich klare, authentische und respektvolle Vorbilder in der Führung.
Junge Menschen, die sich für einen Pflegeberuf entscheiden, haben bereits ein authentisches Verständnis von Pflege und Begleitung von Menschen. Ihre Spiritualität drückt sich in einem kirchenunabhängigen Bild von Gottesnähe durch menschliche Begegnungen und Berührungen aus. Sie empfinden Freude und Zufriedenheit in direktem Kontakt mit Menschen bei der Arbeit. Ihre intrinsische Motivation und Liebe zu dem Nächsten ist so hoch wie wahrscheinlich zu keinem anderen Zeitpunkt in ihrem Arbeitsleben. Wir, als langjährige Mitarbeitende in der Diakonie, verpassen die Chance, unseren diakonischen Auftrag mit Leben zu füllen, wenn wir die Nachwuchskräfte dort nicht abholen, wo sie an ihrem Berufsstart stehen. In der Ausbildung muss christliche Spiritualität in den Pflegeprozess einbezogen werden. Sie darf nicht separiert zum Alltagserleben auf rein intellektuellem Wege vermittelt werden, sondern will von den Auszubildenden erfahrbar werden. Sie wollen als Person betroffen sein – körperlich, geistig und seelisch. Restriktive Auflagen, die nicht eins zu eins auf allen Ebenen in Geltung stehen, gehen zu Lasten der Glaubwürdigkeit von Vorbildern, der Einrichtung vor Ort und der gesamten „Marke" Diakonie. Mein Wunsch lautet: Bieten wir unseren Nachwuchskräften Freiräume, in denen auch wir selbst Lernerfahrungen machen können. Stellen wir den Ausbildungsauftrag vom Kopf auf die Füße und haben den Mut, noch einmal von vorne zu beginnen, damit das Image der Pflege aus sich selbst heraus wirken kann.

CORNELIA COENEN-MARX

Auf guten Wegen[1]

Abstract
Wenn wir anderen zu ihrer Würde helfen wollen, ist unsere ganze Person gefragt. Unsere Professionalität, unser Eigensinn und die Freiheit, dem eigenen Gewissen zu folgen, – wenn es ums Ganze geht. Und darum geht es oft in der Pflege!

It takes all of our personality, if we want to grant others their dignity. All of our professionalism, our identity, and our liberty to follow our own conscience, is required when it comes to the fundamental questions of life. Which is frequently the case concerning the issue of care!

Einen Draht zum Himmel...

Wer eine Pflegeausbildung gemacht hat, kennt sie bestimmt – die Lady mit der Lampe. Die großartige Frau, die nachts an den Sterbebetten von Scutari Wache hielt. Die Jean d'Arc Englands. Florence Nightingale. Sie kennen ihren Kampf um Menschlichkeit in den Lazaretten des Krimkriegs, ihr Engagement gegen Armut im England des 19. Jahrhunderts. Wie sie sich mit Ärzten und Militärs auseinandersetze, wie sie weit über ihre Kräfte hinaus die Verwundeten versorgte, die Verwaltung reformierte, Spenden einwarb und Briefe an die Angehörigen schrieb. Eine Frau voller Hingabe und Leidenschaft. Die Lady mit der Lampe gehört zur Galerie meiner Glaubenszeugen. Seit ich in Kaiserswerth gearbeitet habe, wo Florence ihre Pflegeausbildung machte, hängt ein Bild von ihr in meinem Arbeitszimmer. Ich glaube, jeder von uns braucht Menschen, die ihm helfen, in schwierigen Zeiten durchzuhalten. Menschen, die uns ein Licht aufstecken, uns inspirieren. Für mich gehört Florence Nightingale dazu.
Keine symbolisiert für mich die Berufung zur Pflege wie sie. Deshalb habe ich mich entschieden, heute mit ihr zu beginnen. Mit dem Traum eines jungen Mädchens, das schon früh ganz sicher war, dass sie Kran-

---

[1] Geistlicher Impuls, gehalten auf dem 3. Kongress des Deutschen Evangelischen Krankenhausverbandes „zukunft: pflegen + begleiten" vom 25. bis 27. Juni 2012 im BCC, Berlin.

ke pflegen wollte – obwohl man auf diesen Job eher herabsah. Mit der Siebzehnjährigen, die mit dem Prospekt der Kaiserswerther Diakonissenanstalt unter dem Kopfkissen schlief; sie träumte davon, Schwester zu werden.[2] Kennen Sie diese Begeisterung? Erinnern Sie sich daran? Als die junge Florence sich endlich nach Kaiserswerth abgeseilt hatte, – heimlich, auf einer Reise mit ihrer Familie – da schrieb sie in ihr Tagebuch: „Jetzt weiß ich, was es heißt, zu leben und das Leben zu lieben – und ich möchte mir keine andere Erde wünschen." Ja, wir kennen das: Es macht einfach glücklich, anderen helfen zu können und eine sinnvolle Aufgabe zu haben. Das sagen noch immer 80 Prozent der Pflegenden – trotz Zeitdruck und Reformstau.

Mit ohnmächtiger Wut und tiefer Erschöpfung

Aber Begeisterung schützt nicht vor dem Ausbrennen – vielleicht im Gegenteil. Wer ein offenes Herz hat, wer Leiden spürt und auf der Suche nach Gerechtigkeit ist, der muss geradezu verzweifeln an mangelndem Respekt und Gleichgültigkeit. Daran, wie Pflegepolitik über die Bedürftigkeit von Menschen hinweggehen kann. „Ich bin in einem Zustand chronischer Wut", schrieb Florence Nightingale im März 1856 aus Scutari nach London: „Ich habe zugesehen, wie die Männer, die mit nichts weiter bedeckt waren als einer schmutzigen Decke und nichts weiter am Leib trugen als ihre Uniformhosen, in diesem schrecklichen Winter auf unnötigen Umwegen zu uns gebracht wurden – während wir doch wussten, dass die Vorratslager überquollen mit warmer Kleidung."[3] Mit ohnmächtiger Wut und tiefer Erschöpfung kam sie nach England zurück und verkroch sich in ihrer Wohnung. Nichts ging mehr, nicht einmal ihre Familie wollte sie sehen. Nach fast sechs Jahren war sie am Ende ihrer Kraft.
Aber sie kam zurück. Sie ließ Statistiken über die Volksgesundheit erstellen, entwarf Curricula für Pflege- und Hebammenschulen, sie schrieb Eingaben an die Regierung und weltberühmte Bücher. Und wer noch daran gezweifelt hatte, der begriff jetzt: Dieses Licht, das die Lady mit der Lampe auszeichnete, kam nicht nur aus ihrem Herzen, sondern auch aus einem klugen Kopf und einem starken Willen. „Wenn du dich klein machst, hilft das der Welt nicht", hat Mariann Williamson aus Südafrika 100 Jahre später geschrieben. „Wir sind geboren, um den Glanz Gottes zu offenbaren, der in uns ist. Wenn wir unser eigenes Licht scheinen lassen, geben wir anderen ebenfalls die Erlaubnis, ihr Licht scheinen zu lassen." Florence hat sich nicht klein gemacht – sie hat ihr Licht leuchten lassen. Und sie ist ihren eigenen Weg gegangen! Gegen den

---

2 Genschorek, Wolfgang, *Schwester Florence Nightingale,* Leipzig 1920.
3 Vasold, Manfred, *Florence Nightingale: Eine Frau im Kampf für die Menschlichkeit,* Regensburg 2003.

Willen ihrer Familie ging sie nach Kaiserswerth; sie erkämpfte sich ihre Ausbildung dort; sie entschied sich, auf die Krim zu gehen; und sie hatte auch keine Scheu, ihre Lehrer und Förderer zu kritisieren. „Ich brauchte keinen Pfarrer, um Gottes Willen zu begreifen", schrieb sie einmal. „Immer hat Gott ganz unmittelbar zu mir gesprochen."
Diese Frau hatte einen Draht zum Himmel. Das hat sie stark gemacht. Innere Gewissheit hat sie stark gemacht. Sie konnte anderen Wege bahnen, weil sie mutig genug war, sich über Konventionen hinwegzusetzen. Ob Kolonialpolitik oder Standesdünkel, Geschlechterrollen oder Kirchenhierarchien – für sie ging es immer nur darum, den Kranken zum Leben zu helfen Und diese Freiheit und Unmittelbarkeit hatte auch mit ihrem Glauben zu tun. „Wo werde ich Gott finden", schrieb sie auf der Krim. „Ich finde ihn in mir selbst. Das ist die wahre Lehre der Mystik. Aber dann muss ich bereit sein, ihn aufzunehmen und ihm eine Wohnstatt zu bieten."

„Werft Euer Herz in die Zukunft"

Wer bei seiner Arbeit den Menschen in den Mittelpunkt stellt, der braucht auch Rückzugsräume, um sich selbst vor Gott zu stellen. Wer sich über Konventionen hinwegsetzt und sich riskiert, der braucht Zeiten der Reflexion, um innere Sicherheit zu finden. Wer sich querstellt, wer sich Feinde macht, der braucht einen, der ihm den Rücken stärkt. Das wird jeder und jede hier kennen. Ich liebe es, mich zurückzuziehen und Tagebuch zu schreiben, so wie damals Florence. Andere malen oder laufen, bis sie nur noch Herz und Atem hören. Die Tasse Kaffee mit der Kollegin kann den Kopf wieder klar machen. Und auch das Gebet. Eins der schönsten steht in Psalm 139: „Erforsche mich Gott und erkenne mein Herz, prüfe mich und erkenne, wie ich's meine", heißt ein Gebet in den Psalmen. „Und sieh, ob ich auf bösem Wege bin und leite mich auf gutem Wege."
Wir suchen heute gute Wege für Pflege und Begleitung. Die Herausforderungen, vor denen wir stehen, sind nicht kleiner als die im 19. Jahrhundert: den demographischen Wandel gestalten, die Armut bekämpfen, neue Formen des Zusammenlebens entwickeln. Wie damals brauchen wir eine Ausbildungsreform und eine Lobby für die Pflege. Aber es geht um mehr – es geht um das, was jeder und jede von uns stark macht. Fünf Dinge habe ich von der Lady mit der Lampe gelernt. Fünf Dinge möchte ich Ihnen heute weitergeben:

Achtet auf Euer inneres Licht

Gebt Eure Träume nicht auf. Werft Euer Herz in die Zukunft! „Mein Herz ist schon da, und ich hoffe, dass ich eines Tages auch dort sein kann", schrieb Florence in ihr Tagebuch. Damals ging es um Kaiserswerth. Sie hat Wege gefunden, zu erreichen, was sie wollte. Was immer Sie heute unter dem Kopfkissen haben – einen beruflichen Aufstieg, eine Fortbildung, eine neue Form von Pflege – geben Sie Ihren Traum nicht auf.

Pflegt Eure Selbständigkeit: Wenn wir anderen zu ihrer Würde helfen wollen, ist unsere ganze Person gefragt. Unsere Professionalität, unser Eigensinn und die Freiheit, dem eigenen Gewissen zu folgen, wenn es ums Ganze geht. Und darum geht es oft in der Pflege.
Versteckt Eure Wut und Trauer nicht: „Mit mir nicht" – das zu sagen, ist nicht peinlich, sondern stark. Haben Sie Mut, Probleme anzusprechen, nutzen Sie diese Tage auf dem Kongress hier in Berlin! Nutzen Sie Ihre Gruppe, Ihr Team, um gemeinsam zu schauen, ob die Pflege noch auf guten Wegen ist. Wer den Reformstau auflösen will, muss Missstände benennen und politisch werden.
Achtet auf Euer inneres Licht: Wer sich begeistern lässt, kennt auch das Ausbrennen. Wer mit anderen an die Grenze geht, kommt auch selbst an den Punkt, wo er nicht weiterweiß. Manchmal führt unser Weg durch die Nacht und erhellt sich nur Schritt für Schritt. Wenn wir den guten Weg nicht mehr sehen, kann das Gebet eine Navigationshilfe sein: „Erforsche mich Gott, und sieh, ob ich auf bösem Wege bin, und leite mich auf gutem Wege".
Und schließlich: Hört nicht auf, Gutes zu tun. Es tut gut, und es ist ein Weg, Gott zu finden: In der Begegnung mit anderen werden Sie ihm begegnen. Vielleicht, ohne ihn zu suchen. Ganz ohne Landkarte. Irgendwo auf Station.
Vergessen Sie nicht: Sie sind auf guten Wegen unterwegs, auch wenn es Augenblicke gibt, in denen Sie zweifeln. Ich wünsche Ihnen, dass Sie hier Öl bekommen, damit Ihre Lampe wieder leuchtet, Ihre Träume wieder kraftvoll werden. Ich wünsche Ihnen professionelle Angebote, Mut machende Gespräche, Solidarität für eine bessere Pflegepolitik, Kolleginnen und Kollegen, mit denen Sie sich vernetzen können. Und über allem Gottes Segen.

VI. Geistesgegenwärtig leiten – Geistesgegenwärtig pflegen – Geistesgegenwärtig leben

ASTRID GIEBEL

Christliche Spiritualität im Krankenhaus – Vater Unser[1]

Abstract

Christliche Spiritualität im Krankenhaus kann sehr facettenreich sein. Ein kraftspendendes Element ist das gemeinsame Sprechen des Vater Unser. Aus dem Projekt Spiritualität und Kommunikation in der Pflege ist das Gebet für alle Mitarbeitenden im evangelischen Krankenhaus übersetzt worden.

Christian spirituality in the hospital can have many facets. The mutual speaking of the Lord's Prayer is a very encouraging element. Within the project „spirituality and communication in the care profession", the prayer has been translated for the staff in protestant hospitals.

Christliche Spiritualität ist...

Vater Unser

... beziehungsreich

Pflege und ärztliche Begleitung ist in einem christlichen Krankenhaus Beziehung. Inmitten der vielen und kurzen Kontakte im Klinikalltag gelingt es, einander – auch berufsgruppenübergreifend – wahrzunehmen und mit Wertschätzung zu begegnen.

Im Himmel

... unverfügbar

Gesundheit ist nicht „machbar", sondern auch immer ein Wunder. Gott

---

[1] Giebel, Astrid, Impuls für das Magazin des Deutschen Evangelischen Krankenhausverbandes, DEKV Thema 6 / 2012, S. 3.

kann unverhofft Genesung wider menschliches Ermessen schenken. Ein solches übernatürlich oder außergewöhnlich empfundenes Wunder liegt allein in seiner Hand.

Dein Name werde geheiligt.

... (an)betend

Spiritualität im Gesundheitswesen wird in Symbolen, Riten, seelsorgerlichen Gesprächen sichtbar. Sie ereignet sich aber auch im stillen Gebet von Mitarbeitenden für ihre Patientinnen oder Patienten, inmitten ihres medizinisch-pflegerisch-therapeutischen Handelns.

Dein Reich komme.

... heilsam

Spirituelle Praxis im Krankenhaus dient der Bewältigung von Krankheit, Leid und Schmerz. Entsprechende Bildungsangebote für Führungskräfte und Mitarbeitende fördern und unterstützen die Profilierung von christlicher Spiritualität in diakonischen Krankenhäusern.

Dein Wille geschehe

... Rechtschaffend

Die christliche Dienstgemeinschaft ist Garant für gute Arbeitsbedingungen. In Verantwortung für alle Mitarbeitenden werden Arbeitszeiten, Entlohnung und soziale Absicherung gleichermaßen vereinbart und eingehalten.

Wie im Himmel so auf Erden.

... präsent

Die wichtigste Stunde ist immer die Gegenwart. Auch in normierten Zeittakten, Minutenpflege und verdichtetem Arbeitsanfall gilt die gesamte Aufmerksamkeit immer dem Gegenüber, besonders wenn er unserer Hilfe bedarf.

Unser tägliches Brot gib uns heute.

... dankbar

Dankbarkeit ist eine innere Haltung, die zu Ausgeglichenheit und Zufriedenheit führt. Eingeübt ist sie ein Faktor von Resilienz und Coping und damit wesentlicher Bestandteil der Burnout-Prophylaxe im betrieblichen Gesundheitswesen.

Und vergib uns unsere Schuld

... versöhnend

Gott war in Christus und hat die Welt mit sich selbst versöhnt (2 Korinther 5,19). Für eine versöhnende Kommunikation müssen sich Mitarbeitende vorurteilsfrei begegnen können und das verständige Hören üben.

Wie auch wir vergeben unseren Schuldigern

... friedvoll

Selig sind die Friedensstifter (Matthäus 5,9). Konflikte entstehen fast unvermeidlich, wenn Menschen miteinander arbeiten. Aktiv sich um Frieden bemühen, ist unerlässlich für ein gelingendes Konflikt- und Beschwerdemanagement.

Und führe uns nicht in Versuchung,

... angefochten

Qualifikation und Engagement können Fehler und Krisen nicht immer verhindern. Fehleroffenheit und innovatives Lernen in der Organisation korrespondieren mit einem barmherzigen Umgang gegenüber sich selbst oder anderen.

Sondern erlöse uns von dem Bösen.

... befreiend

Freiräume und Gestaltungsmöglichkeiten motivieren Mitarbeitende im christlichen Krankenhaus. Es ist niemandem erlaubt, die Arbeitsqualität etwa durch Mobbing einzuschränken. Jeder erhält Verantwortung und Aufgaben, in denen er wachsen kann.

Denn dein ist das Reich

... hierarchiefrei

In christlicher Spiritualität gilt das Ansehen jeder Person. Machtgefälle im Team oder zwischen den Professionen werden überbrückt und die Asymmetrie von mächtigen Helfern und ohnmächtigen Patienten aufgehoben.

und die Kraft

... kraftvoll

Ärzte, Pflegende und Therapeuten wissen sich im Glauben gehalten. So können sie ihren Patientinnen und Patienten auch Halt geben. Christliche Spiritualität ist eine wesentliche Kraftressource.

und die Herrlichkeit

... staunend

Staunen macht das Herz weit und weckt Lebensfreude. Atemberaubende Naturerlebnisse können begeistern, aber auch außerordentliche menschliche Leistungen und herausragende Erfolge im Team.

In Ewigkeit

... unverlierbar

Die unvergängliche Würde eines jedes Menschen wird im christlichen Krankenhaus geachtet. Räume zur Entfaltung von Integrität werden geschaffen, indem Grenzen respektiert und Anerkennung und Zugehörigkeit gewährt werden.

Amen

... wahrhaftig

Ein aufrichtiger und wahrhaftiger Umgang ist von zentraler Bedeutung. Im Spannungsfeld zwischen ökonomischen Zwängen und ethischem Anspruch ist ein unermüdliches Bemühen um Glaubwürdigkeit und eine faire, transparente und ehrliche Kommunikation unerlässlich.

Jens Klindworth

Geistesgegenwärtig pflegen – Ein Impuls zum Thema Achtsamkeit[1]

Abstract
Achtsam sind wir nicht, wenn wir mehrere Dinge gleichzeitig oder automatisiert erledigen, wenn eingeschliffene Gewohnheiten uns steuern oder wir Lösungswege nur aus einer Quelle beziehen. Achtsam sein bedeutet, innere und äußere Vorgänge mit ungeteilter, entspannter Aufmerksamkeit zu beobachten und das ganze Bild aufnehmen.

We are not attentive as long as we do different things at the same time or automatically, or when we are controlled by draggedin habits, or looking for solutions from one source only. To be attentive means, to watch inside and outside processes with undivided, relaxed attention and take in the whole view.

Ein Definitionsversuch

Achtsam sein bedeutet, innere und äußere Vorgänge mit ungeteilter, entspannter Aufmerksamkeit zu beobachten und das ganze Bild aufnehmen. Dabei basiert Achtsamkeit auf den folgenden vier Voraussetzungen:
- Über-Bewusstheit: Wir verlieren uns nicht in einer Tätigkeit, sondern sind uns bewusst, dass wir etwas Bestimmtes tun.
- Nicht abgelenkt sein: Unsere Wahrnehmung wird nicht beeinträchtigt durch Grübeleien, Zukunftssorgen, Gefühle oder andere Störungen.
- Neutralität: Wir beurteilen oder bewerten nicht das Wahrgenommene, auch wenn uns etwas bereits bekannt vorkommt und wir gerne auf Vorurteile oder Erfahrungen zurückgreifen möchten. Wir registrieren die Geschehnisse, ohne Gedanken oder Gefühle einzuklinken.
- Perspektivenwechsel: Wir sind uns bewusst, dass unsere Sichtweise falsch, beschränkt oder einengend sein kann, weil Dinge aus unterschiedlichen Perspektiven betrachtet werden können.

1   Im Anschluss an die Schulung Existenzielle Kommunikation und Spirituelle Ressourcen im Pflegeberuf hat das Albertinen-Diakoniewerk Folgeangebote für seine Mitarbeitenden entwickelt. Diesen Morgenimpuls zum Thema Achtsamkeit hat Jens Klindworth, ein ehemaliger Teilnehmender am sogenannten EKS-Kurs, ausgearbeitet und auf einer Klausur am 07.11.2012 im Kloster Nütschau vorgetragen.

Achtsamkeit ist mehr als nur Konzentration: Konzentration heißt, sich auf einen Gedanken oder ein Objekt zu fokussieren, sie wird z.B. gebraucht beim Lösen von Rechenaufgaben. Achtsamkeit dagegen brauchen wir bei neuen oder kreativen Aufgaben, wenn wir uns also nicht auf Bekanntes beziehen können.

Achtsam sind wir nicht, wenn wir mehrere Dinge gleichzeitig oder automatisiert erledigen, wenn eingeschliffene Gewohnheiten uns steuern oder wir Lösungswege nur aus einer Quelle beziehen. Die Möglichkeit von Veränderung wird dabei ausgeblendet.

Kein Raum für Achtsamkeit?

Wenn wir unseren beruflichen Alltag oder auch unser privates Umfeld ansehen, die Belange, in denen wir stehen, denke ich spontan: Ich kann nie achtsam sein! Wie oft verliere ich mich in einer Tätigkeit, bin abgelenkt durch äußere oder innere Einflüsse, leiten mich Sorgen oder Grübeleien, habe ich nur meine Perspektive im Kopf und gar keinen Raum für andere Gedanken und Möglichkeiten. Wann achte ich auf mich selbst? Und was bedeutet dies für die Menschen, Kollegen, Patienten, mit denen ich täglich zu tun habe? Stimmen die folgenden Verse aus dem Talmud:

Sei achtsam mit dir
Achte auf deine Gedanken,
denn sie werden deine Worte.
Achte auf deine Worte,
denn sie werden deine Handlungen.
Achte auf deine Handlungen,
denn sie werden deine Gewohnheiten.
Achte auf deine Gewohnheiten,
denn sie werden dein Charakter.
Achte auf deinen Charakter,
denn er wird dein Schicksal.
(aus dem Talmud)

Demnach beginnt das Achten mit meinen Gedanken. Wie kann ich Einfluss nehmen auf meine Gedanken, was leitet sie, wie kann ich sie verändern – und möchte ich das überhaupt? Was gibt es für Beispiele, an denen ich Orientierung finden kann? Als Christ versuche ich mich immer wieder an Jesus Christus zu orientieren, versuche das, was mich leitet, in Beziehung zu setzen mit dem, was ich in meinem Leben erfahren habe und das was ich über Jesus Christus gelernt habe. Ich glaube, Jesus war ein total achtsamer Mensch. In meinen Vorbereitungen ist mir immer wieder eine Geschichte eingefallen, die dies für mich in besonderer Weise zeigt und in der ich auch Parallelen zu uns und unserem Pflegeberuf sehe:

Jesus handelt achtsam

Als Jesus in die Nähe von Jericho nach Jerusalem kam, saß dort ein Blinder am Straßenrand und bettelte. Er hörte die Menge vorbeiziehen und fragte, was da los sei. Er erfuhr, dass Jesus aus Nazareth vorbeikomme.
Da rief er laut: »Jesus, Sohn Davids! Hab Erbarmen mit mir!« Die Leute, die Jesus vorausgingen, fuhren ihn an, er solle still sein; aber er schrie nur noch lauter: »Sohn Davids, hab Erbarmen mit mir!« Jesus blieb stehen und ließ ihn zu sich holen. Als er herangekommen war, fragte ihn Jesus: »Was soll ich für dich tun?«
Er antwortete: »Herr, ich möchte wieder sehen können!«
Jesus sagte: »Du sollst sehen können! Dein Vertrauen hat dich gerettet.«
Sofort konnte der Blinde sehen. Er pries Gott und folgte Jesus. Und das ganze Volk, das dabei war, rühmte Gott. (Lukasevangelium, Kapitel 18, Verse 35-43)

Jesus handelt achtsam: Er nimmt den Blinden, schreienden Menschen wahr, trotz der Menschenmenge die ihm folgt, trotz der Unruhe, die um ihn herum ist. Diese Situation kann ich, seitdem ich im vergangenen Jahr selbst die Möglichkeit hatte, in Jerusalem zu sein, noch viel besser nachvollziehen. Dort ist es eng an den Stadtmauern und in der Altstadt, und es wird zu damaliger Zeit nicht wenige gegeben haben, die in der Hoffnung auf eine Spende, in der Hoffnung auf Anteilhabe am Geschehen, sich dort aufhielten. Gerade Kranke und Behinderte hatten es zu Zeiten Jesu schwer – ganz ohne Sozialstaat. Blinde waren sehr auf sich gestellt und angewiesen auf Hilfe, Almosen, ein freundliches Wort. Aber der blinde Mann, der Jesus begegnete, nutzt die Chance, die sich ihm bietet. Von Jesus und seinen Wundern wird er dort in seinem Lager am Stadtrand sicher schon gehört haben. Und er lässt sich auch nicht durch die Menschenmenge einschüchtern oder schweigt still, als er zur Ruhe gebracht werden soll. Er schreit! Und Jesus hört und handelt an ihm.

Die Kunst zu erkennen, wann es genug ist ...

Ich denke, uns geht es auch oft so. Wir sind auf der Arbeit und sind dort von vielen Einflüssen umgeben, machen drei Dinge auf einmal, erledigen, planen, reden. Hier ein eingehender Anruf, da ein Personalausfall, dort ein Arzt, der mal eben etwas loswerden will, hier ein Angehöriger, der eine wichtige Mitteilung hat, ein Kollege, der etwas wissen muss, und ein Patient, der gerne etwas gegen seine Schmerzen hätte. Und und und ... Wie kann ich noch erkennen, was mich leitet, wenn ich nur funktioniere, erledige, handle? Wie soll ich achtsam sein, achtsam umgehen mit mir und der Welt? Ich kann nicht jeden Augenblick bewusst leben.

Das wäre eine Überforderung, auch mir selbst gegenüber. Ich muss – und darf es auch – mich konzentrieren auf den Arbeitsalltag und das, was abgefordert wird. Ich denke, die Kunst besteht darin, zu erkennen, wann es genug ist. Zu erkennen und wahrzunehmen, wenn jemand im übertragenen Sinne schreit. Das kann ein anderer sein, ein Kollege oder Patient, das kann aber auch ich selber sein, der schreit und der Achtsamkeit bedarf. Und dann gilt es zu handeln. Mir selbst und den anderen zum Wohl.

Als ich mich selbst zu lieben begann…

Schließen möchte ich mit Worten von Charlie Chaplin:
„Als ich mich selbst zu lieben begann, habe ich verstanden, dass ich immer und bei jeder Gelegenheit zur richtigen Zeit am richtigen Ort bin und dass alles, was geschieht, richtig ist – von da an konnte ich ruhig sein.
Heute weiß ich: das nennt man VERTRAUEN.
Als ich mich selbst zu lieben begann, konnte ich erkennen, dass emotionaler Schmerz und Leid nur Warnung für mich sind, gegen meine eigene Wahrheit zu leben.
Heute weiß ich, das nennt man AUTHENTISCH-SEIN.
Als ich mich selbst zu lieben begann, habe ich aufgehört, mich nach einem anderen Leben zu sehnen, und konnte sehen, dass alles um mich herum eine Aufforderung zum Wachsen war.
Heute weiß ich, das nennt man REIFE.
Als ich mich selbst zu lieben begann, habe ich aufgehört, mich meiner freien Zeit zu berauben, und ich habe aufgehört, weiter grandiose Projekte für die Zukunft zu entwerfen. Heute mache ich nur das, was mir Spaß und Freude bereitet, was ich liebe und mein Herz zum Lachen bringt, auf meine eigene Art und Weise und in meinem Tempo.
Heute weiß ich, das nennt man EHRLICHKEIT.
Als ich mich selbst zu lieben begann, habe ich mich von allem befreit, was nicht gesund für mich war, von Speisen, Menschen, Dingen, Situationen und von allem, was mich immer wieder hinunterzog, weg von mir selbst. Anfangs nannte ich das gesunden Egoismus, aber heute weiß ich, das ist SELBSTLIEBE.
Als ich mich selbst zu lieben begann, habe ich aufgehört, immer recht haben zu wollen, so habe ich mich weniger geirrt.
Heute habe ich erkannt, das nennt man DEMUT.
Als ich mich selbst zu lieben begann, habe ich mich geweigert, weiter in der Vergangenheit zu leben und mich um meine Zukunft zu sorgen. Jetzt lebe ich nur mehr in diesem Augenblick, wo ALLES stattfindet.
So lebe ich heute jeden Tag und nenne es BEWUSSTHEIT.
Als ich mich selbst zu lieben begann, da erkannte ich, dass mein Denken armselig und krank machen kann, als ich jedoch meine Herzenskräfte

anforderte, bekam der Verstand einen wichtigen Partner. Diese Verbindung nenne ich heute HERZENSWEISHEIT.
Wir brauchen uns nicht weiter vor Auseinandersetzungen, Konflikten und Problemen mit uns selbst und anderen zu fürchten, denn sogar Sterne prallen manchmal aufeinander und es entstehen neue Welten.
Heute weiß ich: DAS IST DAS LEBEN!"

Ich wünsche uns, nicht nur für die zwei Tage hier, sondern jeden Tag:
- Vertrauen
- Authentisch sein
- Reife
- Ehrlichkeit
- Selbstliebe
- Demut
- Bewusstheit
- Herzensweisheit

das ist das Wesentliche, das ist unser Leben.

Jeder darf sich jetzt eine Karte nehmen, die ihm gefällt, auf der Rückseite sind Worte der Achtsamkeit. Es ist aber auch noch etwas Platz. Vielleicht könnt ihr heute Abend, ehe ihr zu Bett geht, das Zitat noch einmal nachlesen, in euch hineinhören und in einigen Worten aufschreiben, was ihr heute zum Thema Achtsamkeit erlebt, erfahren habt oder was euch neu wichtig geworden ist.

Sigrid Pfäfflin

„Geistesgegenwärtig leben" – Gründung einer Kommunität zur Förderung christlicher Spiritualität im Gesundheits- und Sozialwesen

Abstract
Geistliches Leben ist nichts, was man exklusiv *auch* hat, so wie man neben dem Familienleben das Berufsleben und daneben ein kulturelles Leben oder ein Vereinsleben hat. Der Geist durchdringt unser Leben, in unserem ganzes Tun und Sein. Spiritualität ist also inklusiv.

Spiritual life is not something to own exclusively *as well*, like one has a professional life and a family life *as well as* a cultural life or the activity in a club or an association. The spirit fulfils our life, our doing and being. In this way, spirituality is inclusive.

1. Frauen sind begeistert von einer Idee

Am 1. November 2011 bekam ich eine Mail von Dr. Astrid Giebel. Wir hatten Absprachen zu treffen für eine geplante Veranstaltung in Bremen. Frisch aus ihrem Erleben in der Curriculumsgruppe, die an dem selben Tag in Berlin getagt hatte, schrieb sie, dass sich aus dem Kreis der Curriculumsgruppe heraus eine Kommunität gründen würde zur Förderung von Spiritualität in der Pflege. Ich war begeistert, spontan wollte ich antworten: Da mache ich mit. Jedoch – ich bin Mitglied in der Sarepta Schwesternschaft in Bethel-Bielefeld, Oberin im Diakonissenmutterhaus in Bremen – da ist eine weitere Gemeinschaft vielleicht übertrieben? – Und doch ließ ich mich in den Verteiler der Interessierten aufnehmen, fuhr im Januar 2012 zur Gründungsveranstaltung und gehöre nun zu den – gegenwärtig – 12 Frauen dazu: Keine von ihnen arbeitet unmittelbar in der Pflege am Krankenbett – viele waren im Erstberuf Krankenschwester – aber alle haben mit Pflegenden zu tun und sorgen sich darum, dass der „Geist" aus dem Gesundheits- und Sozialwesen ausgezogen ist.
Bei ihrer Zusammenarbeit und Zuarbeit für die Pflegekongresse 2009 und 2012 und dem Projekt des Diakonie-Bundesverbandes „Existentielle Kommunikation und Spiritualität im Pflegeberuf" waren sie sich einig: Wir möchten der Entgeistlichung im Sozial- und Gesundheitswesen etwas entgegensetzen. Es gibt eine Geist-Kraft, die des Christos Diakonos (Matthäus 28, 20b; Johannes 15,26), des Diakonischen Geis-

tes, dem wir wieder Raum geben müssen in den Krankenhäusern, in Altenheimen, in der ambulanten Pflege, am Krankenbett, in den Teams, in den Leitungsgremien, in Leitlinien, im Qualitätsmanagement, im Gesundheitsmanagement, im Personalmanagement.
Es sind Frauen, die beseelt sind von dem gleichen Gedanken, dass die Pflege und Zuwendung zu Menschen eine spirituelle Kraftquelle braucht. Sie sind sich einig, dass diese immer wieder neu erschlossen werden muss, damit sie fließen kann.
Sie wurden begeistert von der Idee, eine Kommunität zu gründen, um genau dies zu fördern.

2. Wo der Geist auszieht, da war er mal drin – von der Schwesternschaftlichen Diakonie

Nirgends ist die sogenannte Mutterhausdiakonie so prägend gewesen wie in Deutschland. Mein Hintergrund und meine Kenntnisse beziehen sich auf den Kaiserswerther Verband deutscher Diakonissenmutterhäuser e.V. Fast flächendeckend wurde durch die Mutterhausdiakonie die Krankenpflege geprägt. Nicht nur eigene Krankenhäuser, sondern auch die Versorgung der Krankenhäuser in den Regionen mit pflegerischem Personal, einschließlich der Leitung der Ausbildungsstätten, lagen in der Zuständigkeit der Mutterhäuser. Und das Wesensmerkmal war die selbstverständliche Verbindung von Glauben und Tun – Ora et labora.
Dies ist für die meisten der 70 Diakonissenmutterhäuser inzwischen Geschichte. Das Festhalten an der traditionellen Form von Schwesternschaft hat in vielen Häusern dazu geführt, dass der Nachwuchs ausblieb. Inzwischen steht die Versorgung der alt gewordenen Schwestern, die Instandhaltung der Häuser, das wirtschaftliche Betreiben der Werke in vielen Mutterhäusern im Vordergrund.
Die Rolle der Schwestern und damit eine prägende Funktion in den Werken schwindet oder ist schon verschwunden. Durch Fortbildung der Mitarbeitenden z.B. im „Basiskurs Diakonie", der in vielen Häusern des Kaiserswerther Verbandes angeboten wird, in Glaubenskursen und diakonischen Einführungsseminaren für neue Mitarbeiterinnen und Mitarbeiter verlagert sich die Blickrichtung hin zu der neuen Generation der Pflegenden, die jetzt das diakonische Profil der Einrichtungen prägen. Das ist gut und unbedingt notwendig. Eine zeitgemäße Weiterentwicklung der Schwesternschaften ist dabei vielerorts auf der Strecke geblieben.
Wird die Kommunität so etwas wie ein Nachfolgemodell für die Gemeinschaften der Schwesternschaftlichen Diakonie? Auf jeden Fall ist sie ein Beispiel dafür, dass Gemeinschaft gesucht wird, und diese Erkenntnis könnte auch den Mutterhäusern gut tun bei der Frage nach möglichen Weichenstellungen für die Zukunft.

3. Was uns motiviert

Spiritualität – Gedanken zum Begriff
Der Begriff Spiritualität ist ein häufig verwendeter Begriff, manche sagen, er sei zum Modewort geworden: Spiritualität in der Diakonie, so ein lesenswerter Buchtitel;[2] Evangelische Spiritualität – so das Thema eines Vortrages von Fr. Dr. Margot Käßmann auf dem Kirchentag in Bremen 2009; wer den Begriff googelt, wird unzählig viele weitere Zusammenhänge finden: Spiritualität im Alter, Spiritualität und Demenz, spirituelles Coaching, Wenn man diese Bezüge: „Spiritualität in…" hört, scheint es, als sei das ein Paket mit Inhalt für unterschiedliche Anwender: Hier haben sie Spiritualität für die Diakonie, hier für Frauen, hier für alte Menschen, hier für die Gemeinschaft. Und es hört sich an, als sei das etwas, das man erlernen kann.

Ich freue mich darüber, dass das Thema so aktuell ist. Und in der Tat, spirituelle Kompetenz kann man lernen; und das Thema ist mit unterschiedlicher Schwerpunktsetzung zu betrachten.

Aber worum geht es genau? Spiritualität, Leben im Geist Gottes, geistliches Leben – es geht ums Frommsein.

- Leben, auch geistliches Leben, geistlich lebendig sein heißt: atmen, sich ernähren, wachsen, sich verändern.
- Lebendig sein heißt, mit anderen zusammen sein. Wir sind keine Einzelwesen, und wo der Geist Gottes ist, da entsteht Gemeinschaft.
- Geistliches Leben oder Leben im Geist Gottes atmet den Geist Gottes, ernährt sich mit dem Wort Gottes, kann sich in seinen Ausdrucksformen verändern und sucht das Gegenüber und Miteinander.
- Geistliches Leben wächst und bringt viel Frucht – „Die Frucht aber des Geistes ist Liebe, Freude, Friede, Geduld, Freundlichkeit, Gütigkeit, Glaube, Sanftmut, Keuschheit. (Gal. 5,22)"
- Geistliches Leben braucht Raum, geistliches Leben findet Ausdrucksformen und Rituale.
- Geistliches Leben will kommuniziert werden, geistliches Leben führt zu Gott und zum Menschen.
- Geistliches Leben kommt aus dem Geist Gottes, der uns die heilsame Botschaft des Todes und der Auferstehung Jesu Christi erschließt.
- Geistliches Leben lebt von dem Wissen um die Befreiung von Sünde und Tod.
- Und so wird geistliches Leben zu einem Teil des Wesens eines jeden Christen.

Geistliches Leben ist nichts, was man exklusiv *auch* hat, so wie man neben dem Familienleben das Berufsleben und daneben ein kulturelles Leben oder ein Vereinsleben hat. Der Geist durchdringt unser Leben, in unserem ganzes Tun und Sein. Spiritualität ist also inklusiv.

---

2   Hofmann, Beate / Schibilsky, Michael, Spiritualität in der Diakonie – Anstöße zur Erneuerung christlicher Kernkompetenzen, Stuttgart 2001.

Fulbert Steffensky spricht in einem Vortrag[3] von der „religiösen Aufmerksamkeit, der religiösen Lebensaufmerksamkeit." Er sagt „Spiritualität ist gestaltete Aufmerksamkeit, ist nicht Erfahrung von etwas Besonderem. Sollte sich eine solche Erfahrung einstellen, kann man dankbar dafür sein."
Spiritualität in der Pflege kann also bedeuten, Menschen in religiöser Aufmerksamkeit zu begegnen. So können Alltagssituationen zu heiligen Momenten werden.

4. Was uns sorgt

„Neue große Nöte bedürfen neuer mutiger Gedanken" Friedrich von Bodelschwingh hat das vor 120 Jahren gesagt. Welches sind die Nöte unserer Zeit? Hier können wir an viele Randgruppen denken und trefflich in Streit geraten, wo die Not am größten ist. Wir können auch sagen, die gegenwärtige Hauptnot ist die Finanzierung der sozialen Arbeit, die Tatsache, dass zu wenig Geld für die Nöte dieser Zeit vorhanden ist. Mehr Geld ist Not-wendig.
Wir Frauen in der Kommunität sehen die Not der Pflegenden. Das ist eine neue große Not, die neue mutige Gedanken erfordert! Pflegenotstand wird meistens als quantitatives Problem betrachtet: Statistisch werden immer mehr Menschen der Pflege bedürfen und angesichts des demographischen Wandels gibt es viel zu wenig Pflegende. Aber es gibt auch einen Pflegenotstand als qualitatives Problem. Schon während der Ausbildung sind junge Pflegende desillusioniert und haben Gedanken des Abwanderns.
Wer pflegt, bewegt sich oft an Grenzsituationen des Lebens, ist mit existentiellen Fragen konfrontiert: Schmerzen, Leiden, Sterben und Tod von Patientinnen und Patienten, von Bewohnerinnen und Bewohnern hinterlassen Spuren. Es gilt, einen gesunden Umgang damit zu finden.
Menschen in sozialen Berufen leisten Beziehungsarbeit. Sie versuchen Menschen mit Wertschätzung zu begegnen. Das kostet Kraft. Zugleich können sie nicht (anders als beispielsweise ein Tischler) am Abend anhand ihrer Werkstücke den Ertrag ihrer Arbeit ablesen. Als Folge davon verlangen sie immer mehr von sich selbst, um das Gefühl zu bekommen, den Ansprüchen anderer oder den eigenen Ansprüchen zu genügen. Was heißt da: Liebe Deinen Nächsten *wie dich selbst*?
Jeder Mensch hat seine individuellen Grenzen: Grenzen der Kraft, der Geduld, der Belastbarkeit. An Grenzen zu kommen, ob von außen gesetzte oder persönliche, ist oft schmerzlich. Im sozialen Bereich zu arbeiten, wirft verstärkt die Frage nach einer gesunden Abgrenzung auf, um mit den Belastungen auf Dauer umgehen zu können. Wie können Pflegende die persönlichen Grenzen erkennen, um sich innerhalb der

---
3 Vortrag auf der VEED-Hauptversammlung am 06.11.2002.

Grenzen entfalten oder auch über sie hinauswachsen zu können. Was heißt da: Du stellst meine Füße auf weiten Raum?
Zeiten der Krankheit und Krise werfen Fragen auf nach dem Sinn, nach dem Warum und nach Gott. Pflegende werden oft sehr unvermittelt damit konfrontiert. Wie gehe ich mit den Fragen um? Was, wenn ich mit fremden religiösen Ansichten konfrontiert werde? Und wenn ich selber nicht religiös bin? Wie kann eine existentielle Begegnung gelingen, ohne mich oder den anderen zu überfordern?
Wir nehmen wahr, dass junge Pflegende ausgehungert sind nach Nahrung für ihre Seele, sie suchen nach Kraftquellen für die Arbeit.
Die Kommunität „Geistesgegenwärtig leben" will nach Wegen suchen, solche Kraftquellen zu erschließen. Dabei ist der erste Schritt, selbst geistesgegenwärtig zu leben, dies miteinander einzuüben und gemeinsam zu reflektieren.

5. Wie wir uns organisieren

Derzeit suchen wir nicht nach einem festen Standort, etwa einem Kloster oder Mutterhaus, sondern treffen uns – zur Zeit zwei Mal im Jahr – in Häusern der Stille, Klöstern, Kirchengemeinden oder in diakonischen Einrichtungen. Wir wollen uns wechselseitig austauschen, fördern und unterstützen in der Umsetzung von Ideen zur Gestaltung geistlichen Lebens in unseren Arbeitsfeldern, Projekten oder Verbänden, im Gesundheits- und Sozialwesen. Etwa zwei Jahre haben wir uns – im Sinne eines Moratoriums – gegeben, bevor wir den Kreis für interessierte Frauen öffnen wollen. Diese Zeit soll u.a. der Klärung dienen über Strukturen, Rechtsform, Satzungsinhalte, Beitrag, Kriterien zur Aufnahme.
Spannend ist, wie sich die Kommunität nun entwickeln, welche Gestalt sie annehmen wird. Zuversichtlich sind wir aber, dass da, wo der Geist Gottes weht, etwas entsteht – und vertrauen auf Gottes Weisheit.

Die Autorinnen und Autoren

Bachert, Susanne, Gesundheits- und Krankenschwester, Notaufnahme Albertinen-Krankenhaus, Albertinen-Diakoniewerk e.V., Hamburg

Coenen-Marx, Cornelia, OKR, Referatsleiterin Sozial- und Gesellschaftspolitik im Kirchenamt der Evangelischen Kirche in Deutschland

Dargel, Matthias, Pfarrer und Dipl. Ökonom, Vorstandsvorsitzender der Theodor-Fliedner Stiftung Mülheim/Ruhr

Dömling, Gregor, Politikwissenschaftler, Projektmitarbeit bei der Diakonie Deutschland – Evangelischer Bundesverband, Evangelisches Werk für Diakonie und Entwicklung e.V.

Giebel, Astrid, Dr. theol., Theologin im Vorstandsbüro der Diakonie Deutschland – Evangelischer Bundesverband, Evangelisches Werk für Diakonie und Entwicklung e.V.

Großheimann, Frank, Krankenkassenbetriebswirt, systemischer Coach, Bereichsleiter Marketing und Öffentlichkeitsarbeit bei der BKK Diakonie, Bielefeld

Hagemann, Tim, Prof. Dr., Lehrstuhl für Arbeits-, Organisations- und Gesundheitspsychologie, Fachhochschule der Diakonie gGmbH, University Applied Sciences, Bielefeld

Huber, Wolfgang, Prof. Dr. Dr. h.c., Bischof a.D. der Evangelischen Kirche Berlin-Brandenburg-schlesische Oberlausitz und ehemaliger Ratsvorsitzender der EKD, Professor in Berlin und Heidelberg sowie Mitglied des Deutschen Ethikrats

Joeres, Stefanie, Referentin, Leitung Verbandskommunikation, Deutscher Evangelischer Krankenhausverband e.V.

Kossatz, Magdalena, Kulturwissenschaftlerin, freischaffende Lektorin, Autorin, Übersetzerin

Klindworth, Jens, Gesundheits- und Krankenpfleger, Stationsleitung Chirurgie/Urologie und Innere Medizin, Albertinen-Krankenhaus gGmbH, Hamburg

Lubatsch, Heike, Dipl. Pflegewirtin (FH), Stabsstelle Ethik im Diakoniekrankenhaus Henriettenstiftung gGmbH in Hannover, Projektmanagement für Spiritualität, Ethik und Gesundheitsförderung

Meussling-Sentpali, Annette, Dipl.-Pflegewirtin und Pflegewissenschaftlerin M.Sc.N., Referentin im Institut für Bildung und Entwicklung, Caritasverband München und Freising e.V.

Nelius, Gabriele, Seelsorgeinstitut Bethel, Zentrum für Spezialseelsorge, Bildung und Beratung Bethel, Bielefeld

Peters, Silke, Pfarrerin, Diakonie Hessen, Projektleitung „Existenzielle Kommunikation und geistliche Begleitung in der Pflege der Diakonie" (Projekt der Arbeitsgemeinschaft Evangelische Altenhilfe und Pflege)

Pfäfflin, Sigrid, Krankenschwester, Oberin Ev. Diakonissenmutterhaus, Bremen

Reinhart, Margarete, Prof. Dr., Diplom-Pädagogin, Gesundheits- und Krankenpflegerin, Lehrstuhl für Gesundheits- und Pflegewissenschaften, Theologische Hochschule Friedensau, Möckern/Theeßen, Sachsen-Anhalt

Schroeder-Hartwig, Karin, Stellvertretende Pflegedirektorin, Diplom Gesundheitswirtin, Master für Angewandte Ethik/MAE, Albertinen-Krankenhaus /Albertinen-Haus gGmbH, Hamburg

Städler, Kathrin, Krankenschwester, Pflegedienstleitung, Religionswissenschaftlerin, freiberufliche Dozentin für Religion und Spiritualität in Medizin und Pflege

Städtler-Mach, Barbara, Prof. Dr. theol, Evangelische Fachhochschule Nürnberg, sowie: Institut für Gerontologie und Ethik Neuendettelsau

Stockmeier, Johannes, Oberkirchenrat, Präsident des Evangelischen Werkes für Diakonie und Entwicklung e.V.

Waterkamp, Christian, Dr. phil., Vorstand/CEO Diakonieverein Bruchsal e.V., Ev. Altenzentrum Bruchsal

Weber, Peter, Prof. Dr., Lehrstuhl für Kommunikation und Beratung, Fachhochschule der Diakonie gGmbH, University Applied Sciences, Bielefeld

Winckler, Simona, Pflegeassistentin im Altenzentrum Stammhaus der Kaiserswerther Diakonie

Winckler, Thomas, Pflegefachkraft und Diakon im Altenzentrum Stammhaus der Kaiserswerther Diakonie